揭秘放疗

主　编　钟仁明

编　者（按姓氏笔画排序）

李　帅　李雪梅

肖　青　张祥斌

周继丹　钟仁明

饶志勇　龚　攀

编者单位　四川大学华西医院

人民卫生出版社

·北京·

图书在版编目（CIP）数据

揭秘放疗/钟仁明主编. -- 北京：人民卫生出版社，2021.8（2022.3重印）

ISBN 978-7-117-32023-8

Ⅰ.①揭… Ⅱ.①钟… Ⅲ.①肿瘤-放射疗法 Ⅳ.① R730.55

中国版本图书馆 CIP 数据核字（2021）第 175975 号

人卫智网	www.ipmph.com	医学教育、学术、考试、健康，购书智慧智能综合服务平台
人卫官网	www.pmph.com	人卫官方资讯发布平台

揭秘放疗
Jiemi Fangliao

主　　编：钟仁明

出版发行：人民卫生出版社（中继线 010-59780011）

地　　址：北京市朝阳区潘家园南里 19 号

邮　　编：100021

E - mail：pmph @ pmph.com

购书热线：010-59787592　010-59787584　010-65264830

印　　刷：北京顶佳世纪印刷有限公司

经　　销：新华书店

开　　本：710×1000　1/16　　印张：19

字　　数：311 千字

版　　次：2021 年 8 月第 1 版

印　　次：2022 年 3 月第 2 次印刷

标准书号：ISBN 978-7-117-32023-8

定　　价：89.90 元

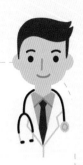

序　一

　　肿瘤放射治疗学是建立在伟大的科学发现基础上的,从最早的伦琴射线(1901年)、放射性元素镭(1903年),到回旋加速器(1939年),这些发现先后获得了6个诺贝尔物理学奖和2个诺贝尔化学奖,我们熟悉的伦琴、居里夫妇、卢瑟福、爱因斯坦、康普顿、查德威克,以及劳伦斯都是诺贝尔奖的获得者。肿瘤放疗学科的发展至今历经了120年,已成为肿瘤治疗支柱性的、不可或缺的手段。对一些早期肿瘤,如早期前列腺癌、早期非小细胞肺癌和早期头颈部肿瘤,单独放疗能取得根治性疗效;对一些局部晚期肿瘤,如晚期乳腺癌、晚期非小细胞肺癌、晚期结直肠癌、晚期宫颈癌等,放疗联合手术、化疗的综合治疗可以获得临床治愈的效果。在晚期肿瘤的治疗中,姑息性放疗应用广泛,70%～80%的患者接受了诸如骨转移、脑转移、上腔静脉综合征急诊放疗,以及肿瘤导致咯血的止血性放疗、肿瘤侵及周围器官组织引发症状的放疗,放疗在晚期肿瘤患者症状的缓解和生活质量的显著改善中发挥了重要作用。

　　在过去的30年中,伴随相关学科,如物理学、影像学、计算机技术、医用工程技术、信息学和肿瘤放射生物学、放射免疫学的快速发展,肿瘤放疗技术愈加精确与精准,并从光子(X射线)放疗走向了质子重粒子放疗的临床应用。随着临床精确放疗技术大剂量立体定向放疗和立体定向消融放疗的广泛开展,以及采用小剂量放疗结合免疫治疗的临床精准治疗的研究进展,基于肿瘤综合性治疗原则,相信未来更多的肿瘤患者将获得高效低毒的放疗效果并从长期治疗中获益。

　　毫无疑问,不同于广泛普及的肿瘤常识,放疗及其治疗过程因其专业特点,尚未被广大肿瘤患者及家属熟悉。在一定程度上,肿瘤放疗给患者和家属带来了一些疑惑或恐惧,并常常成为患者拒绝放疗的理由。因此,全面介绍现代精确放疗与实施流程,以及与放疗配合的相关治疗药物、注意事项等是非常必要和紧迫的。本书有如下特点:首先,全面详细介绍了精准放疗的全流程,尤其强调患者在治疗过程中应该如何进行主动配合;其次,以患者和家属最关心的问题为出发点,对放疗患者及家属所关心的问题或疑惑进行全面梳理和解答;最后,以提高患者生活质量为目的,对放疗患者治疗过程中的康复问题进行梳理,介绍了一些常见肿瘤放疗后的康复要点。

　　我很荣幸为此书作序,并乐于向广大读者推荐此书。相信患者和家属阅读此书后一定能够减少心中的疑惑,积极配合治疗,充分发挥放疗的作用;而放疗专业初学者、放疗专业学生或其他专业医务工作者也可将此书作为学习放疗的入门书,了解放疗的流程及注意事项等相关知识。

卢铀　教授

四川大学华西医院胸部肿瘤科

2021 年 7 月

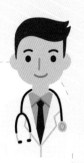

序 二

　　肿瘤放射治疗已经有百年历史，是目前肿瘤治疗三种主要方式之一。自 20 世纪 90 年代开始，放射治疗技术快速发展，其中调强放射治疗和影像引导放射治疗被认为取得了划时代的进展，标志着放疗已进入精准治疗时代。精准放疗技术突破了传统放疗的禁区，显著提高了一些过去难治性肿瘤的治愈率，如邻近脊髓的椎体肿瘤、邻近脑干的颅内肿瘤。精准放疗技术也提高了一些常见肿瘤的治愈率，如鼻咽癌、前列腺癌、喉癌、宫颈癌、结直肠癌。同时，精准放疗技术可替代一些传统手术治疗肿瘤模式，在小创伤甚至无创的情况下治愈肿瘤，提高患者的生存质量，给临床医生提供了更多的治疗选择，如早期非小细胞癌、椎体肿瘤、颅内病变等。

　　在数分钟的放疗过程中，部分肿瘤随患者的生理运动（如呼吸、胃肠蠕动）而移动；在数周的放疗疗程中，肿瘤也可能随时间而变化，如肿瘤缩小。这对精准放疗技术提出了更严格的要求，放疗专家必须采用更多的复杂技术。放疗的对象是有复杂情感、身体各部分器官运动要相互协调的"人"，因此，放疗过程中需要患者的主动参与。

　　本书立足于精准放疗技术，对涉及精准放疗过程中的注意事项进行了详细介绍，对患者关心的放疗相关问题进行了细致解答，对患者的营养及心理问题也有讲述。通过阅读此书，肿瘤放疗患者和家属一定能获取一些实用的放疗知识，更好地配合医生完成放疗，提高疗效。

柏森　教授

四川大学华西医院放疗科

2021 年 7 月

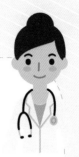

前　言

　　医疗卫生作为关乎人民生命健康的民生大事,受到全社会的广泛关注。当前,除全球重大公共卫生事件外,肿瘤成为威胁人类健康的第一杀手,人人谈"癌"色变。2020年我国新增肿瘤患者456.8万人,手术、放疗及药物治疗是肿瘤治疗的主要手段。其中约70%的肿瘤患者需要接受放疗,加上复发、转移的患者,每年应有近300万患者需要接受放疗。

　　据2019年统计数据显示,放疗的患者仅有125.9万人,不到实际需要接受治疗人数的一半。这种情况可能与以下因素有关:①公众对放疗知识了解不足;②非放疗专业医务人员对放疗的认识不够充分;③放疗设备与相关医疗人员不足。其中,公众缺乏对放疗的认识是引发上述情况的主要原因之一。

　　美国的肿瘤患者经过规范化治疗后,5年生存率已经超过60%,许多早期肿瘤的5年生存率已经接近100%,放疗对生存率的贡献已经与手术接近。目前我国肿瘤患者的5年生存率与美国仍存在差距,公众缺乏对放疗的认识是影响我国肿瘤生存率的主要原因之一。因为认识不足,许多患者没有接受应有的、科学的放疗;接受放疗的患者由于治疗前准备不充分、治疗中未能完美配合、治疗后不知所措,导致放疗精准度不足、不良反应增加、疗效降低,最终影响患者的生活质量及生存率。

　　本书主要以作者在国内外从事放疗临床及研究的经验,结合放疗患者最关心的问题及注意事项进行介绍,以期达到以下目的:①消除放疗患者和家属对放疗的恐惧,积极配合治疗;②帮助患者和家属了解放疗过程中的各种准备、注意事项,提高放疗的精准性和疗效;③帮助患者和家属了解放疗过程中、放疗后的一些康复训练方法,减少和避免放疗带来的不良反应,提高患者的生活质量。本书中涉及的放疗知识,也可作为医学生、放疗相关专业人员的学习与参考。

本书的编写得到了四川大学华西医院放疗中心所有同仁的支持,在此深表谢意!感谢周麟副主任医师、薛建新研究员、刘咏梅副主任医师、徐泳副主任医师、艾平副主任医师、张洪副主任医师、谢莉讲师、王辛主任医师、沈亚丽副主任医师、李燕副主任医师、苟启桁讲师、周继陶主治医师等对本书提出的宝贵意见!感谢方紫薇、彭瑞琳、周灵慧对本书所做的文字校对工作!感谢曾靓、刘兴隆、陈蕾、游晚芳、梁兰、姜筱璇对本书编写所做的前期准备工作!由于编者水平和时间所限,书中错误在所难免,敬请读者指正。

编者

四川大学华西医院放疗科

2021 年 7 月

目　录

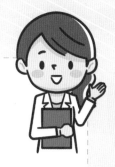

113　放射治疗中的常见不良反应及应对

认识肿瘤

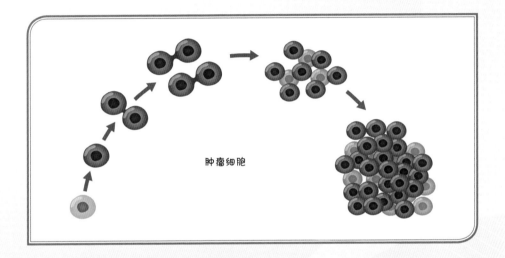

肿瘤细胞

　　在体检的时候发现体内有包块,估计大家的第一反应就是肿瘤,然后会变得非常焦虑不安。很多人认为得了肿瘤就意味着死亡。肿瘤究竟是什么、与癌症是一回事儿吗、肿瘤的常见治疗方式有哪些……本部分内容将对以上问题进行分析、解答,使大家对肿瘤有一个初步认识,不再谈"癌"色变。

肿瘤究竟是什么

肿瘤是机体在各种致癌因素的作用下,局部组织的某一个细胞在基因水平上失去对其生长的正常调控,导致其克隆性异常增生而形成的新生物。这个概念包含几个重要信息:首先,机体受到致癌因素的影响;其次,在基因水平上失去控制,也就是说肿瘤是由基因问题导致的;最后,不受控制的异常生长形成了新生物,即形成新的包块或是新的细胞。

什么是致癌因素

目前研究表明致癌因素可大致划分为化学性、物理性以及生物性。化学性致癌因素包括多环芳烃、芳香胺类与氨基偶氮染料、亚硝胺类、烷化剂类、烷化剂类、某些金属(如铬、镍、砷等);物理性致癌因素包括各种射线、紫外线、热辐射等;生物性致癌因素包括一些病毒,如人乳头瘤病毒(HPV)、EB病毒、乙肝病毒(HBV)以及幽门螺杆菌、真菌毒素等,当然生物性致癌因素也包括人类自身的心理因素、免疫状况等。

肿瘤是如何发生的

正常情况下,人体内有与癌症发生相关的癌基因和可以抑制癌症发生的抑癌基因。癌基因是在细胞内存在一类参与细胞生长和代谢,促进和调节细胞增殖、分化的基因,激活后可诱导正常的细胞转化,并使其获得一个或更多新生物的特征。抑癌基因是在细胞内存在一类控制细胞生长、增殖及分化的并能抑制肿瘤生长的基因。在致癌因素的作用下,一旦癌基因被激活或者抑癌基因的功能丧失,就有可能发生肿瘤。基因水平上失去控制可以理解为在基因水平上癌基因和抑癌基因失去了平衡。

肿瘤就是癌症吗

肿瘤和癌症是两个不同概念,但是很多时候人们将两者混为一谈。肿瘤包括良性肿瘤与恶性肿瘤,恶性肿瘤根据其来源组织的不同又分为肉瘤和癌,由此看来肿瘤的概念更加广泛。有时候人们会简单地将所有良性肿瘤称为"肿瘤",将所有恶性肿瘤称为"癌症",知道了这一点,大家再听到医生说或看到诊断书上写"××瘤"一定不要先入为主地认为是癌症,大多数情况下肿瘤是良性的。

癌和肉瘤有什么区别

医学上对恶性肿瘤的命名有着严格的区分,通常将来源于间叶组织的恶性肿瘤称为肉瘤,将来源于上皮组织的恶性肿瘤称为癌,一些肿瘤中含有癌和肉瘤两种成分,称为癌肉瘤。恶性肿瘤通常根据起源的组织进行命名,如肺鳞状细胞癌、肺腺癌、肝细胞癌、横纹肌肉瘤等。还有一些恶性肿瘤被称为"××瘤"或"××病",如恶性淋巴瘤、精原细胞瘤、霍奇金淋巴瘤、白血病等。癌通常以淋巴转移为主,肉瘤通常以血行转移为主。总体来说,癌的发生率远高于肉瘤,80% 以上的恶性肿瘤是癌。根据我国的统计数据,在男性恶性肿瘤中发病率位居前五位的依次为肺癌、胃癌、食管癌、肝癌和结直肠癌;在女性恶性肿瘤中发病率位居前五位的依次为乳腺癌、肺癌、胃癌、结直肠癌和食管癌。

小贴士

什么是恶性肿瘤、什么是良性肿瘤

恶性肿瘤是怎样的

恶性肿瘤的特点如下:生长迅速;病程较短;通常与正常组织分界不清,不易活动;会发生淋巴转移或血行转移。恶性肿瘤在局部生长会引起相应器官的症状,同时还会引起全身症状,如体重减轻、食欲缺乏、贫血、低热,晚期还可引起恶病质。恶性肿瘤一般采用综合治疗方法,不同的肿瘤、不同的分期采用的治疗策略是不一样的。在早期,恶性肿瘤一般不会发生远处转移,通常局部治疗(如手术治疗或放疗)就可以达到治愈的目的,而且局部治疗的不良反应更低,所以说早期诊断、早期治疗是成功治愈恶性肿瘤的关键。

良性肿瘤是怎样的

良性肿瘤的特点如下：生长缓慢；病程长；通常可以形成包膜，与正常组织分界清楚，可以活动；不会发生转移；无出血、坏死，很少破溃。良性肿瘤只生长在局部某个地方，对人体健康危害较小，如常见的皮下脂肪瘤、皮内痣、皮下神经纤维瘤等。那是不是意味着只要是良性肿瘤，对于健康就一定没有负面影响呢？也不是，良性肿瘤虽然对健康危害不大，但是它不断生长会影响局部功能和美观，一旦生长在危险的部位（如心脏、颅内、甲状腺、纵隔等）依然会威胁我们的生命安全。另外，一些良性肿瘤有可能发生恶变，如乳腺纤维瘤、胃肠道平滑肌瘤、滑膜瘤、韧带纤维瘤等。一般情况下，良性肿瘤可以通过手术切除，切除后对人体健康不会产生不利影响。

良性肿瘤会发展为恶性肿瘤吗

通常情况下，良性肿瘤不会发展为恶性肿瘤，即便如此，一旦大家发现身体某部位出现了包块，还是应该及时就诊，不要进行自我诊断，也不要对它置之不理。如果医生建议手术时，大家应该听从医生的建议积极配合治疗。即使无须采取任何治疗措施，也应该定期随访观察，一旦发现包块有任何变化，应该及时就医。

对于包块而言，常见的处理方式是手术切除，手术可以消除包块本身对身体局部的影响，同时可以对切除后的包块进行病理检查以明确其良恶性。即使病理检查结果提示是恶性肿瘤，只要处于早期，手术后基本不需要其他治疗就能得到治愈。

患了肿瘤就意味着死亡吗

许多患者在被诊断为肿瘤的那一刻想到的就是"死亡"，可见我们对肿瘤有多么恐惧。事实上，随着科学技术的发展，许多疾病被逐渐攻克，人类的平均寿命不断提高，从某种意义上说人们正在努力寻求"永生"。然而，我们并没有彻底征服"肿瘤"这个在人类历史上已经存在了几千年的古老疾病，由于它经过治疗后会复发的特性，依然让我们对它心生恐惧。

患了肿瘤就意味着死亡吗？答案是否定的！随着现代医疗技术的进步，许多肿瘤的五年生存率已经达到了90%以上，部分早期肿瘤的治愈率接近100%，这样看来，肿瘤只是一种常见病、慢性病而已，对于患者来说，确诊了肿瘤并不意味着死亡。

肿瘤的常见治疗方式

肿瘤的常见治疗方式包括手术治疗、放疗、化疗、靶向治疗、生物治疗与中医药治疗。研究显示，目前对肿瘤治愈率贡献较大的是手术治疗、放疗与化疗。根据相关文献报道，欧美国家肿瘤患者经过规范治疗后5年生存率达到了69%左右（我国肿瘤患者的5年生存率约为40%），其中手术的贡献约30%，放疗的贡献约30%，化疗、靶向治疗、免疫治疗等其他治疗方式的贡献约9%。在欧美国家的肿瘤患者中，约70%在其整个多学科综合治疗的过程中接受了放疗，而我国肿瘤患者接受放疗的比率不到30%。选择何种治疗方式，需要根据肿瘤的部位、分期、病理类型、基因分型及患者身体状况等决定。通常在制订治疗方案前，医生会与患者及家属进行沟通，说明具体治疗方式的优点与缺点。大部分情况下，对于同一位患者，不同医生的治疗方案基本是一致的，有时患者病情复杂，不同医生考虑的侧重点不同，可能会制订不同的治疗方案，此时患者和家属不仅要考虑治疗方式本身，还需要考虑治疗方式对患者今后生活质量、工作及个人价值观等方面的影响。

手术治疗

手术的目的：对于手术治疗来说，主要治疗目的包括如下六个方面。

1. **帮助诊断并判断良恶性**　对于一些肿块，可以通过手术直接切除，将病变组织标本进行病理检查以判断其良恶性。还可以通过手术取出一小块组织进行病理检查，如胃镜、CT引导下穿刺活检等。

2. **帮助肿瘤分期**　通过手术可以明确肿瘤的大小、数量和扩散程度，进而对肿瘤进行分期，指导后续的治疗。

3. 对肿瘤进行根治 即通过手术将肿瘤及转移的淋巴结一并切除,有时为了达到"斩草除根"的效果,医生还会把肿瘤周围可能出现转移的地方(如邻近的组织、淋巴结)一并清扫。这样做一方面会降低肿瘤的复发风险,另一方面也会对患者造成很大的损伤。

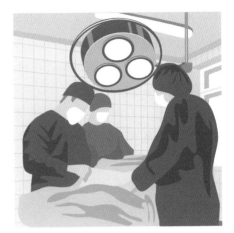

4. 缓解症状 对于一些晚期肿瘤,可以通过手术治疗缓解症状,提高患者的生活质量,如腹部肿瘤阻塞肠道,造成肠梗阻,可以通过手术消除阻塞。

5. 为后续治疗争取机会 对于一些体积过大、邻近重要器官或组织的肿瘤,如果无法通过手术将其完整切除,则可以切除部分肿瘤以减轻肿瘤负荷,为后续的治疗争取机会。

6. 预防肿瘤的发生 在国外,一些女性通过基因检测发现自己是乳腺癌基因突变携带者,为了预防乳腺癌的发生,她们会进行乳腺切除术。目前对于这种做法在医学界尚存争议,但是即使手术切除了某些容易发生肿瘤的器官,也仅能减少肿瘤发生的风险而已,并不意味着就不会发生肿瘤。

手术的风险: 不管选择哪种手术方式,都会有发生风险的可能性,即使发生率非常低,医生仍会在手术前与患者及家属进行详细沟通。常见的手术风险包括出血、麻醉意外、血栓、损伤邻近器官组织、疼痛、感染等,远期风险包括胃肠功能下降、体力下降、各器官功能下降等。

1. 出血 任何手术都会出现出血,但通常情况下出血量很少。一旦手术中出现大血管被切断等情况,可能发生大出血,幸运的是这种情况出现的概率非常低。此外,患者凝血功能异常也会导致术中大出血,因此医生会在术前评估患者的术中出血风险,并进行针对性准备。如果术后出现严重出血,可能需要再次手术找到出血原因并进行处理。

2. 麻醉意外 极少部分患者会对手术中使用的麻醉药或其他药物产生不良反应,可能导致危险的低血压,甚至出现其他严重情况。在整个手术过程中,会有专门的医务人员监测患者的心率、呼吸频率、血压和其他体征,以防出现意外。

3.血栓　手术后患者长时间躺在床上,血液容易在腿部深静脉中凝结,血栓一旦脱落会散布到身体其他地方,如到肺部,则可能形成肺栓塞,威胁患者的生命。医生通常会鼓励患者在身体条件允许的情况下术后尽早起床、活动,避免血栓的发生。

4.损伤邻近器官组织　手术可能造成邻近器官组织的损伤,医生会在术前根据患者的相关影像学检查结果制订详细的手术方案,尽量减少这种伤害的发生。

5.疼痛　手术后几乎每位患者都会出现疼痛,这种疼痛大部分是正常的,医生有很多方法可以有效控制手术引起的疼痛。

6.感染　在术前、术中和术后,医生都会采用一些方法预防感染的发生,如术前对手术区域皮肤进行准备、术后根据情况应用抗生素预防感染等。

放疗

放疗即放射治疗,是治疗肿瘤的主要手段,随着技术的进步,放疗的应用将会越来越广泛,对肿瘤治愈率的贡献也将进一步提升。关于放疗,将在本书后续内容中进行详细介绍。

化疗

手术治疗与放疗属于局部治疗,而化疗则属于全身治疗。化疗是指通过静脉输注、口服等方式使化疗药物进入体内,通过血液循环到达身体各部位,抑制、杀灭肿瘤细胞,达到治疗肿瘤的目的;也可以将化疗药物直接注射至肿瘤部位,以提高药物在肿瘤部位的浓度,进而提高疗效,这通常是在介入下完成的。有时候可以将化疗药物注射至胸腔、腹腔、盆腔、心包腔等,以控制癌性积液,还可以将化疗药物通过腰椎穿刺注入以治疗中枢性肿瘤。

化疗的作用原理:化疗药物是通过破坏细胞的 DNA 结构、干扰其功能或影响

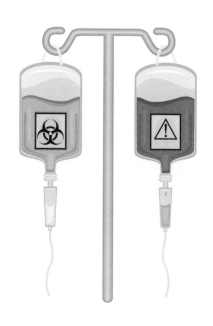

核酸、蛋白质的合成而使肿瘤细胞死亡。根据化疗药物的作用机制,可以分为周期依赖型和非周期依赖型;根据化疗药物的化学结构和来源,可以分为烷化剂、抗代谢药、抗生素、微管蛋白抑制剂、拓扑异构酶抑制剂和激素等;根据抗肿瘤作用的生化机制,可以分为干扰核酸生物合成药、直接影响 DNA 结构与功能药、干扰转录过程和阻止 RNA 合成药、抑制蛋白质合成与功能药、调节体内激素平衡药、影响微管蛋白药及抗肿瘤抗体类药等。

化疗药物存在"敌我不分"的问题,在杀伤肿瘤细胞的同时会对人体生长迅速的细胞、组织产生杀伤作用。随着化疗时间的延长,药物的毒性反应增加,对患者的生活质量、生存时间均会产生影响。

适合化疗的肿瘤:化疗通常是肿瘤综合治疗的一部分,常与手术、放疗一起序贯或同步使用,这需要根据患者具体病情确定。

部分对化疗高度敏感的肿瘤,可以单纯使用化疗进行治疗,能够取得良好的治疗效果,如男性睾丸精原细胞瘤、女性滋养细胞肿瘤、儿童白血病和霍奇金淋巴瘤等肿瘤采用化疗基本可以达到根治的效果。

部分对化疗比较敏感的肿瘤,通过包括化疗在内的综合治疗能够取得不错的效果,如急性粒细胞白血病、骨肉瘤、非小细胞肺癌、泌尿上皮癌、胃癌、结直肠癌等。

部分对化疗不敏感的肿瘤,主要依赖于其他手段进行治疗,如黑色素瘤、肝癌、肾细胞癌、胃肠道间质瘤、高分化的神经内分泌瘤等。

肿瘤对化疗的敏感程度并不代表治疗效果,只是作为是否采用以化疗为主的治疗手段的参考条件,不同肿瘤、不同分期应该采用不同的综合治疗策略。

化疗的方式:术前化疗又被称为新辅助化疗,可用于手术前缩小肿瘤、预防及降低肿瘤发生转移的概率,方便外科医生进行手术切除。对于某些不可手术的局部晚期肿瘤以及因肿块较大不能保存器官功能或者恶性程度高、分型不好的肿瘤,术前新辅助化疗的作用非常明显。如乳腺癌局部包块较大,可以采用术前新辅助化疗,待肿瘤缩小后可保存乳腺的手术;乳腺癌局部肿瘤较大,手术无法直接切除,可进行术前新辅助化疗,待肿瘤缩小后再通过手术将肿瘤完整切除;低位直肠癌,直接手术切除肿瘤可能无法保留肛门,需要进行改道(将肛门改至腹部),这是患者很难接受的事情,如果术前进行放疗和新辅助化疗,待肿瘤缩小后再进行手术,可以很大程度上保留肛门。

术后化疗又被称为辅助化疗,主要是对手术中没有切除干净或者是切除后有潜在风险的微转移灶(肉眼不可见的转移灶)进行综合治疗,目的是进一步杀灭肿瘤,防止手术后肿瘤复发,提高疗效,延长患者生命,提高生存率等。

化疗可与放疗同步进行,两者联合可以提高治疗效果,如头颈部肿瘤的同步放化疗。

化疗的不良反应:肿瘤细胞倾向于快速生长,而化疗会杀死快速生长的细胞。但是,由于化疗是全身治疗,药物会影响体内快速增长的正常细胞,不可避免地会给患者带来不良反应。化疗的不良反应并不像患者想象中那么可怕,不良反应的严重程度以及发生率因人而异,所以不必过分担心。

化疗药物最有可能影响骨髓中的造血细胞以及毛囊、口腔、消化道和生殖系统的细胞,导致皮肤淤青和出血、贫血、感染、脱发、黏膜炎(吞咽疼痛、舌头和喉咙疼痛)、恶心、呕吐、腹泻、便秘、食欲变化、肝肾功能受损、疲乏、肢体麻木、刺痛,皮肤干燥、指甲颜色变化、体重变化、注意力下降、抑郁、焦虑、性功能改变等问题。

由于化疗一般是住院进行,化疗前、化疗中和化疗后医生及护理团队会和患者就化疗常见不良反应、可能持续的时间、严重程度以及常见预防措施进行详细沟通,并进行相关检查,其中血液指标和肝肾功能会作为重要的监测指标,一旦发现问题会及时进行处理。因此,化疗引起的不良反应越来越少,严重程度也逐渐降低。

靶向治疗

由于化疗存在"敌我不分"的情况,科学家们试图找到一种只杀死肿瘤细胞而对正常组织没有影响或者影响很小的治疗方法。靶向治疗就像精确打靶一样,可以有针对性地杀死肿瘤细胞,对正常组织没有影响或者影响很小。

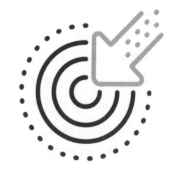

理论上,靶向治疗是一种理想的肿瘤治疗手段,然而目前靶向治疗并不是对所有肿瘤都有效。靶向治疗的特点如下:①靶向治疗理论上只对肿瘤细胞有作用,基本不影响正常细胞;②靶向治疗药物为人工合成的小分子化合物或单抗,随着新靶点的发现与研究,靶向治疗药物会不断涌现;③靶

向治疗的疗效与靶点检测相关；④靶向治疗的毒性一般较小。

靶向治疗的原理：在肿瘤的发生过程中有许多分子靶点，包括影响肿瘤发生、生长的基因，以及一些特殊的蛋白质或酶等，它们会发送某些信号影响肿瘤细胞的自身生长和复制，常表现为出现正常细胞中没有的基因变化、肿瘤细胞中某种蛋白出现过多、肿瘤细胞上出现特有蛋白，或在肿瘤细胞上出现突变的蛋白（如肿瘤的生长因子受体、信号转导分子、细胞周期蛋白、细胞凋亡调节因子、蛋白水解酶、血管内皮生长因子等）。靶向治疗就是针对这些分子靶点进行有针对性的治疗，如通过阻止或关闭使肿瘤细胞生长和分裂的一些化学信号、改变肿瘤细胞内的蛋白、抑制肿瘤血管生成、触发患者的免疫系统、携带毒素等方式，最终达到抑制肿瘤生长及转移、杀死肿瘤细胞的目的。靶向治疗可以通过静脉给药或口服的方式进行。

适合靶向治疗的肿瘤：适合靶向治疗的肿瘤包括肺癌、乳腺癌、急慢性粒细胞白血病、卵巢癌、输卵管癌、胃肠道间质瘤等，但是靶向治疗并非对所有肿瘤都有效。靶向治疗针对患者的特殊分子靶点进行治疗，因此即使患者的肿瘤类型相同，是否适合靶向治疗以及靶向治疗的策略也不一定相同。在选择靶向治疗之前必须进行活检或根据手术取得的组织进行特定检测，根据检测结果判断是否适合靶向治疗以及适合的靶向治疗药物，最终达到个性化精确治疗的目的。

靶向治疗的不良反应：和化疗相比，靶向治疗的精准性大大提高了，但是靶向治疗同样也会产生不良反应。靶向治疗的不良反应及其严重程度因人而异，在使用靶向治疗前医生和护理团队会和患者及家属详细沟通这些信息，如某种靶向治疗药物的常见不良反应、不良反应的持续长时间、不良反应的严重程度及预防措施等。

1. 皮肤　靶向治疗最常见的不良反应是皮肤反应，许多靶向治疗药物可能引起皮疹或其他皮肤变化。这些皮肤问题通常在靶向治疗开始后的几天到几周内缓慢发展。药物过敏是突然发生的，通常在服药后几分钟到几小时内发生，常出现荨麻疹和明显的瘙痒，有些过敏还会出现其他严重症状，如喉头水肿、呼吸困难、头晕、嘴唇或舌头肿胀，一旦出现上述症状，请立刻就医。

皮肤反应与一些靶向药物治疗原理相关，如攻击表皮生长因子受体（EGFR）蛋白的靶向治疗药物，称为 EGFR 抑制剂，这类药物影响肿瘤细胞的生长和分裂，常见的有西妥昔单抗、帕尼单抗和厄洛替尼。人体正常皮肤细胞中也有很多 EGFR,因此这些靶向治疗药物也会影响正常皮肤细胞,它们会关闭皮肤细胞正常生长的信号,使皮肤很难保持湿润,引发皮肤反应。

 小贴士

皮肤反应的表现和处理

皮肤反应的表现

感觉变化:感觉变化出现在皮肤红肿、皮疹之前,最早在治疗的第一周就会出现,主要的感觉变化是皮肤像被晒伤了一样。

光敏性:靶向治疗过程中皮肤可能对光变得更加敏感,更容易受到紫外线的伤害,即使在极少的阳光照射下或暴露于透过窗户的阳光下也很容易晒伤和起疱。如果暴露在外的皮肤同时接受放疗,那么皮肤受伤的可能性会增加。因此,这些患者应尽量避免紫外线照射,户外活动时要做好相应的防护措施。

皮疹:这是靶向治疗药物引起的最常见的皮肤变化,皮疹的发生及其严重程度与靶向治疗药物的类型和剂量密切相关。绝大多数患者的皮疹是轻度的,像粉刺,常出现在头皮、面部、颈部、胸部和上背部,严重的情况下也会出现在身体其他部位。皮疹最初表现为皮肤发红和肿胀,通常发生在靶向治疗的最初几周。治疗大约 1 个月后,皮肤通常会结痂、干燥和发红。在这之后几周内皮肤经常会出现圆形、扁平或凸起的红色斑点和以此为中心的丘疹,有些患者还会出现皮肤感染。皮疹会造成瘙痒、灼热感或刺痛感,应尽量避免对皮疹处皮肤进行挠抓,必要时可以向医生寻求帮助。皮疹可能自行好转,停止靶向治疗后 1 个月左右皮疹会完全消失。

皮肤干燥:这是靶向治疗的常见不良反应,通常在治疗的头几周内开始发生,很多接受靶向治疗的患者在治疗 6 个月后会出现皮肤干燥。靶向治疗后皮肤会变得非常干燥、脆弱,伴有瘙痒,皮肤上可能出现鳞片,甚至裂开,尤其在手和脚上。

角质层疮:某些靶向治疗药物可能导致指/趾甲周围的肿胀、发红及破溃(有点儿类似甲沟炎或嵌甲)。常发生在大脚趾和拇指上,这些疮可能继发细菌感染,使得指甲变脆及生长缓慢。

手足综合征:有一类血管生成抑制剂的靶向治疗药物,如贝伐单抗,主要针对血管内皮生长因子蛋白。该蛋白可帮助建立并维持肿瘤的血液供应系统,同时对四肢小血管也十分重要,阻断该蛋白可能导致四肢细小血管受损,从而导致手足综合征。手足综合征除与血管损伤有关外,也可能与药物本身从血管中漏出并造成损伤有关。手足综合征的最早症状是手脚酸痛、刺痛或麻木,进而出现手掌和脚底红肿,甚至起疱,更严重者水疱破裂形成较大疮面,受影响的皮肤干燥、剥落、破裂。手足综合征给患者带来了很大的痛苦,影响患者的正常行走和活动。一旦出现手足综合征,即使症状很轻,患者也应及时告知医生,尽早治疗可以防止手足综合征进一步恶化。

皮肤反应的处理

积极的保护措施可以预防皮肤反应的发生或者减轻反应的严重程度,患者一定要听从医生的建议,保持良好的皮肤护理习惯,常见的措施如下:①使用不含酒精、香料或染料的温和的肥皂、沐浴露和洗发水。②用凉水或温水沐浴,避免水温过高以及环境温度过高。③使用不含酒精、香料或染料的润肤霜,每天至少滋润皮肤两次,最好在刚刚沐浴后皮肤仍然湿润的时候使用润肤霜。④穿着宽松、柔软的棉质衣服,尽量避免穿着化纤衣物。⑤及时修剪指甲。⑥使用不含香料的洗衣粉或衣物柔顺剂。⑦尽量避免阳光直射,适当减少户外活动,如果外出需要做好防护措施,如戴帽子、穿长袖衣服、提前使用防晒霜等;即便在室内,也应该尽量远离窗户,紫外线可以穿过窗户伤害患者的皮肤。⑧不要使用痤疮药,尽管靶向治疗引发的皮疹和痤疮非常相似,但是痤疮药对其无效,甚至可能加重皮疹。⑨穿着大小合适的鞋子,不要太紧以免脚不舒服,可考虑使用凝胶等类型的软鞋垫,提高脚部的舒适感。

2.**头发** 某些靶向治疗药物可能引起头发干燥、变脆甚至卷曲,长期接受靶向治疗的患者甚至可能脱发。某些靶向治疗药物还可能引起面部毛发的生长速度加快,导致面部毛发更长、更粗。部分患者会出现面部毛发生长速度变慢,如眉毛变稀疏。某些靶向治疗药物可使皮肤或头发颜色发生改变,如变成淡黄色或者变黑,一旦治疗结束,这些变化往往会消失。

3. 眼睛及其周围　眼睛可能产生烧灼感、变干、变红和肿胀。有时眼睑可能向内或向外翻,眼睑变形或长时间干燥会伤害角膜。

4. 其他　靶向治疗还可以出现其他不良反应,如高血压、出血或血栓。胃肠道出血可能很严重,如果患者呕吐血液或像咖啡一样的东西,或者粪便呈黑色或伴有鲜红色的血液,这些可能是胃肠道出血的迹象。一些靶向治疗药物还会引起血液凝结形成血栓,引起心脏病发作和卒中。如患者手臂或腿部突然肿胀、疼痛,出现胸痛、呼吸急促、视力问题、癫痫发作或说话困难等,这些可能是由血栓引起的,请紧急联系医院及时就诊。

患者一旦出现一些可疑表现,如伤口愈合缓慢、咳嗽加剧、呼吸困难(尤其是夜间呼吸困难)、头晕、昏厥、恶心、呕吐、腹泻、便秘等,一定要及时与医生联系,医生就会根据具体情况进行对症处理。

免疫治疗

免疫系统是免疫器官、免疫细胞以及免疫活性物质的集合。免疫系统会追踪人体中通常存在的所有物质,对于无法识别的新物质发出警报,并对其进行攻击,如细菌中含有人体不存在的某些蛋白,免疫系统就会将其视为"外来敌人"并对其进行攻击。

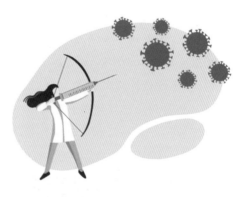

通常情况下,免疫系统攻击细菌相对比较容易,但针对肿瘤细胞进行攻击就显得很困难。首先,肿瘤是正常、健康的细胞发生改变或者失去控制时缓慢发生的,也就是说肿瘤细胞来源于正常细胞,肿瘤细胞与正常细胞差异不大,免疫系统无法及时地将它们识别出来并进行攻击。其次,有时候免疫系统虽然能够识别肿瘤细胞,但是其攻击力不够,不能杀死肿瘤细胞。最后,肿瘤细胞可以释放出一些特殊物质,它们有些可以抑制免疫反应,有些可以在肿瘤细胞周围形成物理屏障,阻止免疫细胞进入,这些物质使肿瘤细胞免受免疫系统的识别和攻击。

免疫治疗是利用人体自身免疫系统对疾病进行治疗的方法,主要是通过以下两种方式：①刺激或增强免疫系统的天然防御能力，使其识别和攻击肿瘤细胞的能力增强；②产生与免疫系统成分相似的物质，利用它们恢复或者改善免疫系统识别和攻击肿瘤细胞的能力。

免疫治疗的常见类型

检查点抑制剂治疗　检查点是免疫细胞上的一些特殊分子，其激活或失活可以启动免疫反应。肿瘤细胞有时会对检查点产生影响，从而避免受到免疫系统的识别和攻击。检查点抑制剂可以消除肿瘤细胞对检查点的影响，避免免疫系统无法识别和攻击肿瘤细胞。检查点抑制剂最常见的不良反应包括腹泻、肺炎、皮疹、瘙痒、激素水平紊乱、肾脏感染等。

嵌合抗原受体T细胞疗法　这种疗法是从患者的血液中提取一些T细胞，在体外培养改造，形成嵌合抗原受体T细胞，使T细胞能够特异性识别肿瘤细胞抗原，然后将这种T细胞重新输入患者体内，使其识别并黏附在肿瘤细胞上，进而杀死肿瘤细胞。由于不同的肿瘤具有不同的抗原，因此每种嵌合抗原受体都针对特定的肿瘤抗原。

随着嵌合抗原受体T细胞进入人体，它们会释放大量被称为细胞因子的化学物质并将其释放到血液中，细胞因子可引起严重不良反应，如治疗后的几天内患者出现高热和严重的低血压，这称为细胞因子释放综合征。其他不良反应包括神经毒性或大脑水肿、癫痫发作及严重头痛等。

细胞因子疗法　这种疗法使用细胞因子刺激免疫细胞攻击肿瘤细胞。细胞因子影响所有血细胞和其他细胞的生长，可引起免疫反应和炎症反应，还可以通过发送信号帮助增强免疫系统的抗癌活性。

趋化因子是一种特定类型的细胞因子，可使免疫细胞向靶标移动，常用于治疗肿瘤的是白介素与干扰素。

白介素-2可帮助免疫细胞更快地生长和分裂，目前已被批准用于治疗晚期肾癌和转移性黑色素瘤。常见的不良反应包括发冷、发热、疲劳、恶心、呕吐、腹泻和精神错乱。罕见的严重不良反应包括心跳异常、胸痛以及其他心脏问题。

α干扰素（IFN-α）可增强某些免疫细胞攻击肿瘤细胞的能力，它还可能直接减慢肿瘤细胞以及肿瘤生长所需血管的生长速度。目前IFN-α可用于治疗慢性粒细胞白血病、肾癌、黑色素瘤、卡波西肉瘤等。常见不良反应包括流感样症状、皮疹、头发稀疏等。罕见的不良反应包括对大脑和脊髓的损害。

免疫调节剂

这类药物可通过降低某些蛋白水平,同时提高其他蛋白水平对免疫系统起作用,以治疗某些类型的肿瘤,目前主要治疗多发性骨髓瘤。常用药物包括沙利度胺、来那度胺和泊马度胺。常见不良反应包括嗜睡、疲劳、便秘、血栓等。

肿瘤疫苗

疫苗是将病原微生物(如细菌、立克次氏体、病毒等)及其代谢产物,经过人工减毒、灭活或利用基因工程等方法改造,注入体内引起免疫反应以预防感染和治疗某些特定的疾病。人乳头瘤病毒(HPV)已经被证实与宫颈癌、阴道癌、肛门癌和阴茎癌等相关,接种 HPV 疫苗有助于预防宫颈癌和与 HPV 相关的其他肿瘤。

单克隆抗体疗法

肿瘤细胞上有一些特殊的蛋白(抗原),人体免疫系统可通过制造大量抗体与抗原特异性结合来攻击异物。单克隆抗体是由单一 B 细胞克隆产生的高度均一、仅针对某一特定抗原表位的抗体。利用单克隆抗体与靶细胞特异性结合,将药物带至病灶部位进行导向治疗。

单克隆抗体中的阿仑单抗可用于治疗慢性淋巴细胞白血病,曲妥珠单抗可用于治疗乳腺癌,替伊莫单抗可用于治疗 B 细胞淋巴瘤,博纳吐单抗可用于治疗某些白血病和淋巴瘤。单克隆抗体疗法的常见不良反应包括发热、发冷、头痛、恶心、呕吐、腹泻、低血压、皮疹、虚弱等。

肿瘤的康复

目前绝大多数患者及家属,甚至包括部分医务人员认为肿瘤经过规范化治疗后只需要进行定期复查就可以了,忽略了肿瘤康复这一环节。肿瘤康复不是在患者治疗后出现某些问题才开始进行干预,而是要在治疗前及治疗中尽早介入,如为配合某些治疗指导患者进行功能锻炼或实施相应的管理措施(包括心理疏导),目的是减少治疗的不良反应,帮助患者获得更好的治疗效果以及更好的生活质量。

肿瘤康复的概念最早在1971年就被学者提出。直到2006年美国医学学会发布了《从癌症患者到癌症幸存者——转型中的迷失》报告,肿瘤康复的概念才真正被学术界认可。报告提出了肿瘤康复的四个重点:①预防肿瘤复发、新发肿瘤,以及其他后遗效应。②监测肿瘤复发、转移或新发肿瘤,评估医学和心理方面的后遗效应。③干预肿瘤及其治疗导致的后果,如白血病、性功能障碍等医学问题;包括疼痛和乏力在内的症状;肿瘤幸存者及其家属的心理困扰问题;对于工作、医疗保险和残疾的担忧。④在肿瘤专业人员与基础保健人员之间进行沟通,以保证肿瘤幸存者的所有需求得以满足。

肿瘤康复通常以物理治疗为主要手段,参与人员以物理治疗师、康复治疗师为主,旨在帮助患者恢复因肿瘤及肿瘤治疗所造成的功能损伤,如头颈部肿瘤治疗后吞咽、语言功能恢复,肺癌术后呼吸功能锻炼,乳腺癌治疗后的上肢水肿等。肿瘤幸存问题以及康复服务特指在肿瘤治疗前、治疗过程中及治疗结束后提供复查监测、长期随访、心理社会支持、物理康复以及整合医学支持,参与人员包括相关专业医生、护士、物理治疗师、心理治疗师、放射治疗师、营养治疗师、音乐治疗师、社会工作者、志愿者等。

传统康复是在患者出现一些相应症状后开始的,而现代康复应该贯穿治疗全流程,在治疗前、治疗中、治疗后都应该采取相应的康复手段。不同肿瘤、不同部位放疗需要的康复训练方法可能会有所差异。一些研究已经证实,放疗前、放疗中进行康复训练可以提高患者的生活质量,减少相应毒副反应的发生率及严重程度。

认识放射治疗

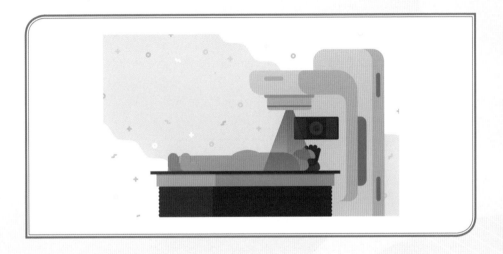

　　许多人听到放射治疗,就会在第一时间想到"放射",进而联想到核武器、核辐射之类让人恐惧的东西,这样的想法是因为大家对放射治疗不了解而产生的。放射治疗是利用射线来杀灭肿瘤细胞,但是与核武器、核辐射有很大差别。经过 100 多年的发展,放射治疗现在已经成为一种非常安全、成熟的治疗手段,在某些肿瘤的治疗上有着无可替代的作用,甚至超越了传统的手术治疗。

什么是放射治疗

放射治疗简称放疗,就是利用各种射线(高能 X 射线、γ 射线、β 射线、高能电子束、质子重离子等)产生的电离辐射对疾病(主要是恶性肿瘤)进行治疗的临床手段。目前主流的放疗实现的形式有加速器(产生高能 X 射线、高能电子束)、钴 –60 放疗机(产生 γ 射线)和质子重离子(主要是碳离子)。另外,还有一些相对小众的放疗实现形式:①碘 –125(γ 射线)粒子植入进行肿瘤局部治疗;②碘 –131(99% β 射线,1% γ 射线)注射治疗甲状腺癌;③锶 –89(β 射线)注射治疗骨转移瘤;④磷 –32、锶 –90(β 射线)敷贴治疗单纯性皮肤血管瘤、海绵状皮肤血管瘤等。

根据世界卫生组织统计数据,70% 以上的肿瘤患者需要接受放疗。放疗对肿瘤治愈率的贡献已经接近手术治疗,随着放疗技术的进步,其对肿瘤治愈率的贡献将进一步提高。根据 2014 年世界卫生组织的统计数据,癌症的治愈率为 55%,其中放疗的贡献为 22%,但是放疗的支出却不到肿瘤治疗总体的 1/10,可以说放疗是性价比最高的肿瘤治疗手段。

放射治疗的原理

放疗是利用射线的电离辐射在肿瘤细胞内产生大量能量,这些能量会使肿瘤细胞的遗传物质(DNA)断裂,从而使肿瘤细胞失去无限增殖的能力,进而达到消灭肿瘤细胞的目的。电离辐射对细胞 DNA 的损伤可分为直接损伤和间接损伤,间接损伤是辐射进入人体后产生氧自由基,再由氧自由基损伤 DNA。电离辐射产生的能量并不会识别肿瘤细胞和正常细胞,理论上会无差别杀死电离辐射释放能量处的所有细胞。

放射治疗是如何在杀死肿瘤细胞的同时尽可能保护正常细胞的呢?肿瘤细胞与正常细胞对处方剂量的辐射敏感度不同。通常,只有肿瘤细胞比正常细胞对处方剂量的辐射敏感度大得多的肿瘤才适合进行放疗。也就是说,接受相同的辐射剂量,肿瘤细胞失去增殖能力的概率要比正常细胞损伤的概率高得多。无论是肿瘤细胞，还是正常细胞，受到辐射之后大多是DNA单链断裂，很少出现双链断裂，而单链断裂可以修复。但由于肿瘤细胞死亡比例较高，所以再修复的效果要比正常细胞差。同时，放疗过程中周期内细胞的再分布，乏氧细胞的再氧合、再群体化等因素均会影响最终疗效。根据多年来的试验与临床研究结果，得出了大部分肿瘤常规治疗每天单次2Gy左右（每周5天）的治疗方式。立定定向放射治疗（SBRT）因为选择病例特殊、设备精度高、质量控制严格等特点，其治疗剂量与常规治疗模式不同。值得注意的是，质子重离子的物理特性不同，重离子会更多地损伤DNA双链，其生物效应与光子线放射治疗（如X射线、γ射线等）存在明显差异，治疗的分次剂量与光子线放射治疗不一致。

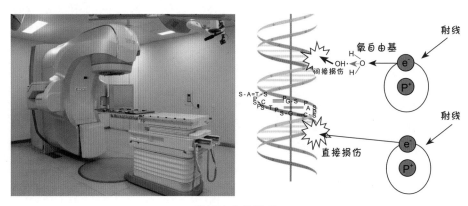

放射治疗的原理

放射治疗的分类

放射治疗可以分为光子线放射治疗、电子线放射治疗、质子重离子放射治疗及近距离放射治疗。不同类别的放射治疗，其治疗肿瘤的原理相同，但是适应证有所差别。

光子线放射治疗：光子线放射治疗是目前使用最多的放疗方式，常采用高能X射线、γ射线，能够治疗大部分常见肿瘤。对于不同肿瘤的治疗效果与不良反应有较为深入的研究，在部分肿瘤的治疗方案中具有不可替代的作用。

电子线放射治疗：电子线放射治疗的特点是有效剂量深度在表浅处，这就补充了光子线放射治疗不能很好作用于表浅部位的缺点。电子线放射治疗最常见的临床应用是乳腺光子线放射治疗的表层补量、皮肤表浅转移肿瘤、皮肤鳞癌、基底细胞癌及瘢痕等。

质子重离子放射治疗：质子重离子放射治疗是放射治疗先进的发展方向，其对射线入射方向的组织有较小的损伤，而对射线出射方向的组织基本不造成损伤，可以更好地保护正常组织。由于质子重离子放射治疗中还有许多误差因素需要解决，加上价格昂贵，使其应用受到一定的限制。

近距离放射治疗：近距离放射治疗是将放射源密封后直接植入被治疗的组织内或放入人体的天然腔隙内进行照射，又称为内照射（常用铱 –192、钴 –60 放射源）。近距离放射治疗的剂量学优势在于治疗靶区内的剂量较高，而周围正常组织照射剂量较低，常需要与外照射结合来治疗恶性肿瘤。近距离放射治疗的治疗时间短，可以连续照射或分次照射，主要通过后装治疗机来完成。

放射治疗的特点

相对于常规的手术治疗或药物治疗，放疗是利用射线来治疗肿瘤，那么放疗有哪些不同于其他治疗方式的特点呢？

1. 涉及的学科领域及人员广泛，工作难度高且复杂，需要医生、物理师、剂量师、治疗师、工程师及护士之间良好配合才能良好执行，十分考验放疗技术开展机构的综合水平。

2. 患者治疗持续时间长，放疗平均需要治疗 30 次，一般持续 1～2 个月。大部分患者在放疗期间并不需要住院，单次放疗时间为 10～30 分钟。

3. 治疗肿瘤的同时，会对正常组织产生一定的损伤，射线在到达肿瘤的过程中必然会穿过正常组织，这就必然会对正常组织造成损伤。随着现代放疗技术的发展，已经可以很好地控制正常组织并发症的发生。另外，无论采用哪种方式，肿瘤治疗的副作用是不可避免的。

放射治疗的作用

单独治疗肿瘤：放疗是大多数恶性肿瘤不可或缺的重要治疗手段，对于一些早期肿瘤单用放疗治愈率很高，如早期鼻咽癌、头颈部肿瘤、食管癌、宫颈癌、霍奇金淋巴瘤、皮肤癌等。单用放疗治疗早期肺癌、食管癌、前列腺癌、舌癌等，其五年生存率与手术治疗相似，且不会有瘢痕残留。近年来，采用立体定向体部放疗或调强放疗使不能手术的早期非小细胞肺癌、肝癌、胰腺癌及转移癌等获得了与手术治疗相似的结果,为很多不能手术的早期肿瘤的根治开辟了新途径。

作为肿瘤综合治疗的一部分:许多肿瘤手术后需要放疗以清扫术后残余的肿瘤细胞,避免肿瘤再次复发。部分肿瘤患者由于肿瘤过大或切除困难,不能直接进行手术治疗,可以先进行放疗,等肿瘤缩小后再进行手术,如低位直肠癌术前放疗、食管癌术前放疗、乳腺癌术前放疗等。还有一些肿瘤不适合手术,放疗联合化疗可提高肿瘤的治疗效果。还有一些患者或存在手术禁忌,或不愿手术,多数会进行放疗并联合其他治疗手段,通常能取得较好效果。

 小贴士

开始放疗就意味着疾病处于晚期吗

很多肿瘤患者会认为"只有手术切除了肿瘤,治疗才有用,放疗和化疗只是辅助手段,做放疗肯定是到了疾病晚期"。事实上,放疗在肿瘤治疗中的作用和地位日益突出,已成为肿瘤治疗的三大主要手段之一,贯穿肿瘤治疗的各个阶段。在肿瘤患者的多学科综合治疗中,约70%的患者需要接受放疗,放疗能弥补很多传统治疗方式的不足甚至填补治疗空白,所以"开始放疗就意味着疾病处于晚期"的观点是错误的。

姑息性放疗:对于已有全身或者局部转移、根治希望较小、身体状况难以耐受根治剂量、或肿瘤对射线不敏感的患者,医生将尝试对其进行姑息性放疗。姑息性放疗旨在减轻患者痛苦、改善症状、提高生活质量、提高综合治疗效果、延长患者生命。

 小贴士

放射治疗是一种姑息性治疗方式吗

认为放疗只是一种姑息性治疗方式的观念是错误的。临床上,约70%的恶性肿瘤患者在其多学科综合治疗的过程中需要接受放疗。和手术治疗一样,放疗也可分为根治治疗和姑息治疗。

适合根治性放疗的情况

根治性放疗旨在对肿瘤的全部组织给予根治剂量的射线照射以完全杀灭肿瘤细胞,达到治愈目的,患者在根治性放疗后有望获得长期生存。根治性放疗主要适用于对射线比较敏感的肿瘤,由于肿瘤血供丰富,其对射线敏感性较高。

适合姑息性放疗的情况

缓解疼痛:一些肿瘤,如肺癌、乳腺癌、结肠直肠癌和前列腺癌等转移到骨骼和内脏时以及肿瘤压迫神经时会引起严重的疼痛。肿瘤扩散到骨骼,除了导致疼痛,还可能增加骨折的风险。通过放疗治疗癌症相关的骨痛非常有效,2/3的患者会有中度到完全的疼痛缓解。疼痛的减轻最快可在治疗后几天内出现,或者需要几周时间。对大多数患者来说,这种治疗的益处可持续数月,即便是疼痛复发,在大多数情况下可以重复进行放疗。

减轻脊髓压迫:当肿瘤扩散压迫到脊柱和脊髓时,除了会引起严重的疼痛外,还会导致患者四肢无力,可能失去对膀胱和肠道功能的控制,甚至瘫痪。放疗可以有效减轻疼痛并保留甚至改善神经功能。

治疗脑部症状:当肿瘤转移到脑部时,随着肿瘤细胞在脑中的扩散和生长,会导致头部肿胀和颅内压增高,患者可能出现头痛、恶心、嗜睡以及神经系统缺陷相关症状。通过放疗可以缩小肿瘤,缓解颅内压增高的症状。

止血:某些肿瘤会引起严重的出血,患者甚至会因失血过多而危及生命。通过放疗可以迅速止血,通常在放疗结束前出血就开始减轻了。

缓解压迫和阻塞:一些肿瘤生长时会对邻近组织器官产生压迫,包括气管、食管、肠道等,如恶性肿瘤引起的消化道梗阻、肺癌或纵隔肿瘤引起的上腔静脉综合征、腹腔肿瘤引起的泌尿系统梗阻等。通过放疗能有效缩小肿瘤,减轻压迫和堵塞症状。

根治性放疗和姑息性放疗是相对而言的,会根据患者情况的变化而变动。

挽救性放疗：某些肿瘤患者在化疗后可以接受挽救性放疗，这种治疗可以是根治性的，如淋巴瘤化疗后局部有残留，可以通过挽救性放疗进行根治。

放射治疗的优势

对治愈肿瘤贡献大

放疗是目前肿瘤治疗的第二大"功臣"，其对肿瘤治愈率的贡献接近手术治疗。随着放疗技术的进步，其贡献率也会有进一步提高。部分早期肿瘤通过单纯的放疗就能治愈；手术后放疗可以减少复发；手术前放疗可以缩小肿瘤，从而增加切除率，进而减少术中出血以及术后复发的可能性；一些身体状况不能耐受手术的患者可以进行放疗；姑息性放疗可延长患者生命，提高患者的生活质量；某些无法手术的肿瘤也可以先用放疗或结合化疗使肿瘤缩小，为手术或其他治疗争取机会。放疗还可以与新药（如免疫疗法和 DNA 损伤反应抑制剂）联合使用以提高患者放化疗的敏感性，进而提高疗效。

可以保持解剖结构完整，保存正常组织器官功能

手术需要切开患者的皮肤、肌肉或器官组织，甚至是切除部分组织器官，而放疗是利用射线穿透正常组织对肿瘤进行治疗，可以有效保持人体解剖结构的完整性。对于有周围组织或淋巴组织侵犯的肿瘤，手术无法彻底清除所有病变组织，这就需要采用放疗来进行治疗。如鼻咽癌涉及的淋巴引流区广、周围重要器官多，无法通过手术进行治疗，只能通过放疗在杀灭肿瘤细胞的同时保存正常组织器官功能；某些喉癌患者如果单纯进行手术治疗，发音功能很有可能会受到损伤，而放疗结合其他方式治疗可以保留部分发音功能。

非侵入式，肉眼不可见，过程无痛苦

放疗利用的射线看不见、摸不着，治疗过程与做 CT 基本没有差别，不会有

生理上的疼痛、瘙痒等不适感,也不会有出血、感染等风险。除了肿瘤本身的疼痛之外,患者的疼痛等不适主要是放疗一段时间后出现的局部反应引起的,且放疗反应与治疗部位高度相关。另外,随着放疗技术的发展,严重的局部反应的发生概率已经控制在了极低水平。

放疗不良反应相对小,可以不用住院治疗

由于放疗主要是局部治疗,相对手术、化疗而言近期不良反应小,患者基本可以不用住院,减轻了患者的心理负担,节省了住院的相关费用。患者只需按预约时间来医院接受治疗即可,治疗时间大部分在半小时以内,因此大部分患者可以在放疗期间正常生活、工作。

放射治疗是一种性价比高的肿瘤治疗手段

约 70% 的肿瘤患者需要接受放疗,放疗对肿瘤治愈率的贡献接近手术。研究表明,放疗的费用不到肿瘤治疗总费用的 10%,因此放疗是一种性价比非常高的治疗手段。随着放疗技术的不断改进,部分患者可采用立定定向放疗,其特点是单次剂量大,放疗次数可以减少到 3～10 次,在确保疗效的同时还大大缩短了治疗周期,进一步减少了放疗相关费用。

对患者包容性好

心肺功能差、不能耐受麻醉和手术等有基础疾病的患者、部分不愿进行手术的患者可以接受放疗。放疗对肿瘤导致的急症,如骨转移导致的疼痛、颅内转移导致的颅内压增高及癌性出血、肿瘤压迫气管导致的呼吸困难、上腔静脉压迫综合征等有很好的治疗作用,能够明显减轻症状,提高患者的生活质量。

质子重离子治疗是放射治疗的未来之星

质子重离子放疗的适用范围广泛,可以更精确地杀死肿瘤细胞,更好地保护正常组织器官,较目前常规放疗具有更好的生物学效应。对于一些常规放疗不能实现的、不敏感的肿瘤也能进行很好的治疗。

放射治疗的先进技术

先进的放疗技术能够更好地提高放疗精度和患者局部肿瘤控制率,减少患者的不良反应,进而提高生活质量及总生存率。值得注意的是,先进放疗技术的开展并不完全取决于高端的医疗设备。也就是说,高端的医疗设备可能会采用常规的放疗技术,低端的医疗设备可以辅以先进的放疗技术。在临床中,医生会根据实际情况为患者安排最为适宜的医疗设备和放疗技术。

三维适形放射治疗与动态适形弧放射治疗

三维适形放射治疗(3D-CRT)是加速器只在少数几个机架角度(通常是2～3个角度)形成与肿瘤一致的放射野形状,对肿瘤区域进行照射,这样就可以避免射线对正常组织器官不必要的照射。动态适形弧放射治疗(DCAT)是加速器在多个连续机架角度形成与肿瘤一致的放射野形状,对肿瘤区域进行照射。与三维适形放射治疗相比,动态适形弧放射治疗形成的照射剂量更加均匀,更有利于正常组织器官的保护,但只有少数的加速器配置了这种技术。

静态调强放射治疗与容积旋转调强放射治疗

静态调强放射治疗(IMRT)是加速器只在较多的几个机架角度(通常是5～9个角度)对肿瘤区域进行照射。每个机架角度下会有多个不同形状的放射野,这些放射野照射的剂量不一样。但是,照射完成后形成与肿瘤靶区基本一致的高剂量分布。在设定的两个角度之间,加速器转动时射线不会进行照射。容积旋转调强放射治疗(VMAT)是加速器机架在连续角度内旋转的同时形成不同形状的放射野,机架旋转速度、放射野形状、射线的剂量率,甚至治疗机头和治疗床都可以不断运动、变化,最后形成与肿瘤靶区形状基本一致的高剂量分布。静态调强放射治疗与容积旋转调强放射治疗是目前调强放疗实现的主要方式,容积旋转调强放射治疗相比静态调强放射治疗治疗时间更短。两者并无实质性差异,都需要依赖强大的放疗计划系统(TPS)进行计划设计,同时加速器配备高性能的多叶准直器（MLC）以形成不同形状的放射野。

作为现代放疗的必备技术，三维适形放射治疗、静态调强放射治疗及容积旋转调强放射治疗各具优点，医生和物理师 / 剂量师会根据个体化的肿瘤位置与形状选择最适合患者的放疗技术。与三维适形放射治疗相比，静态调强放射治疗会更加精准，尤其是在治疗形状较为复杂的肿瘤时。但是三维适形放射治疗的治疗时间短、费用相对较少，对于形状简单的肿瘤，其治疗效果与静态调强放射治疗、容积旋转调强放射治疗的差距基本可以忽略不计。容积旋转调强放射治疗是在调强放疗的基础上发展的技术，最大的特点是治疗效率更高。由于射线可以从 360° 对肿瘤进行照射，容积旋转调强放射治疗的精准度要比静态调强放射治疗更高。但是部分肿瘤（肺癌、乳腺癌、食管癌等）不适合进行 360° 照射，因此大家没必要盲目追求精准，而是应当选择合适的技术。

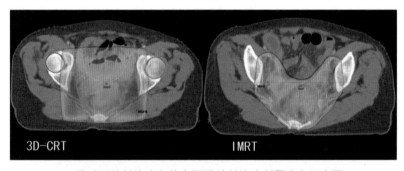

三维适形放射治疗和静态调强放射治疗剂量分布示意图

立体定向放射治疗

大家听到的诸如 X 刀、γ 刀、TOMO 刀、速锋刀、适形刀、调强刀等，这些所谓的"刀"本质上来说都是指立体定向放射治疗技术（SBRT）。同时需要指出，不同的设备可以实现同样的技术，同样的技术可以由不同的设备来实现。因此，大家不要一听到"××刀"就认为很高端，这只能表明某医疗结构具有可以实现 SBRT 的设备，并不代表该医疗机构能够很好地运用这种技术或者说患者适合这种技术。不同的患者应该采用最适合的技术，而不是一味追求所谓的高端技术。从治疗技术来说，立体定向放射治疗采用与适形放射治疗（三维适形放射治疗、动态适形弧放射治疗）或调强放射治疗（静态调强放射治疗、容积旋转调强放射治疗)同样的原理对肿瘤区域进行照射。

立体定向放射治疗具备以下特点:较高的单个分次的照射剂量及较少的治疗分次;单个分次治疗时间相对较长,但是疗程较短;肿瘤内部的照射剂量可以不均匀,但其周边正常组织器官相对照射剂量较低;一般只对较小的肿瘤采用立体定向放射治疗;与常规放疗正常器官的剂量限制不同;与常规放疗相比,对加速器的精度要求更高;单次大剂量照射需要配合良好的图像引导设备;如果对胸部、腹部肿瘤进行立体定向放射治疗,通常需要使用相应的呼吸运动管理措施;需要职业素养较高的放射治疗从业人员参与。

图像引导放射治疗

图像引导放射治疗(IGRT)是指在患者进行放射治疗前、治疗中或治疗后利用各种影像设备获取患者相关影像资料,对肿瘤、正常组织器官或患者体表轮廓进行定位,根据其位置变化进行调整,以达到靶区精确放疗和减少正常组织器官受照射目的的放射治疗技术。图像引导是肿瘤放射治疗实施中的关键技术,其应用减少了患者 CT 定位阶段和放疗实施阶段体位变化过大对精准放疗的影响。图像引导放射治疗可以纠正许多误差,发现治疗过程中的变化(如肿瘤、邻近器官变化以及患者外轮廓变化等),对精确放疗和修改放疗计划起着至关重要的作用。现在最主要的图像引导放射治疗方式是加速器自带的锥形束 CT 系统(CBCT),在将患者固定到治疗床之后,加速器会采集患者实时体位及肿瘤位置,以 CT 定位时患者的体位和肿瘤位置为基准,将患者的肿瘤位置调整到射线的照射区域。

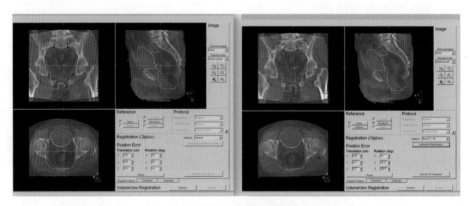

图像引导放射治疗示意图

激光表面成像技术

与加速器自带的锥形束 CT 系统一样,激光表面成像技术也是图像引导放射治疗的一种,其原理是通过匹配患者 CT 定位阶段和放疗实施阶段体表轮廓的方式将患者肿瘤位置调整到射线的照射区域。其优点是采用光学成像的原理获取图像,不会产生额外的辐射,成本较低;缺点是只有体表轮廓信息而没有具体的肿瘤位置信息,在肿瘤与体表轮廓相对位置发生变化时不适用,故激光表面成像技术在临床中应与其他图像引导放射治疗方式一同使用。

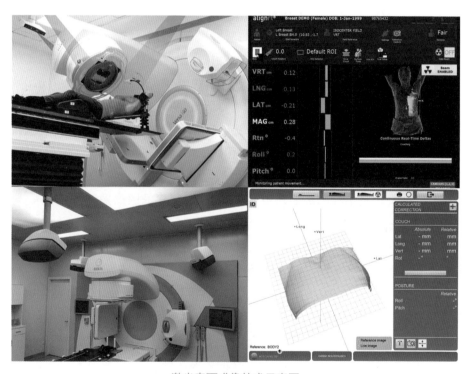

激光表面成像技术示意图

呼吸运动管理技术

呼吸运动管理技术是减少呼吸运动对放疗精度产生影响的一种措施。放疗是在 CT 定位阶段确定肿瘤位置,在放疗实施阶段对确定的肿瘤位置进行照射。部分胸腹部肿瘤的呼吸运动幅度比较大,这就导致放疗实施阶段的肿瘤位置难以确定。也就是说肿瘤随呼吸而运动,最大可以移动 5 厘米,肿瘤本身直径如果只有 1 厘米,那么在不采取呼吸运动管理的情况下,即便 CT 定位和计划设计都非常精准,在实际治疗中肿瘤可能已经偏离了原来位置。

四维 CT 和四维锥形束 CT:在实际临床操作中,大部分胸腹部肿瘤患者会采用四维 CT(4D-CT)进行扫描。扫描时患者采用自由呼吸,要求患者每次呼吸的运动幅度(呼吸的深度)和频率(呼吸的快慢)一致。通常把一个完整的吸气和呼气过程分为 10 个时相,根据 10 个时相可以测量患者肿瘤的运动范围。四维 CT 扫描完成后,可以进行以下几种技术设计:①根据每个患者的呼吸运动幅度个性化设计照射范围,这是目前应用最多的治疗方式;②根据每个患者的呼吸运动幅度和时相,设计在合适的呼吸时相进行照射;③根据每个患者的呼吸运动频率和幅度,在治疗时对肿瘤进行追踪治疗。

四维 CT 采用互动电视(ITV)法,患者只需要保持自由呼吸状态,在 CT 定位阶段采集患者不同呼吸时相的肿瘤位置,在放疗实施阶段对肿瘤可能出现的位置进行照射。这个方法不需要患者深吸气、屏气,也不需要特殊的辅助设施或是追踪设施,单次治疗时间较短,患者不需要长时间躺在治疗床上。从技术开展来说,互动电视法只需要医疗机构的 CT 模拟机具备四维 CT 定位功能,同时患者在整个放疗过程中的呼吸频率与幅度尽量一致。另外,相关的医生、物理师、剂量师及治疗师需要熟悉掌握四维 CT 特定的图像采集参数要求、靶区勾画原理及放疗实施阶段的图像配准。

四维锥形束 CT(4D-CBCT)的原理与四维 CT 基本一致。在 CT 定位阶段,CT 系统采集了患者不同呼吸时相的肿瘤位置,得到了肿瘤可能出现的位置,也就是四维 CT 图像;在放疗实施阶段,四维锥形束 CT 系统还需要采集患者不同呼吸时相的肿瘤位置,才能得到患者放疗实施阶段肿瘤可能出现的位置,也就是四维锥形束 CT 图像。与常规的图像引导技术类似,治疗师会把放疗实施阶段肿瘤可能出现的位置调整到射线的照射区域。

深吸气屏气技术:深吸气屏气技术(DIBH)是让患者在深吸一口气之后憋住呼吸,在憋气的时候进行 CT 扫描和照射治疗。这个方法可以最大程度地减少呼吸运动幅度,也可以增加肺的体积,增加胸壁与心脏之间的距离,对正常肺组织及心脏具有一定的保护作用。目前许多设备可以实现这一技术,如主动呼吸控制(ABC)、呼吸门控系统(RPM)、AlignRT、Catalyst 等。

值得注意的是,首先,患者处于非深吸气屏气的时候,射线不对肿瘤进行照射,故单次治疗时间可能会比较长。其次,单次深吸气屏气的时间需要达到 30 秒以上,这就要求患者在放疗前进行严格的深吸气屏气训练。只有满足深吸气屏气的时长及次数要求之后,患者才能够接受基于深吸气屏气技术的放射治疗。最后,要求患者每次屏气的位置基本一致,需要患者密切配合,难度较高,需要额外的设备,一旦质量控制没有做好反而会影响治疗的精准度。因此,目前国内仅有少数几家医疗机构开展了深吸气屏气技术的临床应用。

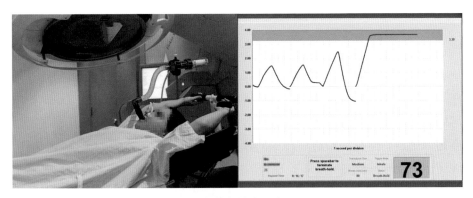

深吸气屏气技术示意图

门控放射治疗技术:门控放射治疗技术是可以满足患者在自由呼吸状态下精准放疗的技术。在临床治疗中,门控放射治疗必须要监测患者的呼吸信号,只在患者呼吸信号符合要求的情况下,加速器才会对肿瘤在特定的呼吸时相进行照射。总的来说,门控放射治疗只在患者特定的呼吸时相进行治疗,治疗时间相对较长。门控放射治疗技术可以分为使用外部信号的门控技术、使用内在基准点的门控技术、调强门控技术等。使用外部信号的门控技术获取患者呼吸信号的方式与四维 CT 一致,其缺点是不能直接观察肿瘤随呼吸的运动。使用内在基准点的门控技术是在肿瘤位置或附近植入金属标记点,通过对金属标记点位置的监测(X 射线透视或电磁感应)引导加速器出束治疗,该技术可以较直观地观察肿瘤随呼吸的运动。但是,使用内在基准点的门控技术是一项有创技术,如果采用 X 射线透视会增加患者的辐射剂量,部分植入体内的基准点可能发生位移。由于门控放射治疗需要加速器支持以及特殊的辅助装置,操作难度高,许多医疗机构目前仍未开展该项技术。

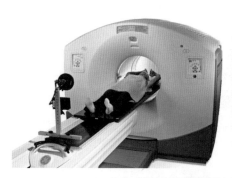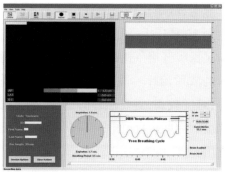

门控放射治疗技术示意图

肿瘤追踪技术: 在患者呼吸运动幅度较大,又不可能保持长时间深吸气屏气状态的情况下,可能需要采用更加精准的肿瘤追踪技术。肿瘤追踪技术是在肿瘤位置变化的同时,射线跟踪肿瘤进行照射。理论上来说,肿瘤追踪技术可以在自由呼吸的状态下进行治疗,同时具有治疗时间短、精度高及患者舒适度高等优点。但是肿瘤追踪技术的临床实现十分复杂,最大的难点是如何对肿瘤运动位置进行实时验证。现有的肿瘤追踪技术主要有机器人放射外科手术系统和 Varian Edge 加速器配备的 Calypso 电磁引导系统,机器人放射外科手术系统是采用千伏级的影像系统间歇性成像来监测患者肿瘤的实时位置,这不可避免地会给患者带来额外的辐射;Calypso 电磁引导系统是采用电磁感应的方式来监测肿瘤的实时位置,不存在额外的辐射。另外,两种技术都需要植入粒子或者外部标记获取呼吸信号,这不可避免地会带来额外的经济花费及手术创伤。同时,呼吸信号、肿瘤实际位置与治疗加速器响应之间必须要建立良好的相关性,必须有影像设备在治疗中进行验证,因此对设备性能和操作人员的素质都有严格要求。

腹压技术: 腹压技术是在一个特殊定位框架上利用特制的压腹板,给患者腹部施加一个固定压力以减少呼吸运动度。腹压技术可以减少患者的呼吸运动度,但是部分患者在腹部受到压力时会产生不舒适感。

膀胱容量测量技术: 除了呼吸运动之外,膀胱的充盈也会导致肿瘤位置发生变动。在盆腔肿瘤的放射治疗中,治疗师会要求患者在体位固定、CT 定位阶段及放疗实施阶段憋尿,但是部分患者难以准确感受到自己的憋尿量是否合适。在这种情况下,治疗师会采用膀胱容量测量仪来对患者的憋尿量进行测量。通过膀胱容量测量仪的测量结果,治疗师会告知患者是否憋尿成功。

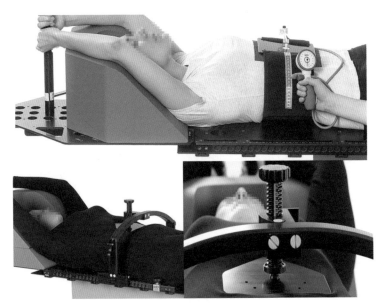

腹压技术示意图

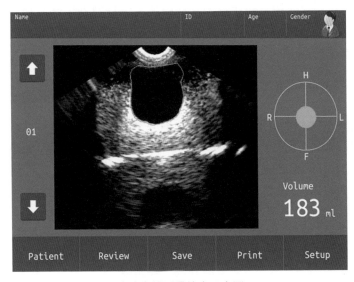

膀胱容量测量技术示意图

这样就能保证治疗时膀胱的充盈与 CT 定位时尽量一致,避免膀胱体积差异引起邻近器官(如前列腺、子宫颈、子宫等)的位移,提高放疗的精度。

在线自适应放疗技术

放疗的最终理想是在各个治疗分次前获取患者的肿瘤位置,快速勾画出肿瘤和正常组织,在线的设计适合患者当前体位的治疗计划,并对肿瘤进行照射,这种技术称为在线自适应放疗技术。基于这种技术,患者就不需要保持各个分次之间的体位重复性,并且可以有效提高治疗精度。目前,这项技术还处于研究阶段,相比常规放疗的优势并不明确,目前仅在少数医疗机构在开展。

放射治疗的适应证

在肿瘤治疗中,放疗可以作为单独的治疗手段,也可以诱导免疫治疗作为综合治疗的一部分,还可以作为姑息性治疗手段提高晚期肿瘤患者的生存质量。从这个角度来说,放疗的适应证非常广泛。在肿瘤多学科治疗的背景下,70% 以上的肿瘤患者需要接受放疗。

头颈部肿瘤

大多数头颈部肿瘤可以接受放疗。鼻咽癌、鼻腔 NK/T 淋巴瘤在我国是发病率较高的肿瘤,其治疗方式以放疗为主。早期喉癌首先放疗,手术只是作为挽救性手段;早期口腔癌放疗和手术治疗效果相差不大,但是放疗可以保持口腔器官的完整性;上颌窦癌主要采用术前放疗降低手术难度,对于不能进行手术的患者可以选择单纯放疗;中晚期头颈部肿瘤大多采用放疗、手术治疗与化疗相结合的综合治疗模式。

呼吸系统肿瘤

早期呼吸系统肿瘤可以进行单纯放疗,大部分患者需要配合术后辅助放疗、化疗与靶向治疗;局部晚期呼吸系统肿瘤大多采用放疗、化疗与靶向治疗相结合的综合治疗模式。晚期呼吸系统肿瘤可能出现上腔静脉压迫、呼吸困难、疼痛、咯血等不良反应,放疗可以有效减轻以上症状的影响。对于各种肿瘤引起的少量、小体积肺部转移,立体定向放射治疗可以取得非常好的治疗效果。

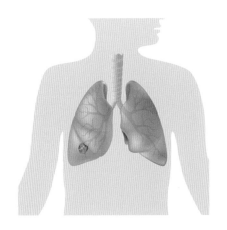

消化系统肿瘤

早期颈段食管癌采用单纯放疗可以达到根治效果,中晚期食管癌大多采用以放疗为主的综合治疗模式;胃癌、肝癌、小肠癌、结肠癌、直肠癌、胰腺癌等基本上以手术治疗为主,手术后根据情况进行辅助放疗、化疗及靶向治疗,晚期不可手术切除者可考虑姑息性放疗与化疗等;局部晚期直肠癌、低位直肠癌采用术前放疗可明显缩小肿瘤,使患者获得手术机会或者是尽可能保留肛门,并且可以有效降低肿瘤的局部复发率。

泌尿生殖系统肿瘤

泌尿生殖系统肿瘤的治疗以手术为主,晚期患者可以考虑姑息性放疗和化疗。前列腺癌大多采用内分泌治疗、放疗及手术相结合的综合治疗模式,放疗可以作为局限期前列腺癌的根治性治疗手段,手术或者内分泌治疗后复发者,可采用放疗进行挽救性治疗;睾丸肿瘤大多会采用手术 + 术后放疗;宫颈癌以手术为主,早期宫颈癌放疗与手术治疗效果相同,ⅡB期及以上宫颈癌采用根治性放疗;子宫体癌常采用手术 + 术后放疗,不能进行手术的患者可以选择单纯放疗。

恶性淋巴瘤

霍奇金淋巴瘤与部分非霍奇金淋巴瘤多采用放化疗相结合的综合治疗模式，部分预后良好的恶性淋巴瘤可选择根治性放疗。一些经过化疗后局部残留的肿瘤，可采用放疗作为补救性治疗措施。

乳腺癌

乳腺癌整体以手术治疗为主。除了早期乳腺癌手术后可不需要进行放疗外，其他分期的乳腺癌绝大多数需进行手术后的辅助放疗。局部晚期不可手术切除的乳腺癌在术前进行放疗后可获得手术机会。

神经系统肿瘤

髓母细胞瘤和颅内生殖细胞肿瘤的治疗以放疗为主；大多数脑瘤（最常见的是胶质细胞瘤）、神经母细胞瘤均要行术后放疗；垂体瘤可行放疗或术后放疗。不可手术的脑瘤目前多采用立体定向放射治疗，患者可获得长期生存。

皮肤、骨及软组织肿瘤

早期皮肤癌可以单纯进行手术治疗或放疗，晚期可行以放疗为主的综合治疗；软组织肿瘤以手术治疗为主，术后放疗可显著降低局部复发风险，推迟复发时间；骨肉瘤以手术治疗为主，可行术前放疗和术后放疗，并可辅以其他综合治疗手段；尤文氏肉瘤等常采用放化疗相结合的综合治疗模式。

放射治疗的禁忌证

从传统意义上来讲，放射治疗的绝对禁忌证主要包括晚期肿瘤进入终末期、恶病质、空腔脏器穿孔、大出血、大量浆膜腔积液、严重的消瘦和贫血、急性感染、脓毒血症等；相对禁忌证包括心、肝、肾、脑等重要脏器功能不全等。

随着放射治疗技术的发展，尤其是调强放射治疗技术（如静态调强放射治疗)、图像引导放射治疗技术、质子重离子放射治疗技术等新技术的出现,许多之前的绝对禁忌证已经逐渐变成了相对禁忌证。

根治性放疗为患者提供了治愈的机会,而对于只能进行姑息性放疗的患者,也能明显减轻其痛苦,提高生活质量。一些进行姑息性放疗的患者经过一段时间治疗后,肿瘤退缩较好,有可能获得根治的机会,此时姑息性治疗就转变为根治性治疗。医生是在综合评估了患者情况的前提下,认为患者能够从放疗中获益,才会作出放疗的治疗建议。当然,获益与风险肯定是并存的,这个时候就需要患者及家属从获益和风险中进行权衡,作出有利于自己的选择。

放射治疗的开始时间

肿瘤患者的治疗通常是有计划的综合治疗,放射治疗常与手术、化疗、靶向治疗、内分泌治疗或免疫治疗等一起配合,但根据患者的肿瘤类型、分期及病情等的不同,放射治疗的介入时机存在较大差别。不同医院会采取不同的多学科合作模式,讨论对肿瘤患者的个体化综合治疗方式,并在治疗过程中定期进行评估、调整。

放疗开始时间和肿瘤分期的关系

对于肿瘤处于早期,单纯采用放疗即可达到根治性治疗效果的患者,如早期皮肤鳞癌、基底细胞癌、鼻咽癌、喉癌及肺癌患者等,越早接受放疗,越有利于彻底治愈肿瘤。

对于一般临床检查方法不能发现且显微镜下看不到明确肿瘤病灶的患者,病灶常位于肿瘤主体周围或容易发生远处转移的部位。对于这类患者,在这些高风险部位发现病灶之前进行预防性放疗,可以降低肿瘤进一步发展和远处转移的风险。如小细胞肺癌患者容易发生脑转移,可以对全脑进行预防性放疗;睾丸精原细胞瘤、鼻咽癌患者,病灶非常容易转移到周围淋巴结区域,可以对淋巴结引流区域进行预防性放疗。

对于已有全身或者局部转移、根治希望较小、一般状况难以耐受根治性放疗剂量或肿瘤对射线不敏感的患者,常采用姑息性放疗,以减轻患者的痛苦、提高生活质量、改善症状,提高对肿瘤的局部控制以延长生命。医生会根据患者的具体情况适时进行姑息性放疗,可用于减轻肿瘤骨转移导致的剧烈疼痛、缓解肺癌侵犯导致的上腔静脉压迫症状,还可用于缓解气道肿瘤引起的出血等。

放疗与手术时机

手术是目前最常用的治疗肿瘤的手段,适用于大部分肿瘤,而放疗结合手术可以达到更好的治疗效果,根据治疗需求,可在手术的不同时机介入放疗。

术前放疗:主要适用于肿瘤体积较大、周围粘连严重、浸润明显、单纯手术切除有一定困难的肿瘤,如头颈部肿瘤、软组织肉瘤、乳腺癌、宫颈癌、直肠癌等。通过术前放疗,可以缩小肿瘤并减轻其与周围组织器官的粘连,使原来不适于手术或不能手术的患者获得手术的机会,使手术范围缩小,提高手术切除率,从而提高治疗效果。肿瘤缩小后增加了保留器官的可能性,较好地保存了患者术后的生理功能和生活能力,提高了生活质量。术前放疗可消除亚临床病灶或者淋巴引流区的微小病灶及可能转移的途径。恶性肿瘤如同一棵树,通过手术切除可见的病灶如同将一棵树从地面部位砍断,但是还有一些根埋在土壤里,放疗如同对这些土壤中的根进行处理,防止其再次发芽,即降低肿瘤细胞的活力,最大程度防治肿瘤复发。此外,术前放疗可减少术中肿瘤细胞播散风险,从而提高治愈率,且不会增加手术感染的概率、不影响伤口愈合等。

术中放疗:顾名思义,就是在手术时进行放疗,通过手术剥离正常组织器官,对暴露的肿瘤或切除后的残留病灶进行一次性大剂量杀灭照射。术中放疗靶区定位清楚,可以提高肿瘤的局部控制,又可以很好地保护正常组织器官。术中放疗可作为补量照射,也可以作为单纯放疗手段,适用于乳腺癌保乳术中放疗、局部晚期胰腺癌放疗、局部晚期结直肠癌放疗、软组织肉瘤放疗等。

术后放疗:手术切除肿瘤后,对无法彻底切除的肿瘤残留和/或区域淋巴引流区进行放疗,以降低局部和区域复发风险。术后放疗的开始时机与肿瘤类型、手术切口愈合状态、患者身体状况以及化疗与放疗的顺序有关。一般情

况下，术后放疗并不是越早开始越好，在伤口没有完全恢复的情况下进行放疗弊大于利，这是由于放疗会增加手术切口的愈合难度。对于手术后有局部残留或局部复发风险高的情况，如切缘阳性，应首选放疗，再考虑化疗，且术后放疗宜尽早进行。

对于特定的病种，如脑部胶质瘤术后1个月左右，伤口愈合后应该尽快开始放疗；乳腺癌一般是在术后化疗疗程全部完成后2～4周开始放疗，若患者不接受术后辅助化疗，则可在术后3～8周伤口愈合、上肢功能恢复后开始放疗；头颈部肿瘤及直肠癌术后应首选同步放化疗，术后放疗最好在手术后4～6周进行；一些肿瘤通常采用化疗＋放疗＋化疗的顺序，放疗最晚不要超过术后6个月。原则上，需要做术后放疗的患者，建议术后2～3周前往放疗科门诊就诊，以便医生评估放疗时机，患者切勿拖延就诊时间，以免错过最佳治疗时机。

放疗与化疗时机

对于大部分肿瘤，放疗和化疗的综合治疗是临床中最常见的组合模式，通过科学组合，实现"1+1>2"的疗效。放疗和化疗的常见组合模式如下。

同步放化疗：对于一些局部晚期恶性肿瘤患者，同时进行放疗和化疗可提高疗效。一方面，通过化疗药物的放射增敏作用可以增加肿瘤对射线的敏感性，有助于射线杀灭肿瘤细胞；另一方面，化疗药物本身可对潜在的发生远处转移的肿瘤细胞起到杀灭作用。

新辅助化疗：新辅助化疗又被称为诱导化疗，主要是针对一些对放疗比较敏感的肿瘤，在治疗前由于肿瘤较大，或由于患者自身情况而不能进行大范围照射，或考虑到可能有局部范围之外的转移，则可先通过化疗使肿瘤明显退缩后再行放疗。

辅助化疗：一般对于局部根治性放疗后有较大概率出现复发或远处转移的肿瘤，则在放疗后进行辅助化疗，目的是强化放疗效果，起到预防肿瘤复发、转移的作用。

放化疗综合治疗：如夹心治疗（化疗＋放疗＋化疗）。对于一些晚期肿瘤患者，肿瘤不再局限于某一部位，还有远处转移。若单独采用放疗进行局部照射则很难一一顾及，而单独采用化疗又不能对一些局部问题充分控制，此时就应采取有计划的放化疗综合治疗，往往可提高疗效。

一般而言,放疗和化疗的同时使用在疗效方面会起到有利的叠加作用,但同时也难免会导致毒副作用的增强,如呕吐、恶心症状明显,甚至出现白细胞、血小板等指标急速下降等。因此,患者的身体状况是一个非常重要的参考因素。医生团队会从疗效最好、不良反应最少的原则出发为患者设计个体化治疗方案,使患者的受益最大化。

综上所述,不同患者的具体情况不同,医生团队根据患者的病情制订的个体化治疗方案也必然存在差异,所以放疗的介入时机自然不同,患者之间不要盲目进行比较,而应认真听从医生的建议,选择适合自己的方案。

放射治疗可以随意中断吗

对于大多数接受放疗的肿瘤患者来说,通常采用每天照射 1 次,周一至周五连续治疗 5 次,周六、周日休息,每周共计照射 5 次,总疗程 5～7 周的常规剂量分割模式(立体定向放疗除外)。在漫长的放疗过程中,患者很有可能因为一些突发情况而不能按计划进行治疗,甚至产生了中断放疗的想法。放疗真的可以随意中断吗,中断之后会有什么影响呢?

明确地说,放疗是不可以随意中断的!

放疗的过程为什么是连续的

连续的放疗是为了能累积足够的照射剂量来杀灭肿瘤细胞,而每一种肿瘤的放疗都需要累积一定的照射剂量才能产生最大的杀灭效应,如果总剂量不足,会造成肿瘤失去控制甚至复发。中断放疗会导致照射剂量不足,疗效肯定会大打折扣。

射线具有很强的穿透能力,进入人体后,会作用于细胞,对细胞的 DNA 等造成不可修复的损伤,进而导致细胞死亡。这个机制极其复杂,细胞会发生一系列的生化及物理变化,其中一部分细胞会发生致死性损伤即刻死亡(彻底死亡);另一部分细胞会发生亚致死性损伤或潜在致死性损伤(半死),产生这种损伤的细胞大部分在数小时内就可以自行修复。如果反复进行照射,这些亚致死性损伤或潜在致死性损伤就可以转变为致死性损伤。相反,停止照射后受损的细胞可通过修复再增殖,细胞数目又可以恢复到照射前水平。

通常,正常细胞和肿瘤细胞受到射线照射后都可以发生以上两种改变,但是正常细胞被照射后产生致死性损伤的比例较肿瘤细胞低,对损伤的修复能力也强于肿瘤细胞,常规放疗采用分次照射正是利用了这种不平衡性来治疗肿瘤。一方面,在分次照射的间歇期,正常细胞有充分的时间进行自我修复,因此能减轻放疗对正常组织的损伤,进而减少副作用的发生;另一方面,处于不同生长期的肿瘤细胞对射线的敏感性也不同,一般而言,处于细胞分裂期的肿瘤细胞对于照射最为敏感,而处于静止期的肿瘤细胞对于照射最不敏感。每次照射后只能选择性地杀伤部分肿瘤细胞,而另一部分细胞仍然存活。在分次照射的间歇期,部分肿瘤细胞会进入细胞分裂期,在下次照射时这部分肿瘤细胞可以被再次杀伤,多次放疗后肿瘤会越来越小。

此外,肿瘤细胞含氧量不同,对射线的敏感性也不同,通常含氧量高的肿瘤细胞较含氧量低的肿瘤细胞对射线更为敏感。因此,每次照射后也只能选择性地杀伤含氧量高的肿瘤细胞,而含氧量低的肿瘤细胞仍可存活。在分次照射间歇期,部分含氧量低的肿瘤细胞可以通过再氧合转变为含氧量高的肿瘤细胞,进而在下次照射时被杀伤,多次放疗后肿瘤会越来越小。

如果在几次照射中均采用大剂量,可能对正常组织造成很大的伤害,尤其是在照射范围较大的时候,而将总剂量分成多次照射就可以减少对正常组织的伤害,这就是放疗通常采用每周连续治疗 5 天(剂量为 $1.50\sim2.5Gy$),之后休息 2 天的原因。

放疗是不是分次越多越好,时间越长越好呢?当然不是。如果放疗时间拖得太久,肿瘤组织会加速再群体化(加速再增殖),简单说就是比照射前分裂更快,从而出现肿瘤在治疗中增大的现象,这个时间点大多在放疗开始 3 周后。每周连续照射 5 天休息 2 天的分次照射方案通常不会引起显著的加速再群体化。

当然,这种有计划的分次治疗模式还有别的好处。在患者休息的两天里,放疗物理师及工程师团队就有充分的时间对治疗机器进行检修、保养与质控等,极大地保证了治疗设备的良好性能,同时他们会利用这段时间对患者的治疗计划进行剂量验证,进一步提高了治疗的精准性和安全性。

中断放疗的原因

长达5～7周的连续放疗好比一场马拉松，相当考验毅力。部分患者在放疗期间会产生类似"放疗太累了，我要中途休息几天"或者"放疗太辛苦了，我要放弃"的念头。当然，除了主观因素，还有很多客观因素，包括患者身体原因、家中事务、与其他检查治疗冲突、经济问题、没得到通知、没有家属陪伴、遇到法定节假日、设备故障等。在上述导致放疗中断的原因中，患者身体原因通常居于首位，包括不良反应较重、血象改变、治疗前身体准备达不到治疗条件等。

中断放疗的影响

大量文献研究报道，在头颈部肿瘤、肺癌、乳腺癌、宫颈癌、膀胱癌、皮肤癌等多种肿瘤的临床治疗结果中发现，随着总疗程的延长，肿瘤的局部控制率会明显下降，进而影响生存率。这主要与肿瘤细胞在间歇期的加速再群体化有关，在正常组织器官耐受的情况下，在相对较短的时间内给予足够的总照射剂量，与在一个较长的时间内给予相同的总照射剂量，对肿瘤的损伤效应是不同的，故疗效也不同。有研究表明，疗程每增加1周，肿瘤的局部控制率会降低14%左右，疗程每增加2周，肿瘤的局部控制率会下降26%左右。有美国学者报道了一项纳入超过1.4万名局部晚期肺癌患者的针对放疗疗效的相关研究，发现有44%的患者出现过放疗中断的现象，而这些患者的生存期比按时完成放疗的患者缩短了4个多月。与连续放疗相比，断续放疗虽然总放疗次数与前者相同，但生存期还是缩短了，即使只中断几天，生存期却可能缩短几个月。中断的天数越长，生存期缩短越多。因此，除非医生建议，放疗期间最好不要随意中断，即使被迫中断，中断的时间也最好不要超过1周，否则将影响治疗效果，降低局部控制率，影响生存率。

如何避免中断放疗

首先，患者和家属应提高对放疗的认识水平，懂得疗程连续的重要性及必要性。家属应该全力支持患者，为患者创造良好的治疗条件，不应该因一些家庭或社会琐事而使患者中断放疗。患者应加强自身接受放疗的意愿与毅力，积极配合医生团队，树立坚定的信心，切不可稍有不适即自作主张放弃治疗。

其次,患者应当加强自身的营养支持。很多放疗患者会存在营养不良现象,而研究表明良好的营养支持可以显著降低放疗中断率,提高放疗完成率。为了更好地完成放疗,患者应定期前往营养门诊就诊,全程保持良好的营养状态。

再次,应该积极预防并处理相关毒副作用。放疗难免会给患者带来一些不适症状,但通过早预防、早诊断、早治疗,大部分患者可以顺利完成治疗。当患者出现口腔黏膜炎、咽痛、进食困难、消瘦、乏力、白细胞下降以及发热、肺部感染等身体不适时,应当及时就诊,医生会在积极处理这些情况的同时协助患者坚持按计划完成放疗,以保证疗效。当然,有些患者的不适症状较重,医生评估后确定不宜继续放疗的,也会主动建议其暂停放疗进行观察,待患者症状减轻后再开始治疗。

最后,由于设备故障、法定节假日等原因引起的短期中断一般不会对疗效产生明显影响;如果中断时间过长,医生会根据放疗中断的时间,科学评估中断的影响,如果需要调整放疗计划,医生会及时与患者或家属联系。

随意中断放疗肯定会影响疗效,所以患者应尽量遵从医生的安排,重视不良反应的预防和对症治疗,切不可无故随意中断放疗。无论出现什么情况,都要相信并配合医生团队,听从他们的建议。总之一句话,不该停的时候千万不要随便停,医生说该停的时候也不要做无谓的坚持。

有了治疗方案,在哪里做放疗都一样吗

肿瘤放疗的疗程一般在1～2个月,大部分患者会在区域中心医疗机构寻求治疗方案,在放疗实施的过程中患者及家属要承受在外地生活带来的身体辛劳与经济负担。这时候,部分患者可能会想到,本地医疗机构也开展了放疗,能不能在区域中心医疗机构获取治疗方案,回到本地医疗机构进行放疗呢?

不同医疗机构拥有的放疗设备是不一样的,即使拥有一样的放疗设备,放疗设备的性能指标也有可能出现差异,采用的放疗技术,以及质量保证方法也

会存在不同。因此,在一家医疗机构制订的放疗方案不可以用于另外一家医疗机构。

不同医疗机构在放疗技术上的差异

放疗是高度依赖设备与技术的治疗方式,而放疗能够开展的技术更是与设备具有高度相关性。在放疗设备与技术方面,区域中心医疗机构的水平基本上要领先于大部分本地医疗机构。随着国内放疗技术的快速发展,大部分本地医疗机构的放疗设备也达到了国际先进水平,技术上已经足够应对大部分常规肿瘤的放疗。从这个角度来说,大部分常规肿瘤患者可以在区域中心医疗机构获取治疗方案,回到本地医疗机构放疗。但是,就像一辆非常好的赛车,一般情况下任何一位赛车手来驾驶都能得心应手,一旦到真正的比赛时,顶尖赛车手与普通赛车手的差异就会体现出来,对于一些复杂的病例,要使用高精尖技术时,区域中心医疗机构的优势就会体现出来。

放疗期间突发状况的处理

放疗执行不只是按照计划通过加速器进行照射,还会面临各种突发状况。在肿瘤侵犯范围发生变化时,医生要权衡是否调整放疗计划;在患者出现放疗相关反应时,医生要权衡患者是否需要暂停放疗并采取对症处理措施,一些危急情况甚至需要抢救。由于接触患者较多,相关应急措施和设备完善,区域中心医疗机构在处理突发状况方面具有一定优势。

肿瘤治疗大多是多学科综合治疗

肿瘤治疗大多是多学科综合治疗,多数情况下放疗只是综合治疗的一部分。例如一位食管癌患者,经外科、放疗科与化疗科会诊后决定先同步放化疗,当放疗达到50Gy时,需要对患者进行评估以决定是否可以手术。如果外科医生判断可以手术,那么就终止放疗;如果不能手术,那么就修改放疗计划,继续以根治性剂量进行放疗及化疗。也就是说在治疗期间,医生发挥的作用不仅是给出治疗方案以及执行方案,还需要关注患者可能的病情发展及出现的各种不良反应,并根据病情的变化调整治疗策略。这时候,一个技术实力强大的多学科团队就显得尤其重要。

不同层级医疗机构之间的协作问题

就算技术上不存在任何障碍,回到本地医疗机构放疗也需要区域中心医疗机构进行工作对接。在这个对接的过程中,不仅存在患者信息、治疗方案完整对接的安全隐患,还要面对很多非临床事务性问题。从本质上来说,这个问题就是"如何在家门口享受优质的医疗服务",针对这个问题,国家正在积极推动区域医疗合作。互联网通信技术的发展、数据传输能力的提高,提升了区域中心医疗机构与本地医疗机构的信息交流能力。放疗是高度流程化的治疗方案,十分适合进行区域医疗合作。未来放疗的发展目标是区域中心医疗机构的"托管模式",其实现方法是区域中心医疗机构与本地医疗机构建立托管关系,由区域中心医疗机构提供治疗方案、设计放疗计划并对本地医疗机构的设备进行质量控制,而本地医疗机构负责交接患者、实施放疗,不同层级的医疗机构共同合作,从而使所有患者都可以"在家门口享受优质的医疗服务"。

立体定向放射治疗与常规放射治疗的区别

说到放射治疗,网络上宣传更多的是 X 刀、γ 刀、机器人放射外科手术系统、TOMO 刀、速锋刀、适形刀、调强刀等。这些都不是真正意义上的"刀",而是利用射线高度集中的特点,像手术刀一样切除肿瘤。这种类似外科手术刀的放疗方法,在学术上被称为立体定向放射治疗(SBRT)。除 γ 刀采用 γ 射线外,其他上面提到是所谓"刀"采用的是高能 X 射线进行放疗,它们只是在治疗方式的实现、治疗技术的侧重上有所不同,并无本质差别。

事实上,基于常规加速器的常规放疗才是目前主流的放疗实现方式,除了可以进行常规放疗外,许多常规加速器本身就具备实施立体定向放疗(X 刀)的能力,或者稍加一些辅助设备进行改良就可以实现这样的功能。另外,为了保证放疗的精确性,除加速器厂家自身会配置一些辅助设施外,许多第三方设备厂商也提供一些特殊的辅助装置,最常见的就是图像引导放疗设备,包括锥形束 CT 系统、EPID、KV 平片系统、超声引导、光学表面引导、磁感应粒子等；还包括器官运动管理设备，包括肿瘤追踪技术、表面激光成像技术、主动呼吸控制技术、四维 CT、四维锥形束 CT、膀胱容量测量仪等。

从技术侧重点来说，γ 刀、机器人放射外科手术系统主要面向立体定向放射治疗技术，其中机器人放射外科手术系统具有独特的肿瘤运动追踪功能；TOMO 刀环绕步进的治疗原理则决定了其适合大面积、侵犯范围较大的肿瘤，如全身照射、全中枢照射。随着放疗技术的发展，一些常规加速器开始侧重于立体定向放射外科手术（SRS）及立体定向放疗技术。但是，每一种设备和技术都有其相应的适应证，应该说没有所谓的高端设备与先进技术，而是应该选择与患者病情适合的设备与技术，如早期鼻咽癌放疗最适合采用常规加速器进行静态调强放疗加上图像引导放疗，而不适合 γ 刀、机器人放射外科手术系统等。如果鼻咽癌发生颅内小转移，就可以选择 γ 刀、机器人放射外科手术系统或者其他可以进行 SRS 治疗的常规加速器。

γ 刀

γ 刀是基于多个钴 –60 放射源产生的 γ 射线进行放射治疗的装置，其治疗方式为立体定向放射外科手术，特点是单个治疗分次、超高分次剂量。值得注意的是，立体定向外科手术不适用于所有患者。出于安全考虑，γ 刀的治疗对于精度要求较高，需要患者在半麻醉状态下进行颅骨固定。钴 –60 放射源需要定期维护更换，以保证 γ 刀设备的正常运转。钴 –60 放射源会持续对外辐射射线，需要比常规光子放疗难度更高的辐射防护措施。另外，大部分 γ 刀并未配备图像引导放疗（IGRT）系统，故多用于重复度较高的头部病灶的治疗。

机器人放射外科手术系统

机器人放射外科手术系统又称射波刀，是具备肿瘤位置追踪照射的放疗装置，其治疗方式为立体定向放疗，特点是 3～5 个分次，较高的分次剂量。与 γ 刀类似，立体定向放疗也不适用于所有患者。在治疗系统上方，机器人放射外科手术系统安装了二维 X 线影像获取装置。该影像装置能够持续扫描患者正交方向的 X 线影像，以此确定肿瘤的实际位置，从而调整射线的照射区域到肿瘤位置，实现肿瘤位置的实时追踪。但是，X 线影像只能区分骨组织与肿瘤,不能区分软组织与肿瘤。除了颅内肿瘤,大部分肿瘤处于软组织区域,需要植入金属标记点,机器人放射外科手术系统可以采用追踪金属标记点及外部信号的方式实时追踪肿瘤位置。机器人放射外科手术系统的优势是治疗精度较高,相应的放疗副作用发生概率较低;缺点是持续的 X 线成像会带来额外的辐射剂量及植入金属标记点的有创性与额外花费、不适用于体积较大的肿瘤。

TOMO 刀

TOMO 刀是常规光子加速器和 CT 滑环的有机整合。常规光子加速器采用兆伏级 X 射线在各个角度形成肿瘤形状的放射野,对肿瘤区域进行照射,其缺点是难以治疗长度超过 4 厘米的肿瘤、不同层面间形状变化较大的肿瘤难以做到完美适形。TOMO 刀是在常规加速器的基础上采用 CT 扫描影像逐层步进的方式对肿瘤进行照射,其优点是可以对长度大于 4 厘米的肿瘤进行良好的剂量适形。相比于常规加速器 360° 环绕照射,逐层步进环绕治疗方式的效率必然会更低,单个分次所需要的治疗时间也就更长。另外,TOMO 刀采用兆伏级 X 射线进行三维容积成像图像引导放疗系统来保证治疗精度,相比锥形束 CT 系统的辐射剂量更大。

常见光子放疗加速器

基于加速器的光子放疗是主流的放疗实现方式,现对放疗机构使用的光子放疗加速器进行简单介绍。

Compact 加速器:Elekta Compact 只提供三维适形放疗、静态调强放疗技术。

Precise Treatment System 加速器:Precise Treatment System 是在 Elekta Compact 的基础上添加了容积旋转调强放疗技术,其机器参数与 Elekta Compact 基本一致。

Synergy 加速器:Elekta Synergy 不仅可以开展三维适形放疗、静态调强放疗及容积旋转调强放疗技术,还配备了二维 EPID X 线影像系统和三维锥形束 CT 系统、图像引导放疗系统。

Infinity 加速器:与 Elekta Synergy 相比,Elekta Infinity 具有更精细的多叶光栅、更高的剂量率、更加清晰的图像引导三大主要特点。在较小肿瘤的治疗中,更精细的多叶光栅可以形成更加适形的剂量分布。在单次大剂量治疗中,更高的剂量率可以有效缩短单个分次的治疗时间,避免患者长时间躺在治疗床上。更加清晰的图像引导可以对较小肿瘤的位置进行精准成像,这为立体定向放疗的开展提供了更好的基础。

Axesse 加速器:在 Elekta Infinity 的基础上,Elekta Axesse 集成了四维锥形束 CT 系统的功能,可以有效解决呼吸运动幅度较大造成的成像不清晰的问题。

Versa HD 加速器:Versa HD 集成了之前型号所有的技术,并且引入了 Clarity 超声图像引导技术。Clarity 超声图像引导技术具有无电离辐射、可以持续地对肿瘤进行成像的特点,能够实时追踪运动肿瘤的位置,有效提高治疗精度。

Unique 加速器:Unique 自带的标准技术是三维适形放疗、静态调强放疗及容积旋转调强放疗技术。另外,还配备二维 EPID X 线影像系统来验证患者的位置。

VitalBeam 加速器:VitalBeam 是在 Unique 已有技术的基础上配备了三维锥形束 CT 系统、图像引导放疗系统。另外,它还集成了机器性能检测工具,可以快速检测机器的运行精度,从而保证治疗质量。

Trilogy 加速器:Trilogy 引入了更精细的多叶光栅,增加了最高可实现的剂量率,这些特点都为立体定向放疗的开展提供了更好的基础。

Edge 加速器:Edge 是专门为立体定向放疗的开展而推出的机型。为了解决肿瘤位置变化带来的影像,Edge 引入了 Calypso 电磁引导系统,实现了肿瘤位置的无辐射实时追踪。

Halcyon 加速器:Halcyon 是面向常规放疗的机型,其优势是三维锥形束 CT 系统、图像引导放疗成像,减少了单个分次的治疗时间,避免了患者长时间躺在治疗床上。另外,Halcyon 升级了新一代的三维锥形束 CT 系统,可以更加清晰地对肿瘤进行成像。

OMX6i 加速器:OMX6i 是国内首个通过国家检测认证的具备三维锥形束 CT 系统、图像引导放疗成像、能够实现高端图像引导调强放疗的医用直线加速器。目前,OMX6i 可以开展三维适形放疗、静态调强放疗技术。

CT-linac:CT-linac 是加速器和诊断 CT 的有机整合,现已进入了临床试验阶段。CT-linac 的目标是结合现在热门的靶区自动勾画和计划自动设计技术,实现患者在制订治疗方案的当天就能接受治疗的愿望。

磁共振加速器

与 TOMO 刀类似,磁共振加速器是磁共振与加速器的有机整合。相比 TOMO 刀,磁共振加速器采用磁共振进行成像,其优点是磁共振成像不会带来额外的电离辐射且可以清晰区分肿瘤和软组织(CT 并不能很好地区分部分肿瘤和软组织)。另外,磁共振还可以进行功能性成像,通过对磁共振功能影像的分析,医生可以预测患者的疗效并及时调整治疗方案。

质子重离子加速器

无论是 γ 刀、机器人放射外科手术系统、TOMO 刀,还是磁共振加速器,均采用常规加速器(光子线)进行肿瘤照射,而质子重离子加速器则采用同步或回旋加速器产生的质子或重离子来杀灭肿瘤。与光子线相比,质子及重离子具有更好的物理特性,在杀灭肿瘤的同时,质子及重离子设备可以更好地保护正常组织。但是,质子及重离子放疗需要更加精密复杂的治疗技术来配合,现有的治疗技术在质子及重离子放疗的应用方面还存在一定的局限性。总体来说,虽然质子重离子放疗已经用于许多部位肿瘤的治疗,并取得了不错的疗效,但仍有许多技术难题需要解决。

什么是硼中子俘获治疗技术

硼中子俘获治疗技术(BNCT)是结合靶向治疗特点的放疗方式。部分患者可能会认为既然硼中子俘获治疗技术结合了放疗和靶区治疗的优势,那么采用这种技术不是就相当于完成了两种治疗,这样是不是更划算?

硼中子俘获治疗技术的原理

硼中子俘获治疗技术需要预先注射含硼的靶向治疗药物,这种药物对肿瘤细胞有较强的亲和力,会更多地与肿瘤细胞结合,而较少与正常组织细胞结合。之后,对患者进行照射的超热中子射线具有只与含硼的靶向治疗药物发生剧烈反应的特点,而含硼的靶向治疗药物大多是与肿瘤细胞相结合,所以硼中子俘获治疗技术具备只针对肿瘤细胞,较少伤害正常组织细胞的靶向特点。

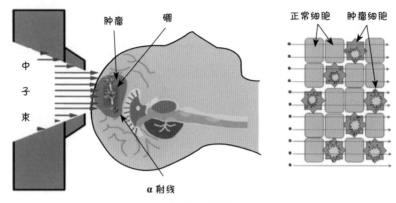

硼中子俘获治疗技术原理图

硼中子俘获治疗技术的特点

在肿瘤治疗中,只杀灭肿瘤细胞而不伤害正常组织细胞的方式暂时还不存在,不同技术的差别在于对正常组织细胞的伤害程度。手术治疗、放疗会对肿瘤周围的正常组织造成较大的伤害,但不会影响离肿瘤较远的组织;化疗对全身正常组织的伤害和其与肿瘤的距离无关;靶向治疗和硼中子俘获治疗技术则只伤害与靶向治疗药物结合的细胞。现有的任何靶向治疗药物都不是 100% 只和肿瘤细胞结合而不与正常组织细胞结合,换句话说,靶向治疗也是一种全身治疗方式,只是和化疗相比对肿瘤细胞的杀灭更有针对性。

硼中子俘获治疗技术与靶向治疗的差别:硼中子俘获治疗技术与靶向治疗的差别在于硼中子俘获治疗技术的注射药物只是识别肿瘤细胞,而不是杀灭肿瘤细胞,其杀灭肿瘤细胞的手段是热中子照射,这里也就体现出了硼中子俘获治疗技术局部治疗特点。从这个角度来说,靶向治疗是对全身可能与靶向治疗药物结合的细胞进行攻击,而硼中子俘获治疗技术只会对热中子照射区域可能与靶向治疗药物结合的细胞进行攻击。硼中子俘获治疗技术在对常规射线不敏感的复发性恶性脑肿瘤、复发性恶性黑色素瘤等肿瘤的治疗方面有良好的效果。

硼中子俘获治疗技术的优点：硼中子俘获治疗技术相对于传统放疗技术的优势是中子可以特异性地与肿瘤细胞结合，这不仅有利于位置相对分散的弥漫型肿瘤，还可以克服运动肿瘤照射不精确的问题。同时，中子与肿瘤细胞结合后释放出粒子的射程与细胞直径相当，故能确保其释放的能量沉积在肿瘤细胞内，而不会损伤肿瘤周围的正常组织。

硼中子俘获治疗技术的缺点：硼中子俘获治疗技术主要的缺点在于其治疗深度一般在体表6厘米以内，而大部分肿瘤（肺癌、前列腺癌、宫颈癌、肝癌等）发生在较深部位，这就限制了硼中子俘获治疗技术的应用。

另外，就算是适合硼中子俘获治疗技术的体表肿瘤，也不一定符合临床收入条件。同一靶向治疗药物不一定适合所有肿瘤患者，在临床应用前需要进行额外的个体化筛查，硼中子俘获治疗技术也同样如此。在确定接受硼中子俘获治疗技术治疗前，患者需要进行治疗比筛查，也就是患者肿瘤细胞和正常组织细胞个体化含硼靶向治疗药物吸收比例筛查，只有在治疗比大于3∶1的情况下，患者才符合接受硼中子俘获治疗技术的条件。

硼中子俘获治疗技术现在还处于多中心临床试验阶段，靶向放疗的优势能否在患者身上体现、诸多限制条件是否能够最终克服，这些问题需要大量临床数据来回答。

质子重离子放疗真的那么神奇吗

近年来，质子重离子放疗引起了广泛的舆论关注，被誉为是治疗肿瘤的神兵利器，一度被推上了神坛，大众不禁会想：质子重离子放疗花费这么高，效果真的那么神吗？是不是每个有条件的患者都应该选择质子重离子放疗？常规加速器是不是会被淘汰？

从理论上讲，质子重离子放疗的物理特性的确比常规光子放疗有很大的提升，甚至重离子的生物学特性也比光子和质子好。但是，质子重离子放疗还属于放疗的范畴，是局部治疗手段，只有部分肿瘤能够采用单纯放疗，大部分肿瘤采用的是综合治疗,放疗只是其中一部分。到目前为止,临床研究证实大部分肿瘤采用光子放疗就能取得很好的临床效果。因此,我们应该理性看待质子重离子放疗。

什么是质子重离子放疗

常规光子放疗是通过发射光子杀灭肿瘤细胞,质子重离子放疗则是发射质子或者重离子来杀灭肿瘤细胞。无论是光子,还是质子重离子,其治疗原理都是通过与物质发生相互作用而释放能量破坏肿瘤细胞的 DNA。

质子重离子的优点

相比光子放疗,质子重离子放疗有布拉格峰的物理特性,其优点在于在采用单个射束给肿瘤区域同样照射剂量的时候,质子重离子进入人体后剂量很低(只有最大剂量的 20%～30%),到达肿瘤位置(皮下 15 厘米)时剂量大,穿过肿瘤后剂量迅速下降,从而能够更好地保护肿瘤周围的正常组织。同时,质子重离子放疗可以通过调节能量大小的方式使布拉格峰到达特定的肿瘤位置。另外,重离子可以使细胞 DNA 的双链断裂,可以更好地杀灭肿瘤细胞。

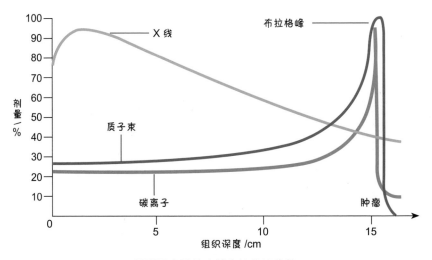

质子重离子放疗的布拉格峰优势

光子(X射线等)进入人体后的能量较高(超过70%),在皮下2厘米的剂量最大,到达皮下15厘米时只有最大剂量的40%左右。因此,如果采用单一X射线放射野照射15厘米深的肿瘤,前面正常组织的照射剂量就会非常高。值得注意的是,在光子放疗实际的临床应用中,我们不会采用单独一束射线来照射肿瘤,而是会采用多个角度对肿瘤进行聚焦照射,这样射线到达肿瘤路径上正常组织的照射剂量会在各个方向得到均摊,从而达到肿瘤区域照射剂量高,周边正常组织照射剂量低的效果。但是,对于肿瘤周边存在较多正常组织的情况下,特别是一些非常危险的器官,如脑干、脊髓、视神经、心脏等,放射野角度的选择会受到限制,光子放疗的多角度均摊模式难以得到很好的剂量分布,这种肿瘤的治疗则更加适合接受质子重离子放疗。另外,一些肿瘤对X射线不敏感,而质子重离子放疗的生物学效应相对较高,可以提高这些肿瘤的治疗效果。

质子重离子技术上有缺点吗

从理论上来说,质子重离子放疗的布拉格峰是其物理学优点,但对临床执行环节提出了挑战。这是由于放疗通常是根据CT定位时的影像制订放疗计划,但是在放疗时,患者的外轮廓、呼吸运动、内脏器官的相对位置会发生变化,导致射线到达肿瘤位置的路径发生改变。这种改变在光子放疗时基本可以忽略,因为光子在皮下10厘米处偏移1厘米的剂量变化只有百分之几,多野照射使这种变化的效应更小。假设质子重离子放疗的布拉格峰恰好在皮下10厘米,如果偏移1厘米可能会造成的剂量偏差是70%左右。现有的图像引导放疗技术(IGRT)是不足以修正这种布拉格峰偏移导致的剂量偏差的。因此,质子重离子放疗在体位重复性较低的胸腹部肿瘤的应用还需要在线自适应放疗技术(online ART)的突破。

另外,X射线放疗计划采用CT值转换为电子密度进行剂量计算,这种计算的精度相对较高,而质子重离子放疗计划的设计涉及阻止本领,采用CT值和阻止本领之间转换存在不确定性,这会影响质子重离子放疗的射程计算,对计划精度产生影响。另外,患者的体积、CT扫描设备、扫描协议也会影响CT值的准确度,这对质子重离子放疗提出了挑战。

是选择光子放疗,还是质子重离子放疗

光子放疗已经有了 100 多年的历史,人们在光子放疗上积累了丰富的临床经验。对于那些常规光子放疗可以取得明确疗效的肿瘤,采用普通光子放疗是非常好的选择。从费用上来说,光子放疗单个疗程的费用一般是几万元,而质子重离子放疗单个疗程的费用在 30 万元左右,大部分普通家庭都难以负担。质子重离子放疗好比一辆专业赛车,普通光子放疗好比一辆经济型轿车,两者同时从 A 地出发到 B 地,专业赛车的速度是 300 千米 / 时,经济型轿车的速度是 120 千米 / 时,高速路限速 120 千米 / 时,两辆车最终到达目的地的时间是一样的,而专业赛车的价格却比经济型轿车昂贵许多。

因此,对于那些可以从光子放疗中明显获益的肿瘤患者,不建议选择更加昂贵的质子重离子放疗;而对于那些肿瘤周围危险器官多、对常规 X 射线放疗不敏感的肿瘤患者,可以采用质子重离子放疗。在实际治疗中,医生会根据患者的实际情况权衡其能否从质子重离子放疗中获益,而患者也应该在医生的指导下选择适合自己的治疗方式。

什么是近距离放疗

近距离放疗,顾名思义就是从较近的距离对肿瘤进行放射治疗。与外照射放疗相同,近距离放疗也是放射治疗的重要组成部分,目前可以用于前列腺癌、宫颈癌、乳腺癌、皮肤癌、食管癌、胆管癌、直肠癌、口腔癌、软组织或头颈等部位肿瘤的治疗。

近距离放疗的实现方式

外照射放疗是从人体外发出光子线对肿瘤进行照射,光子需要穿过人体组织才能达到深部的肿瘤。近距离放疗是将放射源密封后直接放置在靶区表面、植入被治疗的组织内或放入人体的天然腔隙内进行照射治疗。

根据治疗的解剖位置和方式的不同,近距离放疗可以分为腔内照射、组织

间照射、敷贴照射、血管内近距离放疗等。腔内照射是指治疗时将放射源放置到人体天然腔隙内进行治疗，如阴道、子宫、食管、气管等；组织间照射是将放射源植入组织内进行照射，包括组织间插植与放射性粒子植入，可以用于前列腺癌、头颈癌、软组织肉瘤等的治疗；敷贴照射是把放射源放置在组织表面上进行治疗，如皮肤或眼球部位；将放射源放置在血管内进行放疗被称为血管内近距离放疗。另外，根据放射源在体内的时间可以将近距离放疗分为永久性近距离放疗和暂时性近距离放疗。

近距离放疗的优点和缺点

与外照射放疗相比，近距离放疗的实现方式完全不同，这也就决定了两者之间存在较大的差异。由于不需要穿过人体组织，近距离放疗最大的优点就是照射范围较窄，放射源的剂量大部分会被肿瘤吸收。同时，近距离放疗的单次照射剂量较高，需要的照射分次要少于常规外照射放疗。但是，近距离放疗的治疗深度只有毫米级，难以治疗较为常见的深部肿瘤。出于这个原因，近距离放疗大多用于表浅肿瘤或有组织间隙的肿瘤。另外，近距离放疗的剂量分布具有不均匀性，其剂量随着与放射源距离的增大而减小，这就要求放射源能够准确植入肿瘤的中心位置。

近距离放疗与外照射放疗的比较

特点	近距离放疗	外照射放疗
放射源	放射性核素	加速器、钴-60治疗机
放射方式	直接把放射源放入体腔、体表或插植至靶区组织	射线穿过正常组织后到达靶区
放射深度	毫米级	厘米级
照射范围	窄	宽
照射时间	短	短
照射分次	少	25~30次（常规分割）
靶区剂量	不均匀，距离放射源近的部位剂量高	较均匀

是选择外照射放疗,还是选择近距离放疗

近距离放疗和外照射放疗各有优势,两者并不是相互竞争的技术,而是能够有效互补。例如,宫颈癌的近距离放疗和外照射放疗结合可以获得良好的治疗效果。在临床决策过程中,医生会根据患者的实际情况帮助其选择更适合的治疗方式。

医生在放射治疗前的准备工作

放射治疗是复杂的系统过程,需要放疗医生、物理师、剂量师、治疗师及患者的相互协调、有机配合才能良好执行。患者是放疗流程中的核心。放疗医生是放疗流程中的"总设计师",负责整个放疗方案的执行,安排患者到各个放疗流程流转,并关注患者的疗效。物理师、剂量师是放疗流程中的"幕后工作者"。物理师的主要工作是放疗机器的质量控制,保证射线按照计划设计的剂量准确照射到患者身上。另外,物理师还需要对放疗技术的临床执行进行控制与优化,保证各种放疗技术的安全实施。剂量师的职责是计划设计,也就是安排射线照射肿瘤的方式,如射线从哪些角度照射肿瘤、射线在某个角度照射多少剂量,这些都是剂量师考虑的问题。治疗师是放疗流程中的"执行者",其职责包括体位固定、CT 定位、复位及放疗实施。良好的治疗方案需要优秀的执行团队才能精准执行,治疗师团队专业素养的高低直接决定了放疗效果的好坏。放疗各个流程的良好执行是实现精准放疗的必要条件。放疗主要流程如下。

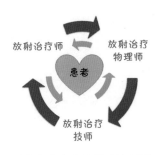

以患者为中心的放疗流程图

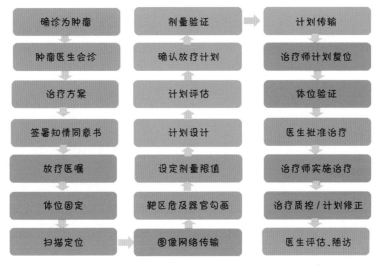

放疗临床流程图

治疗方案制订

在确诊肿瘤之后,医生会根据患者的详细病史、病理诊断、影像学检查结果、身体状况等制订个体化治疗方案。如果需要进行放疗,医生需要确定初步的放疗原则,向患者解释为什么要进行放疗,告知放疗大致能达到怎样的预期效果以及放疗可能出现的不良反应与后遗症。在了解了以上这些信息之后,患者在放疗前需要签署《放疗知情同意书》。

体位固定

体位固定是采用热塑膜、真空负压袋等固定模具对患者进行固定,使患者在 CT 定位阶段和放疗实施阶段的体位保持一致性,以保证放疗实施阶段的照射区域是 CT 定位阶段确定的肿瘤位置区域。简单来说,体位固定的目的是使肿瘤的位置在放疗各个流程中保持一致,确保射线的打击目标(肿瘤)位置不发生变动。在体位固定的过程中,患者需要尽量选择自己舒适的体位,以减少体位变动对精准放疗的影响。体位固定是放疗的基石,其是否能够良好执行直接影响了放疗的疗效。

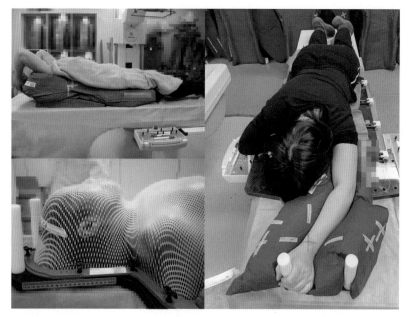

体位固定

CT 定位

体位固定提高了患者体位的一致性，CT 定位的目的是从影像的角度来确定患者在固定体位的状态下肿瘤的位置。根据 CT 影像，医生可以确定患者需要照射的区域和需要保护的正常器官区域，物理师、剂量师可以计算射线照射肿瘤区域的剂量，而这正是定位 CT 和诊断 CT 的本质区别。对于需要进行 CT 增强扫描的患者，家属应当陪同并签署《造影剂应用知情同意书》。另外，部分患者需要进行磁共振成像（MRI）定位，以辅助确定 CT 影像不能显示出的肿瘤区域。

靶区和器官勾画

靶区和器官勾画是确定患者需要照射的肿瘤区域和需要保护的正常器官区域。在这个过程中，医生需要在 CT 和 / 或 MRI 影像上勾画出肿瘤区域，并确定潜在的肿瘤侵犯区域，以保证所有的危险区域都能够得到治疗。另外，医生还需要勾画出患者照射区域的所有正常器官，确保正常器官的照射剂量在可控范围内。放疗执行可以说是"有的放矢"，而靶区和正常器官勾画的作用就是确定射线的打击目标（肿瘤）在定位 CT 图像中的坐标。

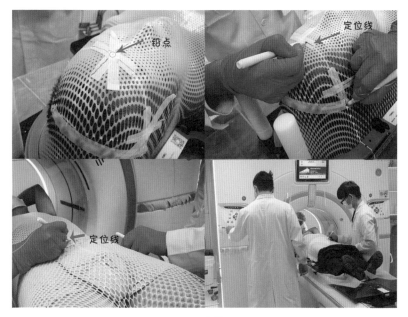

CT 定位

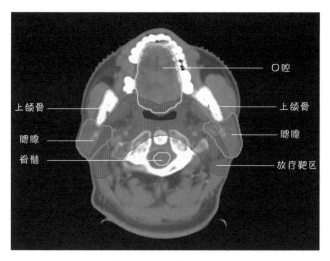

靶区和正常器官勾画

剂量限值设定

根据肿瘤的类型、病理诊断及分期的不同,医生会给出肿瘤区域的处方剂量。根据不同的处方剂量,肿瘤周围的正常器官会有对应的剂量限值。剂量限值规定了各个正常器官照射剂量的最高值,避免或减少放射治疗相关副作用的发生。经过多年的临床验证,各个正常器官的剂量限值都有明确的规定。另外,根据患者的实际身体状况,医生会对部分正常器官提出更加严格的剂量限值条件。也就是说,剂量限值的设定是高度个体化的工作。例如,部分老年肺癌患者的肺功能存在缺陷,医生会尽可能减少正常肺组织的照射剂量。

计划设计和计划评估

在医生勾画靶区和正常器官并给出处方剂量之后,物理师或剂量师需要根据照射范围、照射剂量及正常器官的剂量限值进行计划设计。计划设计是物理师或剂量师在放疗计划系统中设计加速器射线照射肿瘤的方式,其中包括了加速器从哪些角度照射肿瘤、在各个角度上设计不同形状的放射野、每个放射野照射的剂量及如何减少正常器官的照射等。计划设计完成后,需要医生和物理师共同进行评估计划,必要时还需要对计划进行调整。计划设计和计划评估都是为了保证肿瘤获得足够的照射剂量,正常器官的照射剂量不超过其剂量限值,最终达到杀灭肿瘤且保证患者后续良好生活质量的目的。

计划验证

在计划进行临床治疗之前,物理师需要对计划的可靠性和精准性进行验证,也就是要保证加速器会按照放疗计划系统中的设置对患者进行治疗。其中,最有效、可靠的方式是采用人体仿真模体在加速器模拟患者的治疗。以放疗计划系统中计算出的照射剂量为基准,物理师记录人体仿真模体在加速器模拟患者治疗时得到的照射剂量,只有在计算出的照射剂量和加速器实际照射剂量的差别足够小的情况下才能按此计划为患者进行治疗。

换句话说,体位固定是确保射线的打击目标(肿瘤)位置不发生变动,CT定位是从影像的角度确定打击目标(肿瘤)的地图,靶区和正常器官勾画是确定射线的打击目标（肿瘤）在定位 CT 图像中的坐标，剂量限值设定、计划设计及计划评估是确定射线"精确制导"的方式。那么，计划验证就是对射线打击目标（肿瘤）的"精确制导"方式进行"演练"。

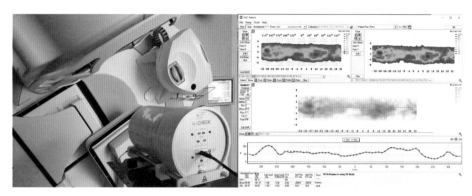

计划验证

计划复位

在保证计划能够在加速器精确执行之后，治疗师需要在复位阶段以体表标记的方式确定患者在加速器治疗的位置，以确保射线能够准确地照射到患者的肿瘤区域。另外，治疗师通过模拟机的影像设备来校对肿瘤的位置是否发生了明显变化，权衡肿瘤位置变化是否会对精准放疗产生影响，从而评估是否需要重新进行 CT 定位，进而保证放疗的安全实施。计划复位是患者在放疗实施前需要参与的最后流程，是放疗在患者身上的"实战演练"。

放疗实施

经过了以上各种准备，放疗才会真正进入临床执行阶段。在放疗实施阶段，患者需要配合治疗师进行摆位。因为计划的肿瘤照射区域是 CT 定位阶段确定的，所以患者需要配合治疗师，尽可能重复 CT 定位阶段的体位。另外，部分体位重复性较差的患者需要进行图像引导放疗。在各个分次的治疗前，治疗师会采集患者放疗实施阶段的影像，与患者 CT 定位阶段的影像进行对比，将肿瘤的位置调整到射线照射区域。

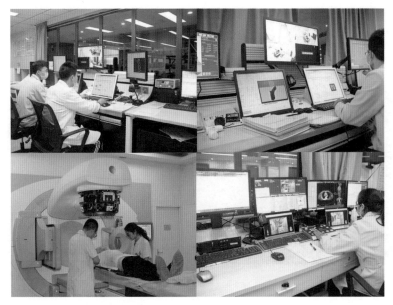

放疗实施

放射治疗计划的制订

在放疗的流程中,体位固定和 CT 定位的等待时间一般较短(2～3 个工作日)。当完成 CT 定位后就会有一段等待时间(通常是 2～3 周)。等待的这段时间就是医生、物理师及剂量师进行放疗计划制订的时间,完全不需要患者的参与(如果 CT 定位时有标记线,患者需要保持标记线清晰,不要擦掉或者弄花了)。在这段时间,许多患者会或多或少出现焦急情绪。为什么放疗计划的制订很难有一个准确的时间呢? 让我们看看这段时间医务人员到底在做什么?

图像传输

首先,当治疗师完成患者的 CT 定位后,会将患者佩戴固定模具时的 CT 影像传送到计划系统(TPS)。传送的 CT 影像与普通诊断 CT 扫描影像有很多不同,其中最重要的一点是其带有三维空间坐标信息。传送到计划系统后,治疗师或物理师需要对患者的CT定位信息进行核对,然后检查并定义三维空间坐标信息,如果在这个时候发现三维坐标信息有问题,会进行相应的处理,甚至可能会要求患者重新进行CT定位。

靶区和正常器官勾画

确定三维空间坐标后,放疗医生会对那些需要进行放疗的区域以及需要保护的器官进行勾画,并对勾画出的器官设定相应的放疗剂量及剂量限值(放疗处方)。放疗医生根据每个CT扫描层面进行勾画,通常会超过100个层面。这是一项繁重而精密的工作,即使有现代技术的帮助,一个复杂的案例通常会花费一位医生3~4小时的时间。这里请注意,3~4小时是连续的时间,而医生很难会有这么长的一段连续时间,一个完整的勾画和放疗处方可能需要几次才能完成。

计划设计和计划优化

放疗处方给定后,需要物理师和剂量师对计划进行设计,也就是如何利用放疗设备进行照射以达到放疗医生所期望的放疗剂量。为尽量满足放疗处方的要求,需要在计划系统上选择合适的放疗设备、射线能量、射线的入射角度、射线束等参数。优化的过程通常会反复几次才能达到放疗医生的要求。

计划验证

放疗计划设计完成后,物理师或剂量师会将计划传输到治疗设备(加速器)或者可以驱动治疗设备的网络系统中,然后对计划进行质量保证(QA)检查及验证。检查内容包括患者的个人信息、放疗靶区、处方信息及放疗计划信息。计划验证则是利用专用的剂量测量设备,在要进行治疗的设备上进行实际照射,将实际照射的剂量与计划的剂量进行对比。如果所有这些都没有问题,放疗工作人员才会通知患者到医院进行复位验证,然后进行放疗。

为了保证每位患者的放疗精确性,不同放疗计划的制订和确认时间是不一样的。同时,不同医院拥有的放疗设备与计划系统可能不同,即使拥有相同的设备和计划系统,但数量不同也会影响整个放疗计划的时间。因此,大多数医疗机构的工作人员会告诉患者是2~3周。在这段时间,请患者耐心等待通知,同时保持自身体重形态不发生变化,保持标记线清晰,如果采用呼吸训练,请继续进行练习。

放射治疗前患者和家属的注意事项

在医生开具医嘱确定需要放疗后,很多患者及家属可能会开始感到紧张焦虑,面对从未了解的放疗,患者及家属往往不知道该做什么,也不知道该注意什么。有些患者会说"我需要去准备防辐射的衣服",有些患者会说"我不能再接触家里的小孩了",有些患者甚至认为放疗就代表生命即将走到尽头了……以上这些,都是患者对于放疗的误解。那么,作为患者应该在放疗前准备什么,作为家属又能做什么呢?

总的来说,患者应当积极调整身体状况与心理状态。在身体状况方面,患者需要戒烟、戒酒、合理膳食、适当锻炼,以良好的身体状况与肿瘤对抗;在心理状况方面,患者需要适当了解放疗以克服对放疗的恐惧感。家属除了安排患者的治疗流程之外,还需要关心患者并鼓励患者接受治疗,这就要求家属需要了解放疗相关流程与注意事项。

从放疗流程来说,患者及家属需要配合参与的主要是体位固定、CT 定位及放疗实施三部分。

体位固定

体位固定是精准放疗的基石,患者及家属应当积极配合治疗师进行良好的体位固定。根据放疗部位的不同,患者体位固定的准备工作有所差别。头颈肿瘤的患者长发应当剪短,以免影响头颈摆位的一致性,从而影响放疗效果。另外,头颈肿瘤患者还需要到口腔科进行口腔检查,处理龋齿及口腔炎症等问题,避免这些口腔问题导致放疗中断。部分肺部肿瘤患者需要按照放疗医生交代的方法进行呼吸训练,提高射线打击肿瘤的精准度。盆腔肿瘤患者可能需要养成定时排便的习惯并进行膀胱充盈训练。

CT 定位

不同于常规的诊断 CT,定位 CT 的目的是确定患者放疗时的体位,也就是说,患者在放疗实施阶段要尽可能保持与 CT 定位阶段相近的状态,这时候就需要患者尽量以最放松的姿态平躺在 CT 床上。值得注意的是,患者应当仔细感受体位固定阶段制作的模具是否合适。如果感觉模具不合适,请及时向治疗师反映情况,要求重新进行体位固定。CT 定位后,所有患者都需要保持体重的稳定。另外,乳腺癌患者需要保持身上的标记线清晰可见;医嘱有呼吸运动管理的肺部肿瘤患者需要继续进行呼吸训练;进行膀胱充盈的患者,需要记住自己在 CT 定位阶段喝了多少水、在喝水之后等待了多长时间。CT 定位后,患者只需要回家耐心等候放疗通知即可。

放疗实施

在和医院确定放疗时间后,患者需要按照约定时间到达指定的加速器机房,将放疗卡交给负责的治疗师,然后到大厅等待叫号。在等待期间,患者需要严格按照 CT 定位阶段同样的要求进行准备。患者无须担心自己在治疗过程不能达到完美状态,从临床角度来说,患者的状态只需要与 CT 定位阶段保持大体一致就不会影响放疗效果。

提高放疗就诊效率的建议

放疗的次数一般在 30 次左右,通常一周只能放疗 5 次,这就意味着放疗的治疗周期会超过 1 个月,在接受放疗的 1 个多月的时间内,患者需要每天往来医院和住处。为了合理安排时间,患者需要了解放疗过程中的候诊时间。这里的候诊时间,就是患者到达医院后等待放疗的时间。另外,患者还需要了解应该在哪个时间段来医院进行放疗,需要提前做哪些准备以及可能延长放疗候诊时间的突发状况。

来医院做放疗的时间段

为了维持加速器的有序运转，很多放疗中心会在固定时间段内安排合适数量的患者。为了保证治疗质量，提高治疗效率，有时也会把一些技术类型相同的患者集中在一个时间段内进行治疗。也就是说，每位患者都有自己特定的放疗时间段。

从患者的角度来说，在放疗期间有人要接受化疗或者其他治疗；有人要等待工作的家人利用空余时间接送；有人要照顾家里的老人、小孩……家是我们温暖的港湾，就算医院离家有三四个小时的车程，很多患者还是想要回到家里，这样不仅在心灵上能得到最大的放松与宽慰以及家人的支持与照顾，还可以节约在外生活、住宿的费用。

患者可以在放疗前与排班工作人员积极沟通放疗时间段，再与治疗师商量具体的放疗实施时间。值得注意的是，原则上医院会尽可能安排患者在方便的时间段进行放疗，但是不同患者的放疗技术、固定方式及个体化情况会影响具体的时间安排，可能无法在自己希望的时间段内接受放疗，请理解和配合。

需要提前做哪些准备

在确定自己的放疗时间段后，患者就可以按照这个时间段来医院等候放疗，来医院后等待放疗的时间在 30 分钟左右。不建议患者太早来医院等待放疗，那样并不能让放疗时间提前。如果偶尔有事不能如约前来，患者或家属可以提前一天与治疗师进行电话沟通。

患者出发之前，请带上放疗所需的衣物，如果有医嘱安排，一定要带上放疗的辅助用具，如部分乳腺癌患者要带上补偿物。为了让等待的时间不那么漫长，患者可以带上自己喜欢的游戏或者准备好视频、音乐、图书。另外，在同一个时间段放疗的患者大多情况类似，也可以充分利用这段时间和病友进行交流。情况允许的话，患者还可以与治疗师沟通，及时反馈治疗情况，并获取一些有用的建议。

一些医院有排队叫号系统，患者来到医院成功报到后，只需要在候诊大厅等待叫号即可。如果医院没有排队叫号系统，治疗师会提前通知患者做准备。为了提高治疗效率，请患者及时准备好放疗需要使用的材料，提前换好衣服。

可能延长放疗候诊时间的突发状况

大部分情况下,患者可以有序进行放疗,但是也有突发情况会导致放疗候诊时间延长。

机器故障:加速器出故障在所难免,严重的情况下需要工程师检测维修。在这种情况下,放疗工作人员会联系患者,并通告放疗时间会延后;如果机器的故障很严重,当天不能修复,工作人员可能会为患者重新安排放疗时间,患者根据新的预约时间前来医院即可。

特殊患者:还有少部分患者可能出现突发状况,如有的患者配合不佳需要重新调整体位;有的患者需要做胃肠道准备;有的患者呼吸准备达不到要求;有的患者难以控制憋尿情况等。以上这些情况偶有发生,会延长后面患者的候诊时间。如果出现这些情况,请大家给予支持和理解。

体位固定的相关知识

放疗是利用CT定位确定肿瘤的位置,然后在放疗实施阶段对确定的肿瘤位置进行照射,这就要求患者的体位在不同阶段保持良好的一致性。从专业角度来说,良好的体位固定应该能达到两个目标:一是保持患者体位在不同阶段的一致性;二是避免患者的身体在治疗床上乱动,甚至摔下床板。可以说,体位固定是放疗的基石。作为患者,应该积极了解体位固定的相关知识,从而更好地配合医生和治疗师,进而提高自身放疗的舒适度和精准度。

体位固定的原则

舒适性:在放疗的持续时间内,患者应该在治疗床上尽可能保持静止状态。从这个角度来说,体位固定的首要原则就是尽可能保证患者在体位固定状态下的舒适性。这样不仅可以使患者有良好的治疗体验,还可以避免患者处于强迫体位状态而给放疗精度带来负面影响。在体位固定阶段,患者一定要积极反馈舒适性情况,在必要的情况下治疗师会根据患者的体验和感受进行适当调整。

重复性：除了保证放疗精度外，体位固定良好的重复性还可以有效缩短摆位时间。摆位时间的缩短有两个优势：一是提高患者放疗的舒适性，患者不需要长时间躺在治疗床上；二是减少患者对放疗的不必要担忧，增加患者对放疗的信心。

利于靶区治疗，减少正常组织的照射剂量：在特殊的情况下，治疗师会考虑采取一些特殊体位来减少正常组织的照射剂量，如盆腔肿瘤患者在放疗时可采用俯卧位以减少小肠的照射剂量；乳腺癌患者在放疗时可采用俯卧位或者半俯卧位以减少心脏和肺的照射剂量。

体位固定的材料

热塑膜：热塑膜就是常见的头肩膜和体膜，是放疗中最为常用的体位固定材料。热塑膜加热到 70℃以上就会有可塑性，治疗师会将加热后的热塑膜贴合到患者身上来塑造模具，等热塑膜冷却到常温就可以完成制作。由于热塑膜会与患者贴身接触，所以其采用的是低敏材料。另外，热塑膜可以部分剪开，患者如果感觉部分区域过于紧绷，影响了正常的呼吸，可以咨询治疗师相关处理措施。

真空负压袋：真空负压袋简称真空袋，由具有隔水、耐磨、不透气等特点的特殊布料制作而成，是一种带气嘴的密封囊状袋，里面填充微小的泡沫粒。在临床中，真空负压袋可以按照需求制作成个体化形状，主要是面向需要特殊体位固定的患者。真空负压袋不像热塑膜一样可以固定患者，它需要患者配合在照射时保持体位的一致性。

发泡胶：发泡胶对患者的配合度要求较低，其优点是会根据人体结构自动填充到身体各个部位的间隙，可以简单实现个体化体位固定。

体位固定的注意事项

头颈肩固定：①固定前需将患者的头发剪短或剃除；②嘱患者脱下多余的衣物，留家属在旁协助；③选择合适的头枕，注意使头颈部与头枕接触面积最大，避免颈部、肩部出现较大的空隙（发泡胶及真空负压袋除外）；④患者平躺在模体架上，体中线与模体架中线重合，眉心、鼻尖、下颌尖、颈静脉切迹、剑突、肚脐、耻骨前联合等处尽量呈一直线；⑤应在患者手臂放于身体两侧后进行体位固定。

胸腹部固定：①嘱患者脱下多余的衣物，留家属在旁协助；②选择合适的头枕，患者舒适并能长时间保持，同时注意头颈部与头枕接触面积最大（发泡胶及真空负压袋除外）；③患者平躺在模体架上，体中线与模体架中线重合，眉心、鼻尖、下颌尖、颈静脉切迹、剑突、肚脐、耻骨前联合等处尽量呈一直线；④应在患者手臂放于身体两侧或上举交叉抓杆后进行体位固定。

常规乳腺治疗体位固定：①嘱患者脱下多余的衣物，留家属在旁协助；②将乳腺真空负压袋平放于设定角度的乳托上，患者平躺在真空负压袋上，体中线与模体架中线重合，眉心、鼻尖、下颌尖、颈静脉切迹、剑突、肚脐、耻骨前联合等处尽量呈一直线；③应在患者根据治疗师的要求将手臂上举外展抱头后抽真空塑形进行体位固定。

呼吸运动管理技术的体位固定：①嘱患者脱下多余的衣物，留家属在旁协助；②将适合患者的真空负压袋平放于模体架上，患者平躺在真空负压袋上，体中线与模体架中线重合，眉心、鼻尖、下颌尖、颈静脉切迹、剑突、肚脐、耻骨前联合等处尽量呈一直线；③应在患者根据治疗师的要求将手臂放在身体两侧或上举抱头后抽真空塑形进行体位固定。

特殊体位固定：①嘱患者脱下多余的衣物，留家属在旁协助，将患处充分暴露；②医生和治疗师会根据患者的具体情况选择合适的固定材料，为患者制订个体化、舒适化、稳定性较高的体位固定方式；③体位固定。

放疗中的复位是什么

在等待放疗的过程中时，不少患者会处于长时间的焦急状态，好不容易等来医院的电话，却是通知要复位而不是放疗。为什么要复位，为什么要先复位才能放疗呢？复位是在放疗前对肿瘤照射的位置进行模拟验证，是放疗中的关键流程。

为什么要复位

从流程上来说,复位的目的是确定放疗实施阶段的标记点。在放疗实施阶段,治疗师会根据复位阶段确定的标记点对患者进行摆位。另外,治疗师通过模拟机的影像设备校对肿瘤的位置是否发生了明显变化,权衡肿瘤的位置变化是否会对精准放疗产生影响,从而评估是否需要重新进行 CT 定位,进而保证放疗的安全实施。总的来说,复位是放疗实施前的安全保障。

复位的基本流程

不同医疗机构的复位流程有所差别,大致如下:①在患者按照预约时间到达复位室后,治疗师会仔细核对患者的放疗单信息;②按照患者制作的模具进行摆位,并正确操作放疗模拟机;③在患者的模具上标记复位线,即放疗实施阶段的摆位线;④复位画线时,治疗师会标记患者不同阶段或部位的标记复位线,在患者的模具侧面标注预约的加速器;⑤复位完成后,向患者及家属交代放疗前的准备事项。

加速器治疗的基本流程

大部分患者对放疗知之甚少,而放疗实施阶段是患者参与度最高的环节,患者及家属需要了解在加速器治疗中会发生什么,从而更好地配合治疗师进行放疗。

准备阶段

在进入加速器前,患者应当按照体位固定、CT 定位及复位时相同的流程进行准备,如头颈部肿瘤患者确认自己是否需要取下牙托;胸腹部肿瘤患者需要确认自己的呼吸状态;乳腺癌患者需要确认是否需要并携带了补偿物;盆腔肿瘤患者需要与治疗师沟通并进行膀胱直肠准备。另外,有些医疗机构会要求患者核对自己的体位固定模具。

放疗阶段

放疗前：放疗前，患者应当携带自己的体位固定模具进入加速器治疗室（部分医疗机构会为患者保存体位固定模具）。值得注意的是，在加速器治疗室中，放疗前的辐射基本可以忽略不计。由于部分患者难以自己完成放疗前的准备，医生通常会建议家属陪同进入加速器治疗室协助患者。另外，出于机器散热的需求，加速器治疗室的温度往往较低，大部分医疗机构会给患者准备毛毯（患者也可自行携带），但是毛毯不能覆盖在照射区域，否则会对放疗精度产生影响。

准备就绪后，治疗师会按照体位固定、CT定位及复位时相同的流程对患者进行体位固定。这时候，家属应当离开加速器治疗室，以免受到辐射。值得注意的是，治疗师和家属会在加速器控制室观察患者的位置是否保持静止。在必要的情况下，患者可以通过对讲机与治疗师及家属进行沟通。

放疗时

1. **自身感觉**　在放疗时，患者应当保持静止，以保证放疗的精准度，这就要求患者采用舒适性较好的状态进行体位固定。另外，射线看不见、摸不着，不能被人体感知，部分患者感受到的是灼烧感，大多属于心理感受。总的来说，放疗过程与CT检查基本没有差别。

2. **外部光束**　既然射线看不见、摸不着，那治疗室中的彩色光束是什么呢？治疗室中的彩色光束可以分为定位激光和监控光束两类。定位激光大多是红色或绿色光束（也有蓝色的），其作用是确定加速器的治疗中心，治疗师在体位固定后就需要调整患者模具上的十字线与定位激光契合；监控光束来源多样，其作用主要是辅助监测患者治疗时的位置是否保持静止。值得注意的是，治疗室中的彩色光束不是治疗光束，开关与否并不会影响正常治疗。

3. **治疗时间**　由于放疗技术的差异，不同患者的治疗时间不尽相同。大部分患者的治疗时间在10分钟左右，而采用了图像引导精准放疗或立体定向放疗的患者治疗时间要稍长。另外，采用了呼吸运动管理技术的患者需要在治疗室等待30分钟以上。值得注意的是，治疗时间也取决于患者的配合度。

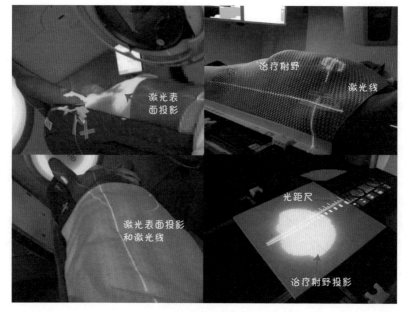

外部的光束

放疗后:放疗后,患者只需要耐心等待,听从治疗师的安排。在经过允许后,家属可以进入加速器治疗室为患者穿戴衣物。

如何保证放射治疗的精准性和安全性

和检查用射线(通常是千伏级)相比,放疗射线的能量高(兆伏级)、剂量大,所以必须有一系列的质控措施来保证放疗的精准性和安全性。一方面,不仅需要医生团队从放疗相关设备、软件及各个流程进行严格的质量保证;另一方面,还需要患者在各个流程中密切配合,医患双方共同努力才能确保疗效。

放疗设备、软件的质量保证

放疗的流程好比一个生产线,涉及医用电子直线加速器、TOMO 治疗机、质子重离子治疗机、CT/MR 模拟定位机、图像引导系统、放射治疗计划系统等各种治疗机器、辅助设备和软件系统,任何机械、软件方面的不确定性都会影响放疗的精度。所有放疗相关设备和软件在投入临床使用之前都要经过国际/国家标准的一系列质检验收程序,要经过长达几天、几周甚至几个月的数据采集、调试等,最终验收合格后才能正式使用。在临床使用过程中,为了避免机械误差对治疗造成的偏差,会有专人定期对机器进行检查、保养和质控,确保机械误差控制在临床规定的范围内。机器的质量控制以及误差允许范围都会参考国际/国家权威指南严格执行。因此,在正常工作时间,放疗物理师质控团队会保证机器的稳定状态,到了非工作时间(晚上、周末、节假日),他们要给每个机器做详细、全面的检查,解决各种潜在的问题,确保治疗安全、顺利进行。

体位固定过程中的质量保证

目前放疗已经达到了毫米级的治疗精度,需要确保数十次放疗都能精确地照射到肿瘤靶区才能杀灭肿瘤细胞。在治疗过程中,患者身体的轻微移动有可能会使肿瘤偏离照射区域,同时也会使正常组织器官受到损伤。所以在体位固定过程中治疗师会采取一系列的质量保证措施,保证体位固定的准确性、重复性和舒适性,使得每次照射都能精准锁定肿瘤靶区。

在体位固定过程中,治疗师会根据患者的体型、体位和肿瘤部位采用塑形、固定效果好,感觉舒适的热塑膜、真空负压袋等体位固定装置进行个体化体位固定。体位固定时治疗师会要求患者脱去相应部位的衣物,对于采用头膜、头肩膜和颈胸膜的患者,治疗师会嘱患者剪短头发,摘除金属性义齿、假发、帽子、眼镜及所有饰物;对于需要制作体膜的患者,治疗师会要求其双上肢交叉抓杆,统一规定上肢位置(一般为左上右下);对于胸腹部肿瘤患者,体位受进食影响较大,治疗师会嘱患者在餐后 2～3 小时进行体位固定及放疗,以避免由于胃内容物的不同而造成体膜松紧程度不一;对于盆腔肿瘤患者,治疗师会嘱患者排空膀胱,一次性饮水 300～500 毫升,自然憋尿 1 小时待膀胱充盈之后再进行体位固定,以使患者在制膜、定位、复位以及每次放疗时都保持相同状态;对于采用主动呼吸控制等呼吸运动管理技术的患者,在制作体位固定装置前治疗师会对患者进行 1～2 周的呼吸训练,以确保患者在 CT 定位及每次治疗时呼吸状态都能保持一致。体位固定装置制作完成后,治疗师会在其上下两端贴上标签,标注患者的姓名、ID、制膜日期等,还会对患者的体位固定状态进行拍照,以便于每次治疗前快速找到模具,并核对患者的身份信息。

模拟定位过程中的质量保证

精确模拟定位是精确靶区勾画和精确计划设计的基础,一方面能够提供用于靶区勾画所需的精准影像,另一方面能够提供计划设计所需的空间位置信息及组织密度信息。空间位置信息定格了患者定位时的状态,包括患者的体位、体型、姿势、呼吸幅度、膀胱直肠充盈情况等,好比给患者拍了一幅三维立体照片。患者需要明白的是,每次治疗时的位置状态必须和定位时的状态保持一致,射线才能精准地按计划设计锁定肿瘤靶区。

治疗师每天都会检查激光定位系统和定位床的运动精度,保证空间位置坐标系统的精确性。在模拟定位过程中,治疗师会根据模拟定位对患者及其体位固定装置进行"三查七对",确认无误后严格要求患者按体位固定时的状态进行模拟定位,并在患者体表和／或体位固定装置上画上清晰、粗细均匀、长度适中的定位标记线。图像采集过程中,治疗师会严密监视患者体位是否有移动,图像采集后会再次检查患者的定位图像,若发现患者体位变动过大、图像质量无法满足要求时会重新对患者进行模拟定位。对于需要进行呼吸运动管理或膀胱直肠管理的患者,治疗师还会按照体位固定时的管理策略让患者充分准备好后再进行模拟定位。通过一系列的质量保证措施,最终获得精准、体位重复性好的定位影像。

靶区勾画中的质量保证

模拟定位完成后,医生会在获得的影像上进行靶区及危及器官勾画,勾画的肿瘤靶区就是医生圈出来的射线打击区域,勾画的危及器官就是需要严格保护的区域。靶区勾画的精准性直接决定了最终的治疗效果。临床上,肿瘤靶区通常是手动勾画,先由低年资的医生预先勾画,再由高年资的医生修改、审核、确认,以保证勾画的质量。部分肿瘤部位特殊的患者,单纯采用 CT 定位图像无法精确确定靶区边缘,还需要获取磁共振定位图像、正电子发射体层成像(PET)图像等,多种图像融合以精确确定靶区范围。

计划设计过程中的质量保证

医生在完成靶区及危及器官勾画后,通常会依据指南、专家共识等开出计划申请单,给出靶区的处方剂量和危及器官的剂量限值。不同患者具体情况不同,物理师／剂量师在设计计划时会进行一轮又一轮的优化,在达到靶区剂量的同时尽可能地降低危及器官的照射剂量,进而提高计划质量。部分患者靶区与周围危及器官关系复杂,计划设计难度大,物理师／剂量师在设计计划过程中会和医生进行多次讨论,医生权衡后调整处方以保证计划的质量。计划设计完成后需要经过高年资医生评估以决定其能否用于治疗。

治疗前的复位及计划验证

靶区勾画和计划设计在整个放疗流程中难度最大、耗时最长,因此在治疗前必须对患者进行复位和计划验证。复位的目的是模拟治疗体位,验证照射位置的准确性。计划验证的目的是验证治疗机器能否按计划进行照射,射线照射的范围和剂量分布是否准确。复位过程发现位置错误需重新进行模拟定位或者计划设计,计划验证不达标的放疗计划需重新进行设计。

治疗实施过程中的质量控制

每次治疗时,治疗师会严格按照模拟定位时的状态对患者进行摆位,通过激光定位系统对准复位时验证的照射位置。除此之外,在治疗机器出束照射之前,治疗师还会采用各种图像引导放疗系统(如二维图像引导系统、三维图像引导系统、激光表面引导系统、超声引导系统、电磁追踪导航引导系统等)再次确定患者的体位和体内肿瘤的位置,验证无误后治疗机器才开始出束照射。照射过程中,治疗师会通过实时监测系统进行在线监测,以确保放疗的精准性。如果在治疗过程中发现患者体型发生改变、肿瘤形状大小发生显著改变等情况,医生会及时为患者调整治疗方案。

患者的紧密配合至关重要

为了保障患者的安全,手术治疗前患者需要进行心理调整、稳定血压、禁食等准备,任何一项不达标都有可能增加手术风险。放疗也一样,射线是一把看不见的手术刀,更需要患者在整个流程中密切配合。患者在体位固定、模拟定位以及治疗时要与治疗师配合,不同患者有不同的要求,如剪短头发、不戴义齿、排空直肠、憋尿等。所有的要求都是为了保证患者在治疗时能得到精准照射。

放疗技术发展日新月异,尽管有多种图像引导技术可以纠正患者的体位,但也不是万能的。患者体重变化明显导致体型发生改变,在这种情况下通常只能重新进行体位固定和模拟定位。有些头颈部肿瘤患者每次颈部弯曲程度不同,导致靶区发生了形变,不得不重新进行摆位、验证。有些盆腔肿瘤患者治疗时憋尿程度不同,直肠没有排空甚至产生气体,会导致靶区偏离照射位置而正常组织器官受到过多照射。另外,这些技术相比普通技术花费多、需要的时间也比较长、对设备要求高,很多非区域中心医院甚至未配备这类设备。如果患者在整个流程中能紧密配合,不仅保证了疗效,还能节约宝贵的时间和金钱,也能使有限的医疗资源得到充分利用。

总之,放疗的各个准备环节和治疗实施过程都有相关技术标准,各环节环环相扣,只有每个环节都达到标准,医患双方紧密配合,才能真正做到精准放疗,保证疗效。

放射治疗时觉得冷怎么办

出于保证放疗精度的考虑,大部分患者不能穿衣进行治疗,而加速器治疗室的温度又只有 20℃左右,在治疗期间患者难免会感觉到寒冷。那么,能不能把治疗室的温度调高,最好能调到 30℃左右? 答案是不能的,医用加速器属于大型精密医疗设备,对工作温度、湿度等有严格的要求。

为什么加速器治疗室的温度要保持在较低水平

医用加速器是由大量电子元器件组成的高精度治疗设备,其原理是利用高速电子撞击钨靶来产生 X 射线。在这个过程中,加速器会产生较多的热量,如果这些热量不能及时散发,机柜和治疗室的温度就会迅速升高,从而使电子元器件的工作曲线漂移,进而造成设备故障。出于这方面的原因,医疗机构会利用恒温恒湿的空调机保证加速器能够正常运转,进而保障精准放疗的实施。

患者可以穿衣进行放疗吗

在体位固定阶段,治疗师就会要求患者脱去外衣进行模具制作,其目的是减少体位固定的不确定性,从而提高放疗的精准度。那么,可以穿衣进行放疗吗?答案是看具体的放疗部位以及穿什么样的衣服。首先来看看穿衣进行放疗可能会有哪些影响。

增加体位固定的不确定性:在长达数月的放疗期间,患者很难保持穿衣的一致性,衣服的厚度、摆放位置都会影响各个分次的摆位,从而增加了体位固定的不确定性。

影响部分肿瘤的流程执行:穿衣进行放疗会影响部分肿瘤的流程执行。一方面,表浅性肿瘤(如乳腺癌)需要在皮肤表面进行定位标记;另一方面,部分放疗技术(如激光表面成像技术)是对患者的皮肤进行成像,穿上衣服可能影响该技术的实施。

增加皮肤反应出现的概率:最为重要的是,穿衣放疗可能增加出现皮肤反应的概率。穿衣治疗就等效于在体表加上了补偿物,从而导致体表的剂量增加,进而增加患者出现皮肤反应的概率。

患者放疗时可以穿衣服吗:头颈部放疗患者可以穿一件露肩颈的、较薄的背心或吊带,胸腹部放疗患者上身需要裸露,下身可以穿一条内裤或者穿一件较薄、贴身的内衣等。

小贴士

日常穿衣提示

应该避免衣服压迫放疗部位、影响体表标记点或标记线,尽量选择穿着宽松的衣服,材质以柔软而皮肤触感良好为宜。

头颈部放疗时,建议患者穿着无领、宽松的衣服,可以用丝质围巾保护颈部。会阴部放疗时,患者应该避免穿着牛仔裤等材质较硬的裤子。

害怕着凉怎么办

　　既不能调高温度,又不能穿衣服,那患者应该怎么办呢?患者或家属可以准备较厚的毛巾或将一件不穿的衣服的衣袖剪下,单独套在手臂上。在摆位结束后,家属可以帮忙将毯子盖在患者的非照射区域。另外,头颈部肿瘤患者可以准备多件样式相同较薄的贴身棉质内衣,在放疗的全过程中都穿同样款式的衣服,保证每次治疗的重复性,并且不会对照射造成影响。

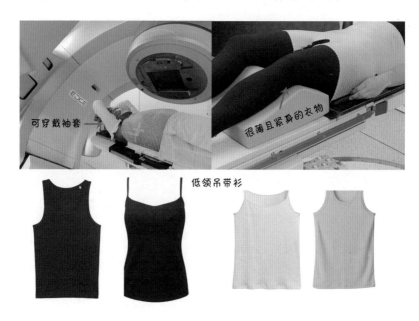

放疗时患者可穿衣物

图像引导技术,用还是不用

　　在放疗前,很多医生会问患者是否选择精确放疗,很多患者会产生这样的疑问:"难道我做的不是精确放疗吗?"其实,现代放疗技术中的三维放疗、调强放疗都属于精确放疗的范畴,可以在计算机上实现想要得到的照射剂量和范围。但是,这些都是在计算机上设计出来的效果,是假设在每次照射过程中人体的位置与 CT 定位的位置完全一致情况下的结果。在实际治疗过程中,人体的位置很难与 CT 定位的位置完全一致,即使通过相应的模具进行固定,也会存在一定的偏差。同时,人体内在器官是运动的,位置可能发生变化,这些变化会影响需要照射的肿瘤和邻近器官。另外,照射的肿瘤和邻近器官在治疗过程中也会发生变化,使得最初的计划可能不适合变化后的情况。

因此,我们需要一种技术来保证将这些设计好的剂量准确照射到患者身上,这种技术被称为图像引导放疗,即在患者进行治疗前、治疗中或治疗后利用各种影像设备获取患者相关影像资料,对肿瘤、正常组织器官或患者体表轮廓进行定位,能根据其位置变化进行调整,以达到靶区精确放疗和减少正常组织照射剂量的放射治疗技术。图像引导就像导弹的追踪系统,有了它医生就可以实现对目标的追踪,目标躲到哪里,就能引导"导弹"打哪里。图像引导放疗还可以及时发现放疗过程中肿瘤或周围组织的变化,有利于及时调整治疗方案。

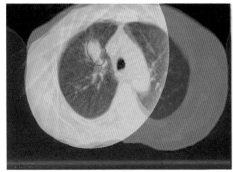 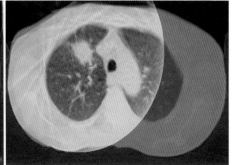

纠正前 纠正后

图像引导发现并纠正位置误差

图像引导放疗的种类

用于放疗系统的图像引导方式多种多样,有二维和三维之分,也有有辐射和无辐射之分。较常见的电子放射野验证、锥形束 CT 系统、X 线平片、光学体表成像等。每种引导方式都有其自身的优缺点,在临床治疗中,医生会根据患者的实际需要选择合适的引导方式。如果一个医疗机构有多种图像引导方式,在实际治疗过程中可以将不同的图像引导技术配合使用,形成多模态的图像引导放疗。

常见图像引导放疗设备

图像引导都是通过在治疗前获取相关影像,与计划时扫描的 CT 图像或者计划系统根据 CT 产生的图像(或其他参考图像)进行比较,以确定肿瘤是否移动或肿瘤是否发生变化,并通过调整患者的身体或治疗床等手段达到更精确的定位肿瘤。目前普遍应用的图像引导技术有电子放射野验证、锥形束 CT、螺旋 CT(TOMO 刀)、X 线(机器人放射外科手术系统)及光学表面成像等。

电子放射野验证(EPID): 如果医疗机构有电子放射野验证,几乎所有患者在首次治疗之前都要进行拍摄,以验证治疗中心点的位置是否准确。电子放射野验证是患者开始治疗前的最后一次验证。电子放射野验证通过加速器机头直接产生射线,由加速器机头的正下方的探测板接收射线,产生图像。其优点是完全在治疗条件下,具有很大的参考价值。缺点是得到的是二维平面图像,而且由于治疗用射线能量为兆伏级,远高于千伏级的诊断射线水平,拍摄的图像质量较差,在图像上无法清晰显示靶区及周围情况,只能通过骨性标记或者在体内植入金属标记点来确定中心点的位置是否准确。

锥形束 CT(CBCT): 相比电子放射野验证,锥形束 CT 在图像质量上有了很大提高。锥形束 CT 由安装在机架上的千伏级射线球管和探测板组成,其产生千伏级射线的方向垂直于加速器产生治疗射线的方向,其中心与加速器的几何中心(也就是治疗中心)重合。锥形束 CT 可以通过机架的旋转采集图像并进行三维重建,得到患者的三维立体图像,图像质量大大提高。

X 线平片: X 线平片的射线源和探测板置于加速器机架正交位或是治疗机房的地板和天花板上。被摄图像的大小与探测器尺寸、探测器与摄影目标的距离相关。千伏级 X 线平面成像系统除获取单幅平面图像外,还可以连续获取平面图像,形成动态透视影像,分析分次内误差。与电子放射野验证相同,千伏级 X 线平片成像能清楚地定位骨性标记,对软组织的分辨率仍然较低,验证时需要在靶区内植入金属标记点,如前列腺、肝脏等部位。

光学体表成像: 光学体表引导放疗是一种无创、无辐射的图像引导放疗技术,它利用三维体表成像原理获取患者的体表图像,并与参考图像进行对比分析,以提高放疗的精度。此技术主要用于降低摆位误差、纠正姿势错误、监测患者治疗中的分次内运动、监测呼吸运动、实现门控治疗或屏气治疗。此技术由于是获取体表轮廓的信息,并不一定完全代表内在肿瘤的实际位置,目前在乳腺癌放疗中运用较多。

到底该不该用图像引导放疗

理论上讲,图像引导放疗的确能够保证放疗的精准性,那么是不是每一位患者都应该选择呢? 其实也不全是,用不用图像引导放疗以及用哪种引导方式要根据患者的治疗目的、放疗技术、肿瘤位置等进行综合考量。

不用图像引导放疗,治疗效果就会变差吗? 并非如此,不用图像引导放疗,放疗团队也会采用其他方法来保证放疗的精确性。首先,患者的固定是保证精确放疗的第一步,良好的固定可以保证患者在每次治疗中的重复性。很多文献已经证实,在头颈部放疗中,通过良好的固定方法可以将这种误差控制在1毫米左右。如果是这样小的误差,在放疗过程中不用图像引导也能保证位置的精确性。其次,在放疗计划设计的时候,放疗团队会考虑位置误差、是否有肉眼不可见的肿瘤以及肿瘤运动带来的不确定性等因素,通常会设计一个比实际肿瘤体积更大的照射范围。这个实际照射范围的设置至关重要,关系到肿瘤的控制和对邻近正常器官的损伤,体现着医疗机构的整体水平。有时候,会因为采用图像引导放疗将这个范围进行适当缩小,尽量减少对周围正常组织的损伤;有时候,会考虑到各种误差因素,加上肿瘤周围有可能存在肉眼不可见的肿瘤,将这个范围进行适当扩大。所以即使不采用图像引导放疗,放疗团队也会在计划设计的时候充分考虑误差因素,设计一个适合患者的治疗方案。

如何选择图像引导放疗

不同医疗机构拥有的放疗设备是不一样的,所配备的图像引导设施也不一样,那么患者应该如何选择呢?

以下因素决定了具体放疗策略的制订和技术选择:放疗部位、放疗技术、放疗过程中肿瘤位置变化、对额外辐射的考虑、在治疗过程中是否进行追踪。对于图像引导放疗的选择,一般原则如下:①所有采用立体定向放疗的患者均应该选择图像引导方式。②对于通过骨性标记能判断的肿瘤,如颅内肿瘤、头颈部肿瘤、骨肿瘤等,选择二维 X 线平片、电子放射野验证就能满足临床摆位需求;如果需要观察治疗中的变化,应该选择螺旋 CT 或者锥形束 CT 等三维图像引导。③对于内脏器官肿瘤,通常 X 线平片、电子放射野验证不能显示肿瘤位置,但是可以减少摆位误差;选择螺旋 CT 或者锥形束 CT 等三维图像引导除了可以减少摆位误差外,还可以观察肿瘤的位置变化。④针对儿童肿瘤的放疗尽量采用额外的辐射剂量少的方式,如低辐射模式扫描,或采用光学体表成像等。⑤针对身体浅表部位肿瘤的放疗可以采用光学体表成像。

在使用图像引导放疗的过程中,如果患者的位置误差较小和 / 或肿瘤体积变化小,可能会降低其使用频率;如果在治疗过程中发现患者的位置误差较大和 / 或肿瘤体积变化大,可能会在治疗当天多次使用图像引导放疗,甚至在治疗全流程进行图像引导放疗,包括使用多种图像引导方式。因此,如何选择图像引导放疗是根据患者个体情况来制订的,而且是随着治疗过程中的变化进行适时调整的。

哪些情况建议使用图像引导放疗

图像引导放疗的目的是增加患者每次治疗的重复性,减少由于器官运动、位置变化带来的治疗误差,同时观察患者在放疗过程中的变化。因此,如果在放疗过程中容易发生以下问题,或者说计划设计时就要求避免以下问题,那么就建议使用图像引导放疗技术。

需要照射的肿瘤距离重要组织器官很近:有些肿瘤生长在重要组织器官(如脊髓、视神经、晶体、脑干、心脏)附近,一旦这些组织器官照射剂量超出了其剂量限值,患者容易出现严重副作用导致生活质量下降,甚至威胁生命安全。常见的有眼眶肿瘤、靠近脑干的鼻咽癌、椎体肿瘤、心脏旁肿瘤等。通常在计划设计的阶段,放疗团队会将这些邻近肿瘤的重要组织器官的照射体积或者剂量控制在很小的范围,因此需要采用图像引导放疗。

放疗过程中肿瘤位置容易受生理运动影响:人体的生理运动包括呼吸、心脏搏动、胃肠蠕动、膀胱或直肠充盈等。对于那些会随着生理运动而发生位置移动的肿瘤,在放疗前要先对患者进行运动度测量,通常对于运动度大于 5 毫米的就会采用一些措施进行运动管理,在治疗过程中必须采用图像引导方式进行验证、监测。常见的位置包括肺中下叶、肝脏、肾脏、胃、膀胱、前列腺、直肠、宫颈等。

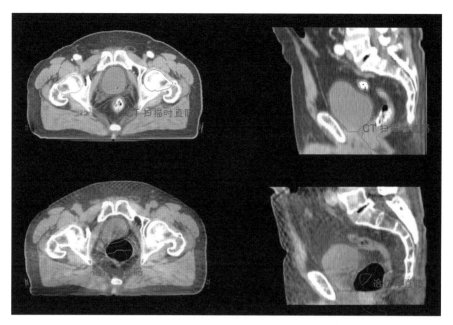

盆腔放疗中的直肠充气

放疗过程中肿瘤体积容易发生变化:CT定位时肿瘤体积大,放疗过程中很容易出现肿瘤体积缩小,肺部肿瘤同时伴发肺不张、积液、炎症等情况,这些情况通常会随着治疗发生变化。定期进行锥形束CT扫描可以及时发现患者的变化,从而及时对计划进行调整。

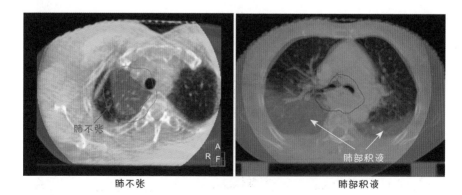

图像引导放疗发现的肺不张与肺部积液

进行立体定向放疗:进行立体定向放疗的患者单次治疗剂量大,靶区周围剂量锐减,对精确性要求更高,很小的误差就可以导致很大的剂量偏差,每次立体定向放疗时都应该采用图像引导方式。如果可能,每次治疗时需要多次进行图像引导,有条件者甚至在治疗全过程中采用。

放射治疗为什么要憋尿,还要每次保持相同尿量

接受盆腔放疗的患者总会面临憋尿的难题,放疗不仅要憋尿,还要每次都保持相同的尿量。为什么要憋尿、憋尿会给患者带来什么好处、怎么样去憋尿、实在憋尿困难又该怎么办? 现在我们就来聊聊这个话题。

为什么要憋尿

憋尿的主要目的是保护正常组织,减少放疗不良反应发生的概率。放疗不仅会杀死肿瘤细胞,还会对肿瘤周围的正常组织产生一定的损伤。简单来说,憋尿可以使膀胱体积变大,这样可以更好地保护膀胱和肠道。膀胱体积增大,必然会使部分膀胱壁超出射线的照射范围,还可以将肠道挤压到非照射区域。

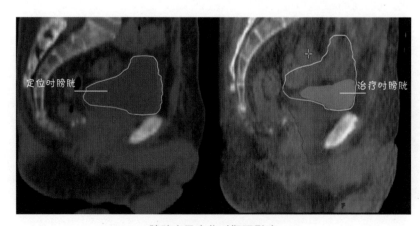

定位时膀胱

治疗时膀胱

膀胱充盈变化对靶区影响

为什么要保持相同的尿量

保持相同尿量的目的是保证放疗体位的重复性。体位重复性不仅是患者外在体位的一致,还包含了患者内在解剖结构的一致。对于盆腔放疗患者来说,保持膀胱内尿量的一致是体位重复性的重要部分,这就要求患者尽可能在各个放疗流程中都保持相同的尿量。例如前列腺癌患者,其肿瘤位置会受到膀胱内尿量的影响,如果尿量差别过大,肿瘤的位置就可能发生较大变动,这种情况下难以保证放疗的精确度。

如何憋尿

憋尿最重要的就是在放疗各个流程中保持一致,也就是说患者应当在体位固定、CT定位、复位及放疗实施阶段都采用相同的憋尿策略。一般而言,在排空膀胱后饮水500毫升,患者等待固定的时间就会感受到膀胱的充盈感。另外,部分医疗机构会采用膀胱容量测量仪量化患者的憋尿量。在测量之后,如果膀胱容量偏低,患者就需要继续等待;如果膀胱容量偏高,患者就需要排空膀胱再次进行憋尿。

憋尿困难怎么办

部分患者确实难以进行良好憋尿,出现这种情况患者也不必过于担心。从专业角度来说,医生当然希望患者尽可能配合憋尿来达到理想的治疗效果,但是患者在放疗实施阶段和CT定位阶段的憋尿量只要相差不大,就可以采用相应的技术手段进行修正。总而言之,患者只需要尽可能积极配合治疗师进行憋尿就好,不用过于担心。

为什么要植入粒子

不少肿瘤患者很好奇"为什么有些病友体内会植入一些粒子或者金属夹子,这些东西到底是什么,有什么用,会不会对身体造成损伤?"其实这些粒子是根据患者病情以及放疗技术要求而植入的,目的是使患者在治疗中获得最大受益。这些粒子主要分为两大类:一类是具有放射性的粒子,主要用于治疗肿瘤;另一类是不具有放射性的粒子,主要用于辅助治疗,如精确定位肿瘤位置、追踪肿瘤运动等。

放射性粒子

植入放射性粒子进行治疗被称为粒子组织间插植,是指在手术过程中或通过各种图像引导技术(如超声、CT、MRI等)将微型的放射性粒子按肿瘤大小、形态植入肿瘤内或受肿瘤侵犯的组织中,通过放射性粒子持续发出的短距离射线最大程度地杀伤肿瘤组织,而正常组织不受损伤或仅受到轻微损伤,最终达到治疗目的。粒子植入治疗是一种近距离放疗,属于内照射,而常规采用高能量电子线、光子线以及质子重离子等进行治疗是从体外照射肿瘤,属于外照射。粒子植入放疗最大的特点是射线只影响放射源周围十分有限的区域,因此可以减小距离放射源较远的正常组织受到的照射剂量。此外,在治疗过程中,如果患者体内的肿瘤发生移动,放射源还能保持相对于肿瘤的正确位置。

目前临床上常用的永久性植入粒子有金、碘和钯等,其中碘–125应用最为广泛。粒子植入治疗应用较多的恶性肿瘤包括前列腺癌、脑肿瘤、肺癌、头颈部肿瘤、胰腺癌、肝癌、肾及肾上腺肿瘤以及眶内肿瘤、软组织肿瘤等。值得一提的是,放射性粒子植入已经成为早期前列腺癌标准治疗手段之一,对于早期前列腺癌,粒子植入与手术治疗效果无差异,而并发症和不良反应相对较低,患者治疗后生活质量更好。

粒子植入治疗也有一定的局限性。临床上,放射性粒子植入治疗主要用于影像可见边界明确的恶性肿瘤的局部治疗。与外照射相比,粒子植入技术并不适合亚临床病灶、淋巴引流区的预防性放疗。在穿刺植入粒子的过程中,需要麻醉,并有可能对穿刺通道上的组织器官造成损伤,对于肿瘤包绕大血管和重要神经、肿瘤溃破、肿瘤边界不清、肿瘤过大和骨骼结构距离太近或分界不清、空腔脏器和伴有局部感染者均有局限性。对于大部分肿瘤的放疗,粒子植入治疗需要与外照射配合才能达到根治肿瘤的目的,并且大多数情况下应以外照射为主。在一些肿瘤的治疗中,粒子植入治疗必须与外照射和近距离放疗联合,不可互相代替。

如果体内植入了放射性粒子,患者术后需要采取适当的防护措施。通常放射性粒子植入后 2 个月内患者应避免与儿童和孕妇接触,如果需要长时间接触,应保持 1.5～2.0 米的距离,或者穿铅衣。放射性粒子植入治疗具有非常严格的适应证和禁忌证,放疗团队会综合评估患者的具体情况决定其是否适合该项技术,建议医患双方进行详细沟通,选择适合的方案。

肿瘤位置引导粒子

用于肿瘤位置引导的粒子有金属夹子(如银夹、钛夹等)、金属粒子及电磁感应粒子等,这些粒子不会发出射线,不必担心对自身及他人造成辐射损伤。植入这些粒子的目的是精确定位和精确照射。

治疗靶区的确定是精确放疗的前提,目前放疗靶区的勾画主要是在 CT 图像上进行,而 CT 图像在某些病灶的鉴别中存在一定的局限性,如难以鉴别病灶边缘黏膜层的病变、难以区别黏膜水肿增厚还是病灶增大等。金属银夹 / 钛夹质量轻、硬度高、耐腐蚀,通过机械钳夹的作用可以将其较牢靠地固定在所钳夹的组织上。通过金属夹子标定病灶,再通过 CT 对金属夹显影,从而准确定位病灶的位置和范围,减少了医生勾画靶区的主观错误。如早期乳腺癌局部手术中留置银夹以确定术后放疗照射范围,胃镜直视下用钛夹钳夹于食管癌灶上用于食管癌放疗定位等。

精准照射直接决定了放疗的效果,所以要想方设法避免射线"脱靶"。在每个分次治疗时,治疗师会采用多种图像引导手段确保患者摆位的重复性,保证患者的位置状态尽可能与 CT 模拟定位时一致。然而,有一些部位的肿瘤易受呼吸运动、直肠 / 膀胱充盈状态等影响,位置容易发生改变,但在这些肿瘤内部植入金属粒子进行基准标记后,分次治疗时只要对准这些粒子就可以将分次治疗摆位的误差最小化,确保射线更加准确地照射到靶区。超声引导下穿刺植入前列腺肿瘤内的金属粒子就属于这种基准标记。当然,有些肿瘤受呼吸运动、直肠 / 膀胱充盈状态等影响在单次治疗期间(射线照射过程中)位置变化很大,仅保证分次治疗期间位置的重复性还不够,还要进一步减小单次治疗期间的位置误差。如肝癌和前列腺癌的立体定向放疗,在肿瘤内部植入具有追踪定位作用的电磁感应粒子,不仅可以使每次治疗摆位时患者的摆位误差最小化,还可以在射线出束过程中实时定位追踪肿瘤位置,进一步保证了精确照射。

综上所述,是否植入粒子,要根据肿瘤具体情况经放疗团队综合评估后决定,目的是使患者获得最好的治疗效果。

为什么要加补偿物,是否有必要采用防护剂

在放疗过程中,医生有时候会在患者皮肤表面覆盖一层软胶物,有些患者认为这是为了标记放疗的区域,有些患者认为这是为了保护皮肤不被射线损伤。这种软胶物其实是补偿物,其作用是提高患者体表肿瘤的照射剂量。从专业角度来说,补偿物不仅不会保护皮肤,还会增加发生皮肤反应的概率。值得注意的是,需要补偿物来提高照射剂量的皮肤是放疗中的肿瘤区域。

为什么要使用补偿物

放疗中采用的 X 射线主要面向深部肿瘤,其特点是只有在一定深度才能达到较高的照射剂量。对于大部分深部肿瘤来说,X 射线的这个特点可以保护患者的皮肤。但是当肿瘤既有深部区域,又有表浅区域,X 射线就难以在表浅区域达到足够的照射剂量。例如乳腺癌的肿瘤区域包含了一定厚度的胸壁,往往就需要在胸壁上覆盖补偿物,这样表浅肿瘤也就变成“深部”肿瘤,从而解决了 X 射线在深度不够的区域照射剂量不足的缺点。目前常用的补偿物有硅胶、热塑弹性体、聚苯乙烯及石蜡等,主要用于皮肤浅表肿瘤放疗以及乳腺癌术后胸壁放疗。

如何使用补偿物

在使用补偿物时,一定要注意与皮肤紧密贴合。如果补偿物与皮肤之间存在较大间隙,放疗的照射剂量可能会不准确,严重的情况下甚至会影响放疗的效果。对于相对平整的区域,目前市面上常规的补偿物大多能满足临床要求,而对于轮廓不规则的区域,可以考虑利用 3D 打印技术制作个体化的补偿物来提高贴合度。

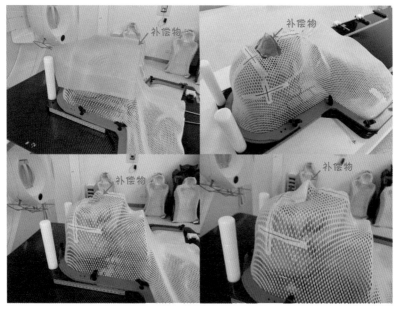

补偿物

补偿物和皮肤反应

补偿物可以提高体表区域的照射剂量,这对表浅肿瘤的局部控制率具有重要意义。但是,提高体表区域照射剂量也就意味着发生皮肤反应的概率会增加。在采用补偿物的情况下,患者务必遵医嘱保护皮肤,以免发生严重的皮肤反应。

是否有必要采用防护剂

既然补偿物起不到防护皮肤的作用,那么是否有必要采用防护剂呢? 放疗对细胞的损伤主要是破坏 DNA,射线进入人体后会电离产生氧自由基,氧自由基会对细胞的 DNA 造成损伤。因此,要减少放疗的损伤,就要减少氧自由基的产生。但是,氧自由基的减少又会影响放疗对肿瘤细胞的杀灭效果。因此,研究报道的放疗防护剂疗效并不一致。

目前,市面上已有许多防护剂产品,通常是膏状物,需要患者在放疗前涂抹于放疗皮肤区域,目的是覆盖在皮肤表面起到润滑、保湿的作用,防止皮肤水分流失。有的患者为了提高效果,会在皮肤表面涂抹厚厚一层防护剂再进行放疗,这种做法不但无法保护皮肤,反而会加重放疗的皮肤反应。试想,涂抹较厚的防护剂就等于在皮肤表面贴上了补偿物,提高了皮肤的照射剂量。

研究表明,放疗的皮肤反应与皮肤的照射剂量高度相关。现代调强放疗技术已经十分精准,大多数可以严格控制皮肤的照射剂量在30Gy以下(皮肤浅表部位需要治疗的情况除外)。患者只需要严格按照医嘱进行皮肤保护,发生皮肤反应的概率就可以控制在极低水平。值得一提的是,大部分患者的肿瘤处于深部,几乎不存在发生严重皮肤反应的可能。总的来说,大部分患者不使用任何防护剂也不会出现严重的皮肤反应,如果需要使用,请咨询医生。

放疗可以和其他治疗一起进行吗

在等待放疗的过程中,患者有机会和病友进行沟通,有些病友会说"我放疗结束了还要回病房化疗",有些病友会说"我之后还要进行靶向治疗"。遇到这种情况,患者可能会生出一些疑问,如"我怎么没做那些治疗呢?""是不是我的病情更严重?""我没做其他治疗,是不是疗效要差一些?"

对于这种问题,首先要明确一点,放疗只是肿瘤综合治疗中的主要手段之一。肿瘤的综合治疗不是手术、化疗、放疗、靶向治疗、免疫治疗、生物治疗和中医药治疗等多种治疗方法的简单组合,而是一个有计划、有步骤、有顺序的个体化治疗集合体,是一个系统的治疗过程。医生会根据患者不同的病理类型、分期、基因表型等情况,将以上治疗方法进行科学、有效、合理的协作,并与患者或家属进行充分沟通,形成适合患者实际情况的综合治疗方案。综合治疗方案制订后不会一成不变,而会根据诊治过程中诊断的逐步完善和疗效的差异等进行适当调整。

放疗可能引起的近期和远期不良反应

　　除了皮肤癌等浅表肿瘤外，放疗使用的射线需要穿过正常组织才能达到肿瘤位置，杀灭肿瘤细胞。即使进入精准放疗时代，射线穿过正常组织也会不可避免地造成一些损伤，产生一定不良反应。通常将放疗开始后 90 天内发生的不良反应称为近期不良反应（急性不良反应），一般发生于增殖能力较高的组织中，如骨髓、表皮或消化道黏膜组织等。将放疗开始 90 天以后发生的不良反应称为远期不良反应（慢性不良反应），主要发生于放疗照射过的组织中，主要由器官的实质细胞、血管内皮细胞损伤，以及成纤维细胞激发引起的，造成器官功能的部分损伤。成纤维细胞激发转化为纤维细胞，使胶原合成和沉积增加（与人体体表受伤后的瘢痕修复一样）。

　　不同器官的近期、远期不良反应对人体的影响差异较大，放疗的目的是在治疗肿瘤的过程中尽量避免重要组织器官的近期、远期不良反应（如放射性肺炎、放射性脑干损伤、放射性脑坏死、放射性脊髓炎等），同时减少一般组织器官的近期、远期不良反应（如放射性口干、放射性龋齿、放射性肺纤维化等）。不良反应与放疗的效果之间没有必然关系，没有不良反应不代表治疗成功，有不良反应不代表治疗失败。因此，患者在接受放疗前要向医生问清楚，了解放疗的具体部位、可能会出现哪些不良反应、不良反应的表现如何、怎样避免不良反应的发生、出现不良反应后应该怎样处理等。

　　不良反应的发生、严重程度因人而异，有些人完全没有不良反应，有些人的不良反应则比较严重，一般与放疗的部位、照射体积以及照射剂量密切相关。放疗的过程中，患者可以每天记下出现的不良反应或进行自我评估，如实告知医护人员。不良反应如果比较严重，医生会充分评估暂停放疗的必要性，甚至改用其他方法治疗。如果在放疗的同时使用化疗、靶向治疗、免疫治疗、中医药治疗等其他治疗方法，患者出现的不良反应可能更加复杂难辨，有可能是多种治疗综合作用的结果。这时患者必须要与医生进行及时沟通，确定不良反应产生的原因,决定如何处理不良反应以及是否有必要调整治疗策略等。

放疗的近期不良反应一般在治疗后两周左右出现,极少数在放疗前几次就出现,通常在放疗结束后逐渐恢复。远期不良反应会在治疗后几个月甚至几年之后出现,所以患者一定要进行必要的康复训练并定期随访检查。

总体而言,相比治疗带来的益处,放疗的不良反应发生率及严重程度相对较低。随着放疗技术的发展、患者及家属对放疗知识的了解、患者严格遵守放疗的注意事项、积极配合放疗,不良反应的发生率及严重程度会越来越低。因此,对于适合放疗的患者应该听从医生的建议,积极进行治疗,不应该因担心放疗的不良反应而放弃这种有效的治疗方式。

常见的放疗不良反应

不同部位放疗引起的不良反应是不一样的,一般与放疗的剂量、受照射的体积和被照射的部位密切相关,而且个体之间也存在较大差异。下面列举的不良反应并非每个患者都会出现,出现的程度也会有所不同。医务人员会采用适合患者的放疗技术,尽量减少正常组织的照射剂量和照射体积;在治疗执行过程中治疗师会采用各种固定措施、器官运动管理手段、影像验证手段等保证射线照射的准确性,使设计的照射剂量准确无误地照射到肿瘤部位,同时尽可能地避免正常组织受到辐射,提高治疗效果的同时减少不良反应的发生。

一般反应:如食欲缺乏、疲乏无力、头痛、头晕、免疫功能低下等。

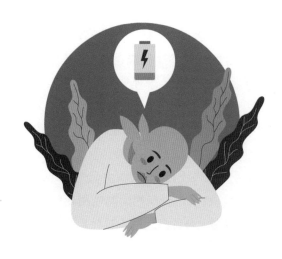

消化道反应:如恶心、呕吐、消化不良、胃部不适、腹胀、腹泻等。

骨髓抑制:如白细胞、红细胞、血小板降低等,以白细胞降低常见,且持续时间较长。

局部反应:照射部位不同,局部反应的临床表现也不同,急性不良反应与慢性不良反应也会存在一些差异,美国肿瘤放射治疗协作组织(RTOG)对急性与慢性不良反应有明确的分级标准,现代放疗技术引起的放疗损伤基本是1～2级不良反应,3级副反应很少发生,4级不良反应非常罕见。患者可以通过对比不良反应的分级标准,对自己出现的症状表现进行自我评估,及时与医务人员沟通,尽早进行干预处理,避免不良反应进一步加重。

美国肿瘤放射治疗协作组织急性不良反应分级标准

器官组织	分级				
	0级	1级	2级	3级	4级
皮肤	无变化	滤泡样暗色红斑、干性脱皮、出汗减少	触痛性或鲜红色斑、片状湿性脱皮、中度水肿	皮肤皱褶以外部位的融合的湿性脱皮、凹陷性水肿	溃疡、出血、坏死
黏膜	无变化	充血,可有轻度疼痛(无须镇痛药)	片状黏膜炎或有炎性分泌物、中度疼痛(需要使用镇痛药)	融合的纤维性黏膜炎,可伴重度疼痛(需要使用麻醉药)	溃疡、出血、坏死
眼	无变化	轻度黏膜炎,有或无巩膜出血,泪液增多	轻度黏膜炎伴或不伴角膜炎(需要使用激素和/或抗生素治疗)、干眼(需要使用人工泪液)、虹膜炎、畏光	严重角膜炎伴角膜溃疡、视敏度或视野有客观性减退、急性青光眼、全眼球炎	失明(同侧或对侧)
耳	无变化	轻度外耳炎伴红斑、瘙痒,继发干性脱皮,无须药物治疗,听力图与治疗前对比无变化	中度外耳炎(需外用药物治疗)、浆液性中耳炎,仅测试时出现听力减退	重度外耳炎,伴有溢液或湿性脱皮,有症状的听力减退、耳鸣,与药物无关	耳聋

续表

器官组织	分级				
	0级	1级	2级	3级	4级
唾液腺	无变化	轻度口干、唾液稍黏、轻度味觉变化(如金属味),这些变化不会引起进食行为改变(如进食时需水量增加)	轻度到完全口干、唾液变黏稠、味觉发生明显改变	—	急性唾液腺坏死
咽和食管	无变化	轻度吞咽困难或吞咽疼痛,需要使用麻醉性镇痛药或进食流食	持续声嘶(但能发声)、牵涉性耳痛、咽喉痛、片状纤维性渗出或轻度喉水肿(无须使用麻醉剂)、咳嗽(需要使用镇咳药)	讲话声音低微、咽喉痛或牵涉性耳痛(需要使用麻醉剂)、融合的纤维性渗出、明显的喉水肿	明显的呼吸困难、喘鸣或咯血,需要气管切开或气管插管
上消化道	无变化	厌食、体重比治疗前下降≤5%、恶心(无须使用止吐药)、腹部不适(无须使用抗副交感神经药或镇痛药)	厌食伴体重比疗前下降≤5%、恶心和/或呕吐(需要使用止吐药)、腹部不适	厌食伴体重比治疗前下降≥5%、恶心和/或呕吐,需要插入鼻胃管或行肠胃外营养支持;腹痛(用药后症状仍较重)、呕血或黑粪、腹部膨胀(X线平片示肠管扩张)	肠梗阻(亚急性或急性梗阻)、胃肠道出血(需要输血)、腹痛(需要置管减压)或肠扭转
下消化道(包括盆腔)	无变化	大便次数增多或排便习惯改变(无须用药)、直肠不适(无须进行镇痛治疗)	腹泻(需要使用抗副交感神经药)、黏液分泌增多(无须使用卫生垫)、直肠或腹部疼痛(需要使用镇痛药)	腹泻(需要行肠胃外营养支持)、重度黏液或血性分泌物增多(需要使用卫生垫)、腹部膨胀(X线平片示肠管扩张)	急性或亚急性肠梗阻、瘘或穿孔、胃肠道出血(需要输血)、腹痛呈里急后重(需要置管减压)或肠扭转

续表

器官组织	分级				
	0级	1级	2级	3级	4级
肺	无变化	轻度干咳或劳累时呼吸困难	持续咳嗽需要使用麻醉性镇咳药,稍活动即出现呼吸困难,但休息时无呼吸困难	重度咳嗽(对麻醉性镇咳药无效),休息时呼吸困难(临床表现或影像学检查有急性放射性肺炎的证据)需要间断吸氧或需要激素治疗	严重呼吸功能不全,需要持续吸氧或辅助通气治疗
泌尿生殖道	无变化	排尿频率或夜尿频率为治疗前的2倍、排尿困难、尿急,无须用药	排尿困难或夜尿(少于每小时1次)、尿急、膀胱痉挛(需要局部使用麻醉剂,如非那吡啶)	尿频伴尿急和夜尿(每小时1次或更多)、排尿困难、盆腔疼痛或膀胱痉挛(需要定时、频繁地使用麻醉剂)、肉眼血尿伴或不伴血块	血尿(需要输血)、急性膀胱梗阻、非继发于血尿、溃疡或坏死
心脏	无变化	无症状但有客观的心电图变化证据;心包异常,无其他心脏病证据	有症状,伴心电图改变和影像学上充血性心力衰竭表现,或心包疾病,无须特殊治疗	充血性心力衰竭、心绞痛、心包疾病,对治疗有效	充血性心力衰竭、心绞痛、心包疾病、心律失常,对非手术治疗无效
中枢神经系统	无变化	功能完全正常,有轻微的神经系统体征(无须用药)	出现神经系统体征,需要家人照顾,可能需要护士的帮助,可能需要使用类固醇类以及抗癫痫类药物	有神经系统体征,需要住院治疗	严重的神经系统损害,包括瘫痪、昏迷或癫痫发作,即使用药症状发作频率仍超过每周3次,需要住院治疗
白细胞/×10^9L^{-1}	≥4.0	3.0～<4.0	2.0～<3.0	1.0～<2.0	<1.0
血小板/×10^9L^{-1}	≥100	75～<100	50～<75	25～<50	<25或自发性出血

续表

器官组织	分级				
	0 级	1 级	2 级	3 级	4 级
中性粒细胞 / $\times 10^9 L^{-1}$	≥ 1.9	$1.5 \sim <1.9$	$1.0 \sim <1.5$	$0.5 \sim <1.0$	<0.5 或败血症
血红蛋白 / gL^{-1}	>110	$95 \sim 110$	$75 \sim <95$	$50 \sim <75$	—
血沉 /%	≥ 32	$28 \sim <32$	<28	需输注高浓度红细胞	—

美国肿瘤放射治疗协作组织慢性不良反应分级标准

器官组织	分级				
	0 级	1 级	2 级	3 级	4 级
皮肤	无	轻度萎缩、色素沉着、些许脱发	片状萎缩、中度毛细血管扩张、完全脱发	明显萎缩、显著的毛细血管扩张	溃疡
皮下组织	无	无轻度硬化 / 纤维化和皮下脂肪减少	中度纤维化(无症状)，轻度野挛缩<10% 线性减少	重度硬化和皮下组织减少，野挛缩>10% 线性减少	坏死
黏膜	无	轻度萎缩和干燥	中度萎缩和毛细血管扩张，无黏液	明显萎缩伴完全干燥、重度毛细血管扩张	溃疡
唾液腺	无	轻度口干,对刺激有反应	中度口干,对刺激反应差	完全口干,对刺激无反应	纤维化
脊髓	无	轻度莱尔米特征	重度莱尔米特征	在低于治疗脊髓水平有客观的神经系统体征	同侧或对侧瘫痪
脑	无	轻度头痛、轻度嗜睡	中度头痛、中度嗜睡	重度头痛、中枢神经系统功能失调(行动能力部分丧失或运动障碍)	癫痫发作或瘫痪、昏迷
眼	无	无症状的白内障、轻度角膜溃疡或角膜炎	有症状的白内障、中度角膜溃疡、轻度视网膜病或青光眼	严重角膜炎、严重视网膜病或视网膜剥脱	全眼球炎、失明

续表

器官组织	分级				
	0级	1级	2级	3级	4级
喉	无	声音嘶哑,轻度喉水肿	中度喉水肿、软骨炎	重度水肿、重度软骨炎	坏死
肺	无	无症状或轻微症状(干咳);影像学表现轻微	中度有症状的纤维化或肺炎(重度咳嗽);低热、影像学改变	重度有症状的纤维化或肺炎;影像学致密性改变	严重呼吸功能不全,需要持续吸氧或辅助通气
心脏	无	无症状或轻微症状;一过性T波倒置和ST段改变;窦性心动过速>110次/分(静息时)	轻微劳累时心绞痛、轻度心包炎,心脏大小正常,持续不正常T波和ST段改变,QRS波群低电压	严重心绞痛、心包积液、缩窄性心包炎、中度心力衰竭、心脏扩大,心电图正常	心包填塞、严重心力衰竭、重度缩窄性心包炎
食管	无	轻度纤维化、轻度吞咽困难(固体食物),无吞咽疼痛	不能正常进食固体食物,可进食半固体食物,可有扩张指征	严重纤维化,只能进食流食,可有吞咽疼痛,需扩张	坏死、穿孔、瘘
肠	无	轻度腹泻、轻度痉挛、直肠分泌物增多或出血(轻度)	中度腹泻和肠绞痛,大便每日超过,大量直肠黏液或间断出血	梗阻或出血,需要手术治疗	坏死、穿孔、瘘
肝	无	轻度无力、恶心、消化不良、轻度肝功能异常	中度无力、恶心、消化不良、肝功能异常	肝功能异常、低白蛋白、水肿或腹腔积液	坏死、肝性脑病
肾	无	一过性白蛋白尿,无高血压,轻度肾功能损害,尿素>25～35mg/dL,肌酐1.5～2.0mg/dL,肌酐清除率>75%	持续中度蛋白尿(++),中度高血压,无相关贫血,中度肾功能损伤,尿素>36～60mg/dL,肌酐清除率50%～75%	重度蛋白尿,重度高血压,持续贫血(Hb<100mg/L),重度肾功能衰竭,尿素>60mg/dL,肌酐>4.0mg/dL,肌酐清除率<50%	恶性高血压,尿毒症昏迷,尿素>100mg/dL
膀胱	无	轻度上皮萎缩、轻度毛细血管扩张(镜下血尿)	中度尿频、广泛性毛细血管扩张、间断性肉眼血尿	重度尿频和排尿困难、重度广泛性毛细血管扩张(常伴瘀斑)、频繁血尿,膀胱容量减少(<150ml)	坏死、膀胱挛缩(膀胱容量<100ml)、重度出血性膀胱炎

续表

器官组织	分级				
	0级	1级	2级	3级	4级
骨	无	无症状、无生长停滞,骨密度降低	中度疼痛或触痛、生长停滞、不规则骨硬化	重度疼痛或触痛、骨生长完全停滞、致密骨硬化	坏死、自发性骨折
关节	无	轻度关节强直、轻度运动受限	中度关节强直、间断性或中度关节疼痛、中度运动受限	重度关节强直、疼痛伴重度运动受限	坏死、关节完全固定

注:尿素(全血)的换算关系为 $1mg/dL=0.17mmol/L$;

肌酐(全血)的换算关系为 $1mg/dL=88\mu mol/L$。

随着放疗技术的进步与患者生存期的延长,越来越多的专家开始关注肿瘤治疗引起的相关不良反应的预防与康复处理。

首先,利用各种技术手段减少正常组织的照射剂量,最常见的是采用调强放疗、图像引导放疗等技术提高放疗的精确性。同时对不同部位肿瘤采用一些特殊方法进一步减少正常组织的照射剂量,如头颈部肿瘤放疗中采用口腔支架以减少口腔放疗剂量;采用呼吸运动管理技术对患者呼吸运动进行管理;采用膀胱、直肠管理技术减少肿瘤的位置误差与剂量偏移;采用吸气屏气技术减少乳腺放疗中的心脏照射剂量;盆腔肿瘤采用俯卧位放疗进一步减少小肠的照射剂量等。

其次,放疗中、放疗后及早进行康复干预,也可以减少相应的不良反应。如头颈部肿瘤放疗中在康复医生的指导下对口腔及腮腺进行按摩,可以明显减少发生在口腔的不良反应;鼻咽癌放疗后尽早进行吞咽训练,可以降低长期吞咽障碍的发生率与严重程度;肺部放疗患者尽早进行肺功能锻炼,可以帮助治疗后肺功能的恢复。

因此,放疗患者完全不必过分担心放疗引起的不良反应,毕竟放疗给患者带来的获益是远远大于不良反应本身的。如果患者的确担心,请及时与医生沟通联系,在医生的指导下积极配合治疗、在放疗前做好各项准备工作、及早进行康复训练,这些都有助于提高疗效、降低不良反应的发生率、减轻不良反应的严重程度。

患者的身体能够承受放疗吗

在没有开始放疗前或者在放疗过程中,许多患者会担心自己的身体不能承受放疗。关于这一点,绝大多数情况下是因为患者对放疗不了解而产生的一种错觉。随着放疗技术的改进及医疗水平的提高,以前认为不能放疗的情况现在也能进行放疗了,也就是说现在因为患者身体原因不能承受放疗的情况已经越来越少了。放疗前,医生会对患者的病情进行详细评估,如果放疗对患者的病情有帮助,即使有一些风险,也不能因噎废食,放弃一个可以治疗的机会。当然最终的决定权仍然在患者自己手中,医生会详细地与患者及家属沟通放疗的利弊。

放疗是一种局部治疗手段,引起的不良反应相对较小,而常见的全身性不良反应是骨髓抑制。相比化疗而言,放疗引起的骨髓抑制发生率及严重程度要低很多。但是由于许多患者在放疗的同时接受了化疗,或者放疗前接受了化疗(如卡铂对骨髓抑制的影响可以持续 28 天左右),所以部分放疗患者会出现骨髓抑制。所谓骨髓抑制就是骨髓的造血功能受到影响,表现为白细胞、血小板和红细胞的数量减少。白细胞 / 中性粒细胞减少可引起发热或者感染;血小板减少可引起出血,常见于鼻腔、牙龈、胃肠道、皮肤等部位;红细胞减少可引起贫血,患者常感到头晕、乏力、食欲缺乏等。为及时发现骨髓抑制,医生会要求放疗患者每周进行一次血常规检查。患者需要做的就是遵医嘱按时进行检查并及时将检查结果反馈给医生。一旦出现异常情况,应该遵从医生的医嘱,不要擅自处理。

除血液指标外,患者放疗局部的反应状况也是重要影响因素。通常情况下,放疗局部会发生一些轻微的不良反应,根据美国肿瘤放射治疗协作组织的不良反应分级,现代放疗技术引起不良反应一般为 1～2 级,不用暂停放疗。如果患者感到这些症状明显,医生会给予相应的对症处理。

总体而言,放疗对患者的身体影响相对较小,完全不用担心身体不能承受放疗。患者需要做的就是配合医生,每周按时到医院复诊、进行相关检查,医生会及时对患者的不良反应进行评估、处理,避免患者不良反应加重,保证放疗的顺利实施。

放疗会引起容貌及身材改变吗

放疗是一种局部治疗方式,放疗期间对全身各部位外在的影响主要是受照部位的皮肤反应、肤色改变,如放射性皮炎、水肿、纤维化等。通常情况下,这些反应是因人而异的,有些患者可能没有任何反应或仅出现一些轻度不适,有些患者可能出现相对严重的皮肤反应。皮肤反应的严重程度主要取决于照射部位皮肤的照射剂量。若处理得当,照射区域皮肤不会产生瘢痕或者明显的外观改变,放疗结束后注意康复,大部分的外在变化能够恢复如初。

放疗对头颈部、胸腹部和四肢等部位的影响

大多数头颈部、胸腹部和四肢等部位的肿瘤患者,在放疗过程中被照射区域的皮肤通常会出现发红。由于头部和颈部区域皮肤较为敏感,且容易受紫外线照射、风吹等外在因素刺激,在该区域接受放疗的患者出现皮肤反应的风险会增加。皮肤可能随着时间的推移逐渐变粉或变黑,患者常感觉皮肤变得松弛、干燥、发痒和疼痛。随着治疗的进行,可能会出现脱皮、起疱或变得湿润、破皮。皮肤褶皱处通常反应比较大,如乳房下方、腹股沟或臀部区域。皮肤反应通常在开始治疗后 10～14 天开始,持续到放疗结束后 4～6 周,在治疗过程中需要密切监测。

放疗对乳房的影响

乳房皮肤变化

1. 可能出现的反应 当乳房部位接受放疗时,患者可能会注意到的第一件事就是皮肤的颜色从粉红色变为红色。有些患者的皮肤反应可能很轻微,就像晒伤一样,反应仅限于放疗区域;有些患者皮肤可能出现干燥、酸痛并且对触摸更敏感;有些患者的皮肤对辐射的反应可能更加明显,甚至出现在乳

房的更多区域。患者的皮肤反应程度还与患者的皮肤是否容易被晒伤、乳房受照射区域的大小、乳房切除术后的放化疗等相关。皮肤有时会以干燥的方式(如陈旧性晒伤)或以潮湿的方式(如水疱)剥离。脱皮往往发生在治疗的后 1/3 阶段或更晚。这种脱皮可能仅限于治疗区域内的某些部位。如果水疱破溃,裸露区域可能会非常疼痛且出现渗液。如果不对裸露区域进行治疗而导致感染,皮肤反应可能会变得更加严重。如果皮肤出现了潮湿或水疱,患者应立即与医生联系,尽快对症处理。

2. 出现反应的部位　某些部位皮肤可能比其他部位皮肤更早出现发红或出现炎症:①乳房内上角的皮肤,辐射束的角度与乳房内上角皮肤平行,因此射线会经过该处皮肤(不仅通过皮肤,在辐射束与皮肤垂直的其他部位也是如此)到达肿瘤位置,该部位还会接受大量日光照射,因此需要更长的时间才能恢复;②腋下的皮肤,当患者在走路或活动手臂时手臂与腋下皮肤会相互摩擦,腋下通常也是汗水不易挥发的地方;③乳房下方褶皱处的皮肤;内衣的摩擦以及射线可能会照射到该部位。

这些部位皮肤的变化是逐渐发生的,可由医生在每周随访中观察和评估。患者应该对容易发生皮肤反应的部位有所了解,提前做好准备工作以预防皮肤反应的发生。辐射引起的皮肤刺激通常是暂时的,医生一般会为患者开具缓解相关症状的药物。患者如果发现疼痛和不适感没有得到改善,请及时和医生沟通。

3. 放疗期间及放疗后的皮肤护理　在放疗期间以及放疗后至少一年内,应避免将放疗区域的皮肤暴露在阳光下。若存在难免被晒到的情况,应该提前做好防晒工作,如涂抹防晒霜、穿防晒服、戴遮阳帽等。放疗中出现皮肤反应可能会持续恶化直到放疗结束后一周,然后皮肤才会逐渐好转。在放疗后的最初几周,皮肤的深红色和易敏感性开始消失,但需要更长的时间才能完全恢复其自然色。大多数患者在接受放疗后的长达 6 个月的时间内照射区域的皮肤呈棕褐色或略带粉红色,如果患者的肤色本身很暗,那么放疗结束时皮肤可能会变得很黑,可能需要 3～6 个月甚至更长时间皮肤反应才能消失。

如果患者的皮肤出现脱皮和/或水疱,放疗后新的皮肤开始慢慢生长恢复。可能新皮肤上仍然会有水疱或旧的、干燥、片状的皮肤,请不要撕掉或扯掉,因为旧的皮肤可以保护下面的新皮肤。患者如果在新皮肤生长过程中遇到问题,应及时咨询医生。有的患者在治疗后数年皮肤可能仍会略带粉红色或棕褐色。少数患者可能会在乳房受照射区域的皮肤上出现一些小面积的微小血管，这些肉眼可见的微小血管属于毛细血管扩张，看起来像一团细红线。毛细血管扩张并不是癌症复发的迹象，通常不会自行消失。如果患者想摆脱毛细血管扩张的困扰，可以寻求医生的帮助。

需要提醒的是，吸烟不利于皮肤反应的恢复，而戒烟可以让皮肤恢复得更快。有时高压氧治疗也会有所帮助。

乳房外观变化：肿块切除术后的放疗有时会影响患侧乳房的大小。乳房可能由于积液而变大，或者由于纤维化而变小。此类变化通常会在完成放疗后的一年内开始，可能持续很长时间。如果发现乳房大小、形状、外观或质地有任何新变化，请立即告诉医生。

乳腺癌治疗导致乳房大小改变、部分或全部乳房被切除时，一些乳腺癌幸存者会由于自己的身材变化而变得不自信。患者应当努力接受这种改变，调整自己的心态，以积极的态度面对后续的康复过程，相信自己一定能够恢复往日的美丽。

乳腺癌可能会对夫妻生活造成不便，遇到问题时，请彼此保持耐心，多多沟通交流，经过一段时间的慢慢调整，大多数困难是能够解决的。当患者和伴侣在心理上适应外表的变化并接受它，大多数夫妻可以过上满意的性生活。

但是如果问题仍然存在，请咨询相关专业医务人员。有时候与相同经历的病友交谈可能会有所帮助，她们也许能够提供应对的实用帮助。乳腺癌支持团体也可能是宝贵的资源，患者也可以通过一些渠道找到相关组织机构寻找有用的帮助。

放疗对手臂的影响

在乳腺癌治疗中被切除淋巴结的女性有发生淋巴水肿的风险，淋巴水肿是被治疗侧手臂的慢性（长期或持续）肿胀，这种肿胀是由于腋下淋巴结被清除导致的手臂淋巴回流受阻。大多数切除淋巴结的女性不会立即出现淋巴水肿，但是可能在手术后数月至数年发生。如果发生这种情况，患者应及时咨询康复科医生，通过康复训练控制肿胀，防止情况进一步加重。淋巴水肿的治疗方法主要包括：①保守治疗，主要是利用压力、物理、热辐射等作用使患肢皮肤血液循环扩张、加速汗液排出以减少组织间隙内的液体，从而改善淋巴循环功能;结合绑带予以加压可加速组织间液体的吸收,缓解水肿情况;②中西医联合药物治疗;③手术治疗。

放疗对体重的影响

由于多种因素的影响,如焦虑、疲倦、缺乏运动等,正在接受放疗的乳腺癌患者可能出现轻度体重增加。另外,某些药物会增加食欲,化疗会影响人体的新陈代谢,上述两种因素在某种程度上也能导致体重增加。在治疗期间和治疗后,患者可以和营养医师沟通,制订个体化饮食方案。另外,可以根据医生的建议进行适度锻炼,即使每天仅锻炼 15～20 分钟,也有助于保持体重。

如何应对身体变化

担心自己的身体变化是正常的,采取正确的处理方式能减轻对治疗的焦虑。患者一定要有战胜肿瘤的信心,接受并欣赏自己的身体。

接纳自己:患者要明白自己有权对于外观的改变感到悲伤、愤怒和沮丧,但同时也要明白尝试着应对癌症的过程可以使自身变得更强大、更睿智。在生活中,患者可以寻找一些改善外观的方法,如新的发型、新的发色、新的妆容或新的衣服,这些可以使患者感到轻松、自信,也可以和其他病友交流改善外观的经验。对于其他人针对外观的评论,患者可以提前进行恰当的准备,不要让负面评论影响心情。如果由于外观的改变引发了情绪问题,患者可以寻求心理医生的帮助。患者如果选择佩戴假体或假肢,请确保它是适合自己的。购买前可以向店员或病友寻求帮助以获取更多的信息,还可以咨询商业保险机构,看是否可以报销。

定期适度运动:定期适度运动对每个人都是有益的,对于肿瘤康复者也一样。定期适度运动可以改善患者的心血管健康水平并增强免疫力,帮助患者应对各种变化、减轻压力、更好地掌控自己的身体。如果有需要,患者可以咨询专业的康复治疗师或物理治疗师寻求运动指导。对于肿瘤患者来说,定期适度运动有诸多好处。

1. 改善体力和精力　放疗通常会导致疲劳,运动则可以改善患者的体力和精力。

2. 将体重维持在正常范围　有些患者接受放疗后会出现体重减轻,而另外一些患者则会出现体重增加,运动可以帮助患者将体重维持在正常范围。

3.减轻疼痛 在某些情况下,肿瘤或其治疗方法可能引起患者疼痛,如肌肉或关节痛。运动可以帮助患者改善血液循环并减少僵硬和疼痛的发生。

4.改善焦虑 被诊断为肿瘤时,患者通常会感到焦虑。即使完成治疗后大多数患者仍会感到焦虑。运动可以帮助患者减轻压力并改善焦虑状态。

5.减少并发症,提高自我形象 走路、跑步、游泳、瑜伽等运动形式以及一些物理疗法均有利于维持与屈曲和外展有关的关节运动度,还能减少患者瘢痕组织形成(黏附)的发生率。

培养业余爱好:患者可以尝试阅读、听音乐、冥想、钓鱼、做手工、园艺、写作等。如果精力允许,还可以在社区或机构当志愿者,尽自己所能帮助他人。患者会发现在做自己喜欢的事情时或者向别人提供帮助,能够提升自我形象和自尊心、自信心。

治疗师会不会不按处方执行治疗计划

在临床治疗过程中,部分患者会产生这样的疑问:"为什么这次放疗持续的时间都比较短,是不是治疗师没有按照处方来执行治疗计划呢?"射线并不会被患者感知,加速器会不会空转来"偷工减料"呢?

计划的执行高度依赖加速器

治疗师并不会直接干预治疗计划的执行,只会依据患者的处方从加速器的软件系统中调取治疗计划,传输到加速器的硬件系统执行。在这个过程中,加速器执行计划的参数是固定不变的,不受任何人为操作的影响。

为什么每次治疗时间长短不定

加速器严格按照计算机设定的方式来运行,这就意味着每次治疗的时间应该保持不变。那么,为什么患者会感受到每次治疗的时间不固定呢?事实上,放疗的执行时间不仅包括治疗计划的执行时间,还包括患者摆位的时间及图像引导执行时间。其中,患者摆位的时间依赖于患者与治疗师的配合,而图像引导可能只在部分治疗分次中执行,这就导致了每次治疗时间稍有差别。

加速器不会空转来节省"药物"

一方面,治疗计划在患者治疗前已经在模体上进行了照射并验证,加速器给予患者的照射剂量是完全充分的;另一方面,加速器可以无限产生射线,意味着放疗"药物"不是消耗品,这就不存在所谓"加速器空转来节省'药物'"的说法了。在治疗中,加速器确实存在空转的情况,这是为了让射线避开患者的重要器官,如肺癌照射大多要避开肿瘤对侧的健康肺,机架角转到对侧的健康肺时加速器会停止出束。

放疗能否准确到达肿瘤

在放疗期间,射线的照射不会给患者带来身体上的感受。那么,患者如何知道放疗的射线能否准确到达肿瘤呢?

首先,射线不能通过人类的感官知晓,只能采用专门的射线测量设备来探测。在加速器进入临床应用之前,射线穿透特定物质、特定射程的剂量都会在治疗计划系统中建立确切的模型。其中,射线穿透的物质就要依靠放疗定位CT来确定,这就是医生既要在放射科获取诊断肿瘤的CT影像信息,又要在放疗科获取用于放疗计划设计的CT定位信息的原因。

其次,计划设计是通过患者的定位信息计算出射线的衰减,生成肿瘤照射剂量高、正常组织照射剂量低的剂量分布。在治疗计划系统中,现代调强放疗技术的广泛应用有助于形成基本与肿瘤适形的靶区处方剂量分布。另外,治疗计划系统中的剂量分布是理论剂量分布,临床应用中还会采用剂量验证设备在模体中进行计划实际投照,只有实际剂量与理论剂量之间的差异足够小,计划才会进入临床执行。

最后,计划的剂量分布是根据CT定位信息提供的穿透物质计算得来的,而放疗实施阶段患者的体位会发生一定改变,这也就导致了射线的穿透路径发生了变化。针对这个问题,大量的研究表明了:在采用图像引导技术的情况下,除非发生较大的变化(大幅度的体重变化),光子放疗中射线对肿瘤的照射剂量基本不会有什么改变。

放射治疗及相关影像学检查的辐射是否可怕

说到放疗,人们的第一反应就是辐射,而辐射就意味着危害。毕竟,人们对辐射的认知大多源于对核泄漏事件的报道。出于这种对辐射的片面认知,患者在需要放疗时往往会产生疑虑和恐惧。在临床工作中,大家的疑惑主要集中在以下三个方面:放疗及相关影像学检查的辐射是否会对患者造成辐射伤害、家属看护放疗患者时是否会受到辐射伤害,以及放疗患者是否会对周围人群造成辐射伤害?

什么是辐射

恐惧来源于未知,只有了解了什么是辐射,才能消除对它的恐惧。那么,什么是辐射呢?辐射指的是能量以波或粒子的形式从辐射源向四周发送。辐射可以分为非电离辐射和电离辐射,生活中大家经常提到的辐射通常特指电离辐射,也就是能电离并且破坏物质的射线,过量的电离辐射会破坏人体的细胞,从而使细胞癌变。但是,凡事都有两面性,过量的射线会致癌,适量射线的合理利用却可以给人类带来帮助,如日常生活中接触的安检设备、医院体检的CT扫描及具有代表性的放疗都是射线合理利用的正面典型。合理利用射线不仅不会致癌,反而可以发现癌症(CT扫描)、治疗癌症(放疗)。因此,辐射不可怕,过量且不合理利用的辐射才可怕。

如何评估辐射剂量

既然辐射是否有害与是否过量有关,那么应该如何评估辐射是否过量呢?在辐射是否有害这方面的定量评估中,常用的评估方式是剂量当量(Sv)。生活中接触的辐射水平往往比较低,通常采用mSv来评估。

生活中的辐射无处不在。有些日常活动会带来辐射,如乘坐一次国际航班接受的辐射剂量约为 0.2mSv，使用手机和计算机也会带来少量的辐射。据统计，来自宇宙射线、室内氡、水和食物等天然辐射的个人年辐射剂量约为 2.4mSv。另外，一个人每天吸 20 支烟带来的年辐射剂量也有 0.5～1mSv。也就是说，就算不接触相对较为明显的医疗辐射，大家也会在日常生活环境中受到辐射。

数据表明，单次辐射剂量低于 100mSv 的时候，医学上观察不到人体组织损伤；单次辐射剂量超过 4000mSv 的时候，有 50% 的死亡率。生活中接触的辐射大多属于医疗辐射，其辐射剂量处于绝对安全水平。例如，进行一次 X 线胸片检查接受的辐射剂量仅为 0.1mSv 左右，进行一次 CT 检查接受的辐射剂量为 10mSv 左右，而作为治疗手段的介入治疗的辐射剂量也仅为 20mSv 左右。

虽然这些辐射剂量远没有达到组织损伤的剂量限值，但是严格意义上来说这种低剂量辐射也是癌症的诱因之一。

从专业角度来说，辐射对于组织的损伤效应可以分为确定性效应和随机性效应。确定性效应就是人体组织受到辐射照射后有明显的损伤，只有单次受到较高的辐射剂量才能发生医学上可以观察到的人体组织损伤；随机性效应则是在低辐射剂量的情况下人体组织也可能发生的损伤，这种损伤的严重程度与剂量大小无关。在生活中，大众通常只能避免单次较高剂量的辐射，从而避免确定性效应导致的人体组织损伤。对于随机性效应，虽然无法避免，但是完全没有必要对其过分担心，这种随机性效应是小概率事件，而且疾病（如肿瘤）的发生与许多因素相关，这种低剂量辐射只是可能的原因之一。即使在长期低剂量辐射的环境下工作不幸患上了某种疾病（如肿瘤），也很难证明疾病就是由于长期接受低剂量辐射导致的。

放疗及相关影像学检查的辐射与防护

在知道了什么是辐射之后，我们需要了解放疗过程中患者会受到哪些辐射。放疗过程中患者受到的辐射主要包括两部分，即加速器在治疗过程中产生的辐射以及相关影像学检查产生的辐射。加速器在治疗过程中产生的辐射大部分是 X 射线，而放疗涉及的影像学检查主要有 CT、磁共振、PET-CT 和骨扫描等，其中磁共振不产生电离辐射，不需要进行辐射防护。

加速器在治疗过程中产生的辐射以及 CT 成像产生的辐射都属于 X 射线辐射，X 射线照射到人体后会在较短的时间内被吸收，因此患者在放疗后或者完成 CT 扫描后本身不会带有辐射,既不会给家属,也不会给周围人群造成辐射伤害。另外,加速器机房会有较厚的屏蔽墙,只要加速器出束时家属及相关人员不在机房内就不会受到射线照射。

放疗和 CT 检查中应该采取的防护措施

患者:在 CT 定位或放疗前,如果未得到医务人员的允许,患者不得进入加速器机房,以避免意外事故的发生。在 CT 定位或放疗后,患者应该尽快离开加速器机房,避免下一位患者开始照射时上一位患者还停留在机房的情况发生。

家属:在 CT 定位或放疗前,如果未得到医务人员的允许,不得进入加速器机房,以避免意外事故的发生;如果需要帮扶患者进入加速器机房,在患者摆位完成后应立即离开。在 CT 定位或放疗后,可以跟随医务人员进入加速器机房。

医务人员:在加速器机房的防护门关闭之前,确认机房内只有患者一个人;在加速器出束结束之前,不得打开防护门,不得让其他人进入加速器机房。

PET-CT 和骨扫描中应该采取的防护措施

与加速器在治疗过程中产生的辐射以及 CT 成像产生的辐射不同,PET-CT 和骨扫描还会给患者带来注射放射性药物产生的辐射。进行 PET-CT 的患者需要注射含有氟 -18 同位素的葡萄糖,进行骨扫描的患者需要注射含有锝 -99 同位素的药物。

从患者的照射剂量来说,PET-CT 和骨扫描的辐射剂量主要来自 CT,大致在 6.3～24.3mSv,来自氟 -18 同位素的辐射剂量为 4.4～6.3mSv,来自锝 -99 同位素的辐射剂量为 8mSv 左右,仅相当于全球每年人均自然本底剂量的 2～3 倍,这说明上述两项检查的辐射剂量并没有大众想象中那么可怕。

氟 -18 同位素的特点是辐射吸收的时间在 10 个小时左右,也就是说患者在注射药物的 10 个小时之内具有一定的辐射性。锝 -99 同位素的辐射吸收时间略长于氟 -18 同位素,但其辐射剂量相对氟 -18 同位素要低。从医务人员和家属的角度来说,再低的辐射剂量也需要尽可能避免,在进行 PET-CT 和骨扫描时不同人员的辐射防护建议如下。

患者:在 PET-CT 或骨扫描前,患者在注射显像药物后应该保持安静、不要走动,还要尽量避免与其他人接触或交谈;在 PET-CT 或骨扫描后,患者应尽量多喝水,以利于氟 -18 同位素或锝 -99 同位素代谢,使其尽快排出体外;在注射药物 1 小时之内,患者应尽量减少与其他人的非必要接触,尤其不要接触孕妇或者儿童。

家属:在 PET-CT 或骨扫描前,以及患者注射氟 -18 同位素(PET-CT)10 小时之内或者锝 -99 同位素(骨扫描)6 小时之内,如果不是必要的帮扶,尽量不要近距离接触患者;对于其他注射显像药物的患者,家属也应该保持一定距离。研究表明,与 PET-CT 或骨扫描患者相距 1 米以上,其辐射剂量可以忽略不计。

医务人员:除了与 X 射线相同的辐射防护措施之外,医务人员还需要穿戴标准的辐射防护服,在操作时尽可能增加与放射源的距离。另外,医务人员应当尽量加快操作速度,从而减少接触辐射的时间,进而降低自身受到的辐射剂量。

如何看待医疗中的辐射

在疾病的诊断和治疗中,辐射相关医疗设备发挥了至关重要的作用。加速器的 X 射线可以杀灭肿瘤细胞,其积极作用毋庸置疑;定位 CT 确定了肿瘤的位置,使加速器可以精准打击肿瘤;PET-CT 提供了肿瘤的分期信息,有助于医生制订治疗方案;相比于常规 X 线检查,骨扫描可以提前发现骨转移性肿瘤,有利于医生早期采取干预措施。

对于辐射,国家制定了严格的指标限制,大众完全没有必要将辐射妖魔化,尤其是医疗相关辐射。从专业上来说,医疗相关辐射确实超出了个人年剂量限制,但与恶性肿瘤造成的危害相比,其危害要小得多。另外,医疗相关辐射必须遵循实践的正当化、防护水平的最优化及个人受照辐射剂量限制三大辐射防护原则。医疗辐射相关从业人员受到的辐射剂量要远高于患者及家属,但是他们自身的健康并没有因为辐射而受到明显影响,他们所生子女均健康,出现因辐射而影响身体健康的情况非常罕见。因此,大众完全没有必要对正当的医疗辐射产生任何恐惧。

放射治疗中的常见不良反应及应对

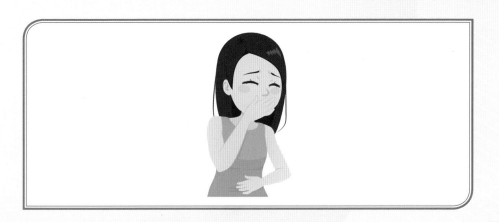

　　每一种治疗都有其优点和缺点,放疗也不例外,也会导致一些不良反应。本部分将向大家介绍放疗过程中常见的不良反应及其应对方式。了解了这些内容,大家就会发现,放疗其实是一种非常安全的治疗方式。

疲劳及应对

在第一次放疗结束后或者结束后一周左右,患者最常见的不良反应通常是疲劳,具体表现为整天感到疲乏、虚弱、昏昏欲睡、筋疲力尽、精力减少、动力降低、注意力降低等,这种疲劳相比一般运动后的疲劳往往持续时间更长、程度更强烈,而且无法通过休息缓解。患者可能会花费比平常更多的时间完成一件体力劳动,还会感到很吃力。疲劳还会使患者感到沮丧,因为自己并不觉得困倦,但却没有足够的精力去完成想做的事情。

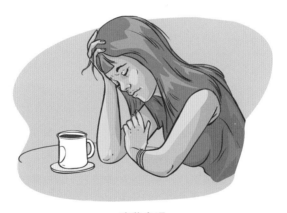

疲劳表现

疲劳对每个患者的影响程度不同,有些患者可能表现为轻度疲劳,而另一些患者可能表现为严重的慢性疲劳,随着放疗次数的增加,患者的疲劳感可能随着时间的延长而增加。精力不足和过度劳累通常会困扰大多数肿瘤患者,而放疗患者由于治疗时间长,容易被这种不适长期困扰。有研究在1年的随访过程中发现60%～96%的肿瘤患者和40%左右的放疗患者在肿瘤治疗期间或治疗结束后会出现高水平疲劳症状。疲劳会对患者的工作、社交、情绪和日常活动产生负面影响,相当一部分患者甚至认为疲劳对生活质量的不利影响大于疼痛、失眠、恶心、性功能障碍或其他与肿瘤或肿瘤治疗相关的不良反应。

患者为什么会感到疲劳

引发疲劳的生理机制目前尚不清楚,但其发展受多种因素影响。①放疗相关因素:包括骨髓抑制、腹泻、营养不良、脱水、电解质紊乱、呼吸困难、恶心、呕吐、激素水平紊乱、免疫功能不全、体重变化等;②生化因素:肿瘤及其治疗激活促炎性细胞因子及免疫反应,作用于中枢神经系统产生疲劳;③能量代谢紊乱影响骨骼肌;④心理因素:如压力过大、睡眠障碍、抑郁、焦虑等;⑤其他治疗:如化疗、激素治疗、干扰素治疗、手术治疗、使用镇痛药等;⑥并发疾病:如心脏病、肾功能不全等;⑦运动情况;⑧体重;⑨家庭与社会因素:如家人朋友的支持等。

疲劳的程度和时间取决于肿瘤的部位、治疗方式以及患者的身心状态。随着治疗的进行,患者的疲劳感通常会加重。尽管少数患者在成功治疗后数月或数年仍会感到持续疲劳,但大多数患者的疲劳感通常会在治疗完成后一年内得到改善。

应对疲劳的建议

尽量避免过度劳累:如果患者感到疲劳,则应尽量减少体力活动,利用闲暇时间充分休息、放松。不要强迫自己必须做完所有事情,如有必要,白天也可多休息。

在体力允许的情况下,患者可以继续从事全职工作,此时可以和医生协商选择合适的时间进行放疗。患者还可以选择在接受放疗期间休假,或者适当减少工作时间,条件允许的情况下还可以选择居家办公。

及时休息:患者如果开始感到疲劳,就要及时停下来休息为身体"充电"。短暂的小睡或是坐在一个舒适的地方放松片刻都是很好的休息方式。

主动寻求帮助:患者感到疲劳时,不要勉强自己完成任何让自己感到吃力的工作,不管是购物、做饭还是做家务,可以主动寻求他人的帮助,相信大家都很愿意在此时伸出援手。

保持足够的睡眠:良好的睡眠对于所有人都非常重要。晚上尽量不要熬夜,保证充足的睡眠时间;如果晚上无法入睡,则可以尝试限制白天小睡的频率或时间。有时白天睡眠过多也会导致疲劳和夜间睡眠质量下降。

摄入充足的水分:脱水是疲劳的常见原因,患者要确保自己体内水分充足,不要渴了才喝水,平时可多喝水或者多吃含水量高的水果和蔬菜。如果患者喝水时感到恶心,可尝试小口多次饮水的方式。有些患者可能想喝些能量饮料来给自己补充更多能量,但应尽量避免这种做法,因为能量饮料中可能含有糖和咖啡因,大量摄入反而会引起不适,甚至加重疲劳感。

适当运动:在治疗期间,适当运动可能会缓解与治疗有关的疲劳,也能减轻治疗完成后的疲劳。有氧运动被证实可以显著减少肿瘤相关的疲劳。患者可以先从适度的运动开始,慢慢增加运动的频率和强度。

美国运动医学院的指南建议,癌症患者和幸存者每周应该至少进行150分钟的中等强度有氧运动,这与针对普通人群的建议其实是一致的。指南进一步建议应针对癌症幸存者的运动耐力情况和身体情况制订个体化运动方案,并应密切监测以便更安全地提高运动强度,避免受伤。

心理调节和干预:有时疲劳会与抑郁、焦虑等负面情绪并存,无论是在治疗过程中还是治疗已经结束,如果患者长时间感到疲劳,在排除其他因素后,可以进行自我心理调节或者在心理医生的帮助下进行心理干预。

身心干预:有研究表明,针灸、正念冥想、瑜伽和生物场疗法等对改善肿瘤患者治疗期间和治疗后的疲劳有一定作用。

家庭支持:有研究指出,伴侣及其他家庭成员的鼓励、安慰和照顾,可增强患者对精神应激的防御能力,使患者找到生活的意义和动力,有效缓解疲劳症状。

保证充足的营养:详见本书相关内容。

与医生就疲劳进行沟通

通常在放疗的第一周疲劳会逐渐出现,在治疗的第四周至放疗结束后的第二周达到平稳状态,在放疗结束后的第六周恢复到正常水平。如果患者感觉疲劳严重影响了正常生活,请及时与医生沟通,一些潜在的诱发疲劳的因素,如贫血、焦虑、抑郁、营养不良、睡眠缺乏等需要妥善解决,医生能够找到导致疲劳的原因并针对患者的实际情况制订有效的解决方案。

疲劳程度的测量

肿瘤疲劳量表有助于帮助患者确定可能遇到的任何疲劳感。对于量表中的每个问题,患者可圈出一个自己认为最恰当的描述当前状态的数字。患者要在第一印象的基础上回答问题,不用进行深入思考。此量表有助于患者了解自己对于疲劳的困扰程度,以便及时对症处理。

肿瘤疲劳量表

项目		程度				
		没有	少许	有些	相当	非常
1	您是否觉得容易疲倦?	1	2	3	4	5
2	您是否有躺下的冲动?	1	2	3	4	5
3	您是否感到筋疲力尽?	1	2	3	4	5
4	您是否觉得自己变得粗心了?	1	2	3	4	5
5	您是否觉得精力充沛?	1	2	3	4	5
6	您是否觉得身体又重又累?	1	2	3	4	5
7	您是否觉得自己说话时经常犯错?	1	2	3	4	5
8	您对所有事情都有兴趣吗?	1	2	3	4	5
9	您觉得受够了吗?	1	2	3	4	5
10	您是否感到健忘?	1	2	3	4	5
11	您可以专注于某些事情吗?	1	2	3	4	5
12	您是否感到勉强和不情愿?	1	2	3	4	5
13	您是否觉得自己的思维变慢了?	1	2	3	4	5
14	您能鼓励自己做一些事情吗?	1	2	3	4	5
15	您是否感到如此疲倦以至于您不知道该如何应对?	1	2	3	4	5

疲倦程度的计算方法:身体子量表,因子 A 得分 = 项目(1+2+3+6+9+12+15)总分 –7;情绪子量表,因子 B 得分 =20– 项目(5+8+11+14)总分;认知子量表,因子 C 得分 = 项目(4+7+10+13)总分 –4;总分值 = 因子 A 得分 + 因子 B 得分 + 因子 C 得分。总分值的范围是 0～60 分。0 分为无疲劳状态,分

数越高,对应的疲劳感越严重。当患者长时间处于一个较高的疲倦值时,请及时与医生联系。

血常规结果异常及应对

放疗是利用射线的电离辐射破坏肿瘤细胞 DNA 的双链结构,以治疗肿瘤的一种局部治疗方法。在治疗疾病的同时,射线也会损伤正常的组织器官。骨髓是对射线敏感的器官,放疗后会影响骨髓的造血功能,所以医生会要求患者在放疗期间每周进行一次外周血象检查,也就是我们常说的血常规检查。血常规的变化取决于电离辐射的种类、照射部位、照射剂量、照射条件、是否采用化疗及机体自身对射线的敏感性等。相比化疗,放疗对血常规的影响相对较小。

造血功能

要了解放疗对于血常规的影响,就要先了解人体的造血功能。人出生后正常情况下骨髓是唯一持续产生红细胞、白细胞和血小板的场所。每种血细胞都有其功能,如红细胞负责输送氧气,白细胞负责抗感染,血小板促进凝血。正常情况下人出生 2 个月后,肝、脾、淋巴结等已不再制造红细胞、白细胞和血小板。但在某些病理情况下,如骨髓纤维化、骨髓增殖性疾病及某些恶性贫血时,这些组织又可重新恢复其造血功能,称为髓外造血。

骨髓分为红骨髓和黄骨髓,红骨髓才具有造血功能,而黄骨髓由脂肪细胞组成。从出生至 4 岁,全身骨髓的髓腔内均为红骨髓。5 岁后随着年龄的增长,部分红骨髓脂肪化变化为黄骨髓;至 18 岁时,红骨髓仅存在于扁平骨、短骨及长管状骨的近心端,其中超过 50% 的红骨髓位于腰椎(11%)、髋骨(22%)、骶骨(14%)及近端股骨(4%)。接受盆腔放疗的患者,大约 40% 的红骨髓在放射野内,受到放疗的影响。因此,如果单纯考虑放疗对血象的影响,盆腔放疗患者出现血象降低的可能性比其他部位放疗患者概率要高。但是,肿瘤的治疗一般是综合性的,许多患者在放疗的同时会接受化疗,同时接受放化疗的患者出现血象改变的概率较高。

辐射对造血系统的损伤

放疗对于造血系统的损伤主要集中在以骨髓为主的造血器官,这是由于造血干细胞属于更新活跃、增殖旺盛的细胞,具有较高的辐射敏感性。放疗可以造成造血干细胞的凋亡、衰老以及骨髓细胞增殖周期的异常;也会对造血微血管和血窦造成破坏,最终造成骨髓抑制,表现为外周血细胞减少,如红细胞、白细胞、血小板明显低于正常范围,引发感染、出血,甚至威胁生命。

射线作用于人体后,造血干细胞数量虽呈指数性减少,但如果照射剂量不是很大的话,人体可以通过自身代谢过程对受损伤的细胞或局部组织进行修复。人体如能顺利通过早期生物辐射效应而进入恢复期,造血干细胞一旦开始再生就能以很快的速度增长,达到重建造血功能的目的,但是这种修复作用的程度既与最初损伤程度有关,又与个体因素有关。受到大剂量照射时,造血功能会有不同程度的下降,若红细胞、白细胞和血小板数量减少,患者就会感到疲劳;如果血细胞数目显著下降甚至出现衰竭现象(这种情况很罕见),可能还会有感染、出血或贫血等问题,这时需要暂停治疗,直至血细胞数目恢复正常为止。如果患者对此情况不加以重视,未按时进行血常规检查或未及时与医生进行沟通,则这些并发症相互影响会日趋加重,增加造血组织的负担,从而形成恶性循环,情况十分严重时可能需要输血。

如何看待血常规结果

白细胞的正常水平为$(3.5\sim9.5)\times10^9$/L,中性粒细胞绝对值为$(1.8\sim6.3)\times10^9$/L。如果白细胞降到3.5×10^9/L以下,中性粒细胞绝对值在正常水平,这个时候对放疗影响很小,密切观察的同时服用"升白药"即可;如果白细胞和中性粒细胞绝对值均降低,医生可能会对患者使用重组人粒细胞集落刺激因子,一般不用停止放疗;如果白细胞降到2×10^9/L以下,或者中性粒细胞绝对值降到1×10^9/L以下,医生可能会要求患者暂停放疗,同时使用重组人粒细胞集落刺激因子。当白细胞与中性粒细胞降低时,患者应避免与咳嗽、感冒或者有其他感染症状的人接触;用利器时要格外小心,避免损伤;如厕和进食前要用肥皂洗手,以免发生细菌感染。

血小板的正常水平为$(100\sim300)\times10^9$/L,如果降至$(50\sim<100)\times10^9$/L

之间,医生会根据患者以往的指标进行评估;如果降至 $50 \times 10^9/L$ 以下,医生可能会要求患者暂停放疗,同时给患者输入血小板。红细胞降低的可能性相对较低,一般不用担心。

放疗期间患者应该注意营养,饮食上可以多吃些坚果类食物。一定要注意的是,放疗患者每周应该按时进行血常规检查并及时将检查结果反馈给医生,遇到需要处理的临床情况,医生会制订合适的治疗方案,患者遵医嘱即可。

血常规检查报告单

NO	项目	结果		单位	参考值
1	红细胞计数(RBC)	3.85	↓	$10^{12}/L$	4.3～5.8
2	血红蛋白(HGB)	128	↓	g/L	130～175
3	红细胞压积(HCT)	0.37	↓	L/L	0.40～0.50
4	平均红细胞体积(MCV)	96.6		fL	82～100
5	平均红细胞 HGB 含量(MCH)	33.2		pg	27～34
6	平均红细胞 HGB 浓度(MCHC)	344		g/L	316～354
7	RBC 分布宽度 CV(RDW-CV)	14.4		%	11.5～14.5
8	RBC 分布宽度 SD(RDW-SD)	49.9		fL	37.0～54.0
9	血小板计数(PLT)	63	↓	$10^9/L$	100～300
10	白细胞计数(WBC)	4.46		$10^9/L$	3.5～9.5
11	中性分叶核粒细胞百分率(NEUT%)	69.7		%	40～75
12	淋巴细胞百分率(LYMPH%)	19.3	↓	%	20～50
13	单核细胞百分率(MONO%)	9.9		%	3.0～10.0
14	嗜酸性粒细胞百分率(EO%)	0.9		%	0.4～8.0
15	嗜碱性粒细胞百分率(BASO%)	0.2		%	0.0～1.0
16	异常细胞百分率(ABN%)	/		%	
17	中性分叶核粒细胞绝对值(NEUT#)	3.11		$10^9/L$	1.8～6.3
18	淋巴细胞绝对值(LYMPH#)	0.86	↓	$10^9/L$	1.1～3.2
19	单核细胞绝对值(MONO#)	0.44		$10^9/L$	0.1～0.6
20	嗜酸细胞绝对值(EO#)	0.04		$10^9/L$	0.02～0.52
21	碱细胞绝对值(BASO#)	0.01		$10^9/L$	0.0～0.06

血常规检查报告示意图

食欲缺乏、体重下降及应对

　　不少肿瘤患者经过一段时间的放疗后,会感到食欲越来越差,体重直线下降,体能也跟不上,整个人都"蔫"了。其实,食欲缺乏、体重下降是肿瘤及其治疗方式引发的很常见的不良反应,有研究显示,85%的肿瘤患者在治疗过程中会出现营养不良的问题,从而导致体重下降。尽管在肿瘤患者中食欲缺乏、体重下降很常见,但持续的食欲缺乏可能导致严重的并发症。身体得不到所需的营养,肌肉会很快被消耗,患者会感到越来越疲劳、虚弱,这些问题都会延缓病情的恢复,甚至导致治疗中断。研究表明,大约20%的肿瘤患者直接死于营养不良,因此当身体出现食欲缺乏、体重下降的信号时,患者必须高度重视,及时与医生沟通,找到原因,积极对症治疗。只有维持足够的营养摄入并保持合适的体重,才能更好地战胜肿瘤。

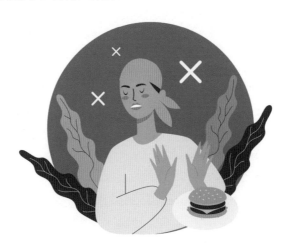

引发食欲缺乏、体重下降的原因

　　肿瘤及其治疗方式(如手术治疗、放疗、化疗)导致食欲缺乏的常见原因有:①肿瘤争夺人体内的营养成分或患者因疾病难以有效吸收营养(主要发生在晚期肿瘤患者中）；②肿瘤导致脾或肝增大，挤压胃部产生饱腹感，导致患者感觉不到饿；③腹腔内的肿瘤引发刺激或肿胀，导致患者食欲缺乏；④肿瘤引起的腹腔积液可能产生饱腹感；⑤针对肿瘤的治疗不可避免地会伤及胃肠道，导致食欲缺乏，一些治疗药物本身也可能导致食欲缺乏，而在肿瘤治疗过程中的其他不良反应也会导致食欲缺乏；⑥部分肿瘤患者因缺乏睡眠、运动而导致食欲缺乏。

患者体重下降，归根结底有两方面原因：一方面是食欲缺乏、不想吃，或是担心病情进展而不敢吃，导致营养摄入减少；另一方面是肿瘤导致营养消耗增加。

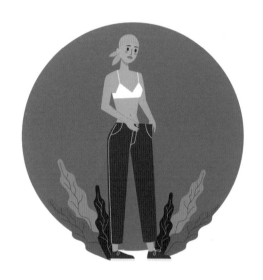

如何帮助患者改善食欲

患者到底能吃什么：除了医生明确建议禁食或会引发患者过敏的食物外，其他的食物患者均可食用。肿瘤患者本身由于承受着疾病的折磨和个人饮食偏好，可选的食物相对有限，若再因为所谓"发物"等没有充分科学证据的说法进一步限制自己的食物，那基本上什么也不能吃了。一般而言，选择温和、无刺激、高热量、高蛋白、不油腻的食物就对了。在饮食中，建议少吃辣椒等刺激性食物，辣椒会刺激肠道蠕动过快（尤其对肠癌患者），易导致粪便还没成形就排出，造成腹泻；避免吃太烫或太冰的食物，这类食物容易刺激胃肠道；应该多吃高热量、高蛋白质食物，如鱼肉、鸡肉、鸡蛋、奶酪、牛奶、酸奶、豆类及豆制品、坚果、花生酱等。可以在蔬菜、汤、面食、煮熟的麦片和米饭中加入黄油以增加脂肪和热量的摄入。在两餐之间，可以喝高热量和高蛋白质的饮料，如奶昔、营养补充剂等。此外，肿瘤患者应当远离油炸、油腻食物，吃得越油腻，饱得就越快，但摄入的营养却不够均衡。有些患者的胃肠道会因为治疗而变得脆弱、敏感，油炸、油腻的食物很难被消化，会增加胃肠道负担。

患者应该怎么吃：肿瘤患者应该少吃多餐，每天吃 5～6 顿小餐。家属可以帮助患者制订详细的用餐时间表，在固定时间按照饮食计划提醒患者该用餐了，并提供对应的食物或饮品，如果患者感到饥饿，可以适当安排患者多吃一点儿，注意营养均衡。两餐之间还可以为患者准备高热量和高蛋白质的营养零食，包括坚果、酸奶、奶酪、鸡蛋、麦片、蛋白棒或燕麦棒等，为患者补充更多的营养。

患者味觉、嗅觉变化该怎么办：不少肿瘤患者反映自己的味觉和嗅觉发生了变化，如闻到点儿浓烈的气味就恶心想吐，或者吃不出食物原本的味道（出现奇怪的咸、苦或金属味）。对于这种情况，下面这些方法或许会有帮助。

1. 摄入充足的水分　摄入充足的水分非常重要，患者应特别注意自己的尿液颜色，要将其保持在非常淡的颜色才好。如果患者觉得喝白开水没有味道，可以自己制作果茶，也可以制作姜汁饮料（可缓解轻度恶心）或柠檬水，如果医生允许，患者也可以喝含些运动饮料。建议患者每天至少摄入 2200 毫升水（医生要求患者控制饮水量的情况除外）。

2. 保持口腔卫生　每次吃完东西，建议患者勤刷牙和舌头，饭后可以用小苏打水（医用漱口水亦可）漱口，还可以用无糖口香糖等改善口气。

3. 使用非金属餐具　如果患者口中有金属味，那么应该远离金属餐具、器皿（如罐头食品就不要吃了），尽量使用木质、塑料或陶瓷餐具。

4. 善用调味品　根据个人口味，用调味汁、水果、酸味调料或葡萄酒（少量）处理各类蛋白质来源的食物，如红肉、鱼肉、鸡蛋、豆类等。如果吃东西总觉得口苦或者很咸，可以用蜂蜜、枫糖浆、果酱来改善味道。如果总是觉得食物吃起来太甜，可以用柑橘类水果、醋、腌制食品（少量）增加酸味和咸味。在日常饮食中，患者也可以尝试新的香料，如肉豆蔻、肉桂、咖喱、薄荷或迷迭香等。

5. 避免强烈嗅觉刺激　如果对浓烈的味道易感恶心,可以等食物变温(甚至变凉)后再吃。喝汤时可以考虑盖上盖子,用吸管喝。日常生活中患者应该注意远离有油烟、油漆等刺激性味道的场所。

有助于改善食欲的非饮食办法

适量运动:适量运动有助于刺激食欲,同时还能提高身体抵抗力。尽量在饭前做轻松运动或散步,尽可能在新鲜空气中行走。进食前增加活动、呼吸新鲜空气能刺激食欲,但要注意不可太累,做到当前身体可以负荷的程度即可。就算疾病导致身体行动不便,在力所能及的范围内进行适量运动也是可以获益的。

在愉快、轻松的氛围中用餐:尽可能与家人或朋友一起吃饭,尽量不要一个人吃。和别人一起吃饭会分散对食物的注意力,并增加摄入食物的量。

使用药物:对于治疗产生的恶心、呕吐以及食欲缺乏,可以在医生的指导下使用药物治疗。

使用营养补充剂:使用营养补充剂不如直接吃食物,但在无法正常进食且患者营养不良的情况下,营养补充剂可以应急使用,如速溶型营养早餐等。

其他方式:远离任何可能增加恶心感的事情,如异味环境或穿过紧的服装。饭后不要立即平躺,而应该至少坐 30 分钟,即使要躺下休息,也应该尽量侧躺。转移注意力的方式或许可以帮助患者缓解症状,如玩玩游戏、听听音乐、看看电影等。此外冷敷(脖颈或前额)或也可以减轻恶心感。

生活方式管理计划

家属可以详细记录患者的饮食信息(吃了什么)、真实感受(患者描述)和身体反馈数据(是否出现呕吐、腹泻),再参考科学的膳食指南或咨询专业营养师,为患者量身订制生活方式管理计划,并鼓励患者坚持。计划应具备阶段性和个性化的目标及内容,如在治疗期应专注于不良反应的缓解和营养支持;在手术或放疗后,应专注于远离致癌风险因素,尽可能降低肿瘤复发或转移风险。

皮肤反应及应对

在放疗期间,患者照射部位由于射线的刺激,在放疗后有些人会出现皮肤反应,就是常说的放射性皮炎。皮肤反应好发于颈部、腋下及腹股沟等皮肤薄嫩和多皱褶的部位,其发生除了与患者的年龄、种族、合并症、激素水平、肿瘤位置及基因等因素有关外,还与放疗照射的总剂量、分割方式、是否联合其他治疗、放疗增敏剂、射线种类、紫外线暴露、外界气候条件及患者的自我保护等因素有关。其中照射剂量与自我皮肤护理是最重要的影响因素,现代放疗技术已经可以将正常皮肤剂量控制在较低范围(除了那些皮肤需要放疗的情况,如皮肤鳞癌、基底细胞癌、乳腺癌等),所以患者只要做好皮肤护理,绝大多数不会出现严重的皮肤反应。

皮肤反应的分类

皮肤反应分为急性(早期)和慢性(晚期),早期皮肤反应通常在治疗后几天至几周内发生,而晚期反应可能发生在治疗后数月至数年。在治疗开始后90天内出现的皮肤变化被认为是皮肤反应的急性形式。早期反应最常见的是红斑,可在放疗后的24小时内发生,这种早期红斑通常在几天内消退。在治疗的第2～第4周期可以出现持续的广泛性红斑。此时还可以观察到其他皮肤变化,如干燥、脱毛和过度色素沉着。在治疗的第3～第6周期,如果累积辐射剂量达到20Gy,则可能产生干性脱皮。临床表现可为皮肤瘙痒、鳞屑和脱皮。当对皮肤的总辐射剂量达到40Gy或以上时,则会出现更严重的潮湿脱皮。

慢性皮肤反应一般是在治疗完成后超过90天发生的,与急性皮肤反应不同,慢性放射性皮炎不能自我修复并可长期持续。这些变化包括表皮变薄、皮肤萎缩、血管损伤、出现进展性硬结、水肿、纤维化以及真皮增厚、色素沉着、毛细血管扩张、溃疡等。

皮肤反应分级

根据严重程度可将皮肤反应分为 0、Ⅰ、Ⅱ、Ⅲ、Ⅳ度,不同程度的皮肤反应需要不同的处理措施。

皮肤反应分级

分级	症状
0 度	皮肤基本无变化
Ⅰ度反应	滤泡样暗红色红斑或脱发,干性脱皮,出汗减少
Ⅱ度反应	触痛样鲜红色红斑,片状湿性脱皮或中度水肿
Ⅲ度反应	皮肤皱褶以外部位融合的湿性脱皮,凹陷性水肿
Ⅳ度反应	溃疡、出血及坏死

患者可以对照皮肤反应的分级标准进行简单的自我判断,同时应把这些症状及时告知医生,医生会根据患者具体情况采取相应的治疗措施。只要对皮肤护理得当,大多数患者不会出现皮肤反应;即使出现,皮肤反应的程度也较轻微,绝大多数都可以在放疗结束后恢复,所以患者不用过分担心。

放疗时间、剂量与皮肤反应的关系

皮肤反应	放疗剂量 /Gy	出现时间
短暂性红斑	2	几个小时
轻微红斑和脱毛	6～10	7～10 天
明确的红斑和色素沉着	12～20	2～3 周
干性脱皮	20～25	3～4 周
湿性脱皮	30～40	4 周或更久
溃疡	40 以上	6 周或更久

放疗期间的皮肤护理

洗澡：在进行放疗的前一天，患者应先洗澡以保持受照射皮肤的清洁。一旦放疗开始，请保护放疗部位的皮肤（通常是指放疗所在部位的一圈皮肤，因为射线会从身体各个方向穿过人体到达治疗部位）且注意减少照射部位的清洗频率，不接受放疗的部位则不受影响，可以正常清洗。如果的确需要清洗放疗部位皮肤，可以使用中性洗液或干净的温水、生理盐水，避免水温过高或过低，动作应轻柔，避免揉搓，清洗后尽快用干净、柔软的毛巾轻轻拍干。

有研究表明，放疗期间对放疗区域皮肤护理的三种方法（使用中性洗液清洗、使用清水清洗以及完全不清洗）中，使用中性洗液清洗、使用清水清洗的皮肤反应轻。如鼻咽癌行鼻咽部及颈部放疗的患者，放疗期间应减少颈部的清洗，可用柔软的湿毛巾将眼角以及面部轻轻擦干净；头发、胸部及盆腔部位是可以正常清洗的，请小心对待放疗部位皮肤，以冲洗为主，不可抓或搓。

伤口愈合才可开始放疗：局部照射的位置若有伤口，通常要待该部位伤口完全愈合后才可进行照射。遇此情况患者应与医生进行沟通，医生会根据具体情况进行安排。

避免局部刺激：尽量选择柔软宽松、吸湿性强、天然材质的内衣，女性患者尽量不戴胸罩，保持照射区域皮肤干燥；乳腺癌放疗患者如果腋窝出汗，夏天在家可将腋窝露在衣服外，避免汗液将腋窝打湿，也可以适当使用爽身粉以保持局部干燥。

减少皮肤摩擦：头颈部照射患者一定要注意避免衣领与颈部皮肤产生摩擦，避免穿着紧领的衣服或佩戴领带。应该穿着低领、宽松、棉质上衣，外出时准备围巾、帽子或伞，避免颈部皮肤受到太阳、雨雪以及冷风刺激。头颈部接受放疗的男士在剃须时应使用电动剃须刀以避免受伤。

保护皮肤治疗标记线：保持放射野标志线清晰，放射野内禁止挠抓，勿用胶布粘贴。标记线不清晰时，切记不要自己随意描画，应及时告知治疗师或医生，他们会在放疗期间或随访时补描。

不随意使用护肤品：切勿在照射区域擅自使用护肤品，包括润肤霜及婴儿霜。如果皮肤有紧绷感，可以在咨询医生的前提下使用护肤品（避免使用含强烈刺激性物质的护肤品)。目前的研究表明,在保持皮肤干燥、避免摩擦及挠抓的情况下,大多数患者不需要皮肤保护剂也不会出现明显的皮肤反应,所以皮肤保护剂的使用请遵医嘱。

出现不同皮肤反应的应对

Ⅰ、Ⅱ度皮肤反应的应对:Ⅰ、Ⅱ度皮肤反应一般在照射10次后出现,患者一般不需要停止放疗。对于皮肤瘙痒的患者,可用手轻拍瘙痒部位,或外涂冰片、滑石粉,既能止痒,又能使局部皮肤保持干燥。但冰片、滑石粉等不能用得太多,以免堵塞毛孔,引发毛囊炎。患者切勿用手抓挠,否则会导致皮肤破溃、感染,甚至长期不愈合。

Ⅰ、Ⅱ度皮肤反应在放疗中经常出现,这种反应可能会持续到放疗结束后两周。这种程度的皮肤反应一般症状较轻,只要护理得当,无须进行特殊处理也不会发展成Ⅲ度皮肤反应,放疗结束后会慢慢恢复。如果患者觉得皮肤反应的不适明显影响到生活,可以在医生的指导下使用一些药物缓解症状。

Ⅲ度皮肤反应的应对:Ⅲ度皮肤反应发生率不高,可见于放疗后期,此时切不可自行涂抹药膏以免因处置不当造成感染等严重后果,应立即请医生对症处理。一般处理方法:对于小水疱不宜刺破,如皮肤糜烂时,每天局部涂擦1%龙胆紫溶液2～3次,使用相关产品保护皮肤,防止细菌感染,切勿使用爽身粉、滑石粉。对于大水疱,可用无菌注射器抽出渗液,在创面上敷无菌凡士林纱布,保护局部皮肤,并留取渗液和表皮组织做细菌培养及药物敏感试验,以便尽早使用有效抗生素控制感染。对于局部渗出性皮肤反应,可暴露皮肤损伤区,使其保持干燥或在破损区涂抹具有收敛作用的药物,同时注意局部抗感染,使其干燥愈合。在水疱吸收后,即采用暴露创面疗法,保持局部皮肤清洁、干燥,一周后渗液明显减少,待愈合后可继续放疗。此外,医生还可能采用中医药治疗、物理治疗、手术治疗等方法进行处置。

Ⅳ度皮肤反应的应对:如果湿性反应不能及时控制,则局部皮肤进一步发生坏死脱落,形成溃疡(Ⅳ度),表现为表面覆盖灰白色坏死组织,边界清楚,底部较光滑,呈火山口状,形成焦痂下溃疡,伴有剧痛。此时需要停止放疗,经医生对症处理愈合后方可继续放疗。可采用暴露疗法,外用抗感染药膏,如红霉素、氯霉素软膏等;当感染较重时,可肌内注射或静脉滴注抗感染药物。同时保持创面清洁、干燥,以利于愈合。溃疡面积较大时,需要植皮修补。

放疗后皮肤护理

随着放疗技术的进步以及患者自身良好的皮肤护理、定期随访,出现Ⅳ度皮肤反应的情况非常罕见。患者一定要注意放疗区域皮肤的护理,不要随意使用护肤品和药物,以免使Ⅰ、Ⅱ度皮肤反应进一步加重。一般放疗结束后两周左右(个别皮肤反应较重,恢复较慢的患者需要更长的时间),待皮肤完全恢复后方可进行全面清洗。放疗期间患者有任何不适,均应及时联系医生。

在治疗后,皮肤会比以前脆弱,需要长期特别的护理。治疗结束后至少在一年内仍需要注意避免紫外线照射,户外活动时应保护好接受过放疗的皮肤,如戴帽子、穿长袖衬衫、使用适宜的护肤品(尤其是防晒产品)等。在皮肤反应完全恢复后,一般是在放疗结束1个月后,患者可以游泳。如果在室外游泳,记得不要在水中停留太久,且要涂抹具有防水作用的防晒产品。

性反应及应对

说到放疗的不良反应,患者会想到脱发、皮肤反应等肉眼可见的情况,医生则更多关注放射性肺炎、放射性食管炎等严重影响患者生存质量的情况,而少有人会关注到性反应。事实上,性反应是放疗常见的不良反应,随着肿瘤患病人群的年轻化,放疗导致的性反应开始引起大家的关注。

什么是性反应

放疗对性功能的影响可能会在放疗期间出现,也可能会在放疗结束后出现。

男性可能出现的问题:①勃起功能障碍,也就是大众所说的阳痿;②精液量减少、精子活动度降低或精子数降低,使患者的生殖功能减弱甚至丧失。

女性可能出现的问题:①性生活感觉疼痛或不舒服;②阴道瘙痒、干燥、灼烧感或萎缩;③阴道失去弹性,狭窄或缩短;④没有绝经的女性出现绝经症状,如潮热、月经不调;⑤丧失生殖能力,无法再怀孕。

这些不良反应不仅影响夫妻性生活,还可能影响患者的生殖功能。大多数放疗导致的不良反应会随着治疗结束而逐渐缓解、消失,但是对于有可能会出现的生殖功能丧失问题,需要提前做好心理准备,预先设计解决方案。

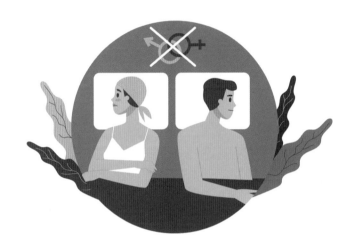

放疗导致性反应的原因

放疗不可避免地会给人体带来不良反应,在杀灭肿瘤细胞的同时也会损伤正常组织,其对性功能的损伤有以下两种途径。

直接对生殖器官进行照射:当睾丸接受的照射剂量达到 20～30Gy,即可发生永久性睾丸间质细胞功能障碍,表现为睾酮水平降低或者睾酮对促性腺激素刺激反应差。当放疗剂量高于 6Gy 时可永久破坏精子生成;卵母细胞对放疗极为敏感,其半数致死剂量为 2Gy,6Gy 的放疗剂量可导致 40 岁以上女性卵巢功能永久性衰竭(年轻患者的卵巢对放疗的敏感性稍低一些)。

对分泌性激素的器官进行照射:这种性功能损伤的来源更加不容易被患者察觉,如当全脑接受的照射剂量达到 35～40Gy 后就可能干扰下丘脑、垂体轴功能,增加女性不孕的风险。

对患者心理的影响：如果没有对患者的生殖器官或分泌性激素的器官进行照射，患者出现的性反应一般是由心理原因造成的。相比于其他疾病，恶性肿瘤的预后情况仍不太理想，患者在治疗期间会产生焦虑等负面情绪，长期的负面心理状态会影响患者的生理功能。如果患者能够克服心理问题，大多数不会出现明显的性反应。

如何应对放疗导致的性反应

放疗导致的性反应可以分为性生活问题和生殖问题。两个问题在本质上有差异，其应对方式也有所不同。

性生活问题：随着医疗技术的发展，肿瘤患者的预后情况也在逐步改善，患者越来越关注预后的生活质量，其中就包括性生活质量。性生活有助于提高免疫力，提升白细胞数量，尤其是自然杀伤细胞，它们能有效清除体内受感染的细胞，性生活也是增加夫妻感情的重要手段。因此，如果患者不是对生殖系统进行放疗，原则上治疗期间也可以进行正常的性生活，前提是患者的身体状况允许，而且也有这方面的意愿。当然，作为患者家属，请与患者进行良好沟通，取得患者的充分理解，避免在这些问题上产生分歧。如果在性问题上有疑问，患者和家属可以主动与医生沟通。

生殖问题：在生殖问题方面，我们不建议患者在放疗期间进行备孕。无论是男性，还是女性，其生殖细胞都会受到辐射，理论上来说绝对不适合进行备孕。如果想要延续下一代，在放疗前医生会根据患者的具体情况给出建议，如冷冻生殖细胞；在放疗后，医生会综合考虑患者接受的放疗次数、剂量等因素，给出患者身体恢复的时间，建议患者在身体恢复后，在进行全面身体检查的基础上再开始备孕。

毛发脱落及应对

放疗是局部治疗，它只对具体放疗部位产生影响，如果放疗部位包括头部，那么头部就会出现脱发；如果放疗部位包括腋窝（如乳腺癌），那么腋毛会出现脱落；如果放疗部位包括眼眶附近，那么眉毛、睫毛也有可能脱落。一般情况下，如果放疗部位未涉及头部，就不会出现放疗相关的脱发。

放疗引起的脱发分为暂时性脱发和永久性脱发，其中绝大部分是暂时性脱发，小部分头部浅表肿瘤接受大剂量照射时可能会发生永久性脱发。脱发一般在放疗开始后2～3周发生，放疗结束后2～3个月头发会重新生长，在放疗结束后6个月头发会恢复到治疗前水平。

放疗引起的脱发主要与放疗照射区域大小、射线入射途径及剂量密切相关，如全脑放疗，会发生全脑面积75%以上的暂时性脱发；如颅内小肿瘤采用多角度射线入射，会发生散在的暂时性脱发；鼻咽癌放疗会出现后脑的局部暂时性脱发。

毛发是如何脱落的

头发的生长依赖于毛囊，人体头皮毛囊分为生长期、退化期和静止期三类，其中75%～80%的毛囊处于生长期。如果生长期毛囊受到一定的照射会引起暂时性脱发。暂时性脱发的主要机制与急性放疗剂量下引起毛囊周围血供减少有关。如果静止期毛囊受到照射则会引起永久性脱发，放疗相关的永久性脱发是指放疗造成静止期毛囊结构破坏，新发不能再生，这种情况一般是在毛囊受到高剂量照射时才会发生的（比暂时性脱发的照射剂量高2～3倍）。

文献报道的放疗引起暂时性脱发的照射剂量阈值为0.75～2Gy，而常规放疗一次为2Gy，也就是说只要头部接受了放疗，那么就会发生暂时性脱发。部分患者还会出现永久性脱发，这个情况主要是毛囊接受了大剂量照射，文献报道毛囊的单次致死性照射剂量为17Gy，这样大剂量的照射在临床中不会发生。但是对于头部皮肤鳞癌、基底细胞癌等表浅肿瘤，毛囊的累积照射剂量仍然可能造成永久性脱发。

可以预防或治疗放疗引起的脱发吗

放疗引起的脱发与毛囊受到的照射剂量有关，医生在设计放疗计划时可以在保证肿瘤靶区得到足够照射剂量的同时尽量减少毛囊的照射剂量。生长期毛囊主要分布于表皮内4.0～4.5毫米，有文献报道如果头皮受到的最大照射剂量小于12Gy，可能可以减少放疗相关暂时性脱发的发生，但是目前的放疗设备将头皮剂量控制在 12Gy 仍存在很大困难,所以预防暂时性脱发的发生确实比较困难。

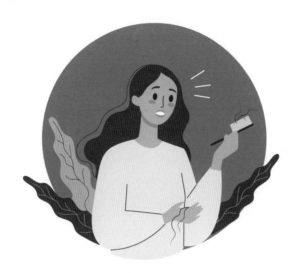

对于放疗后引起的持续脱发(放疗结束后 2～3 个月毛发仍未重新生长)可以每日两次局部使用 5% 米诺地尔(该药可以使局部小动脉扩张,刺激毛发生长)以促进毛发生长。

如何评价放疗引起的脱发

目前有很多对脱发严重程度进行评价的标准,以杜克大学脱发严重程度评分标准为例,头部左右两侧各占 18%,将每侧分为 4 个区域,分别占 5%、4%、4% 和 5%;头顶部占 40%,分为 4 个区域,每个区域各占 10%;头枕部(后脑勺)占 24%,分为 4 个区域,每个区域各占 6%,通过对比放疗前后脱发的数量进行脱发严重程度分级。S_0:没有脱发;S_1:≤ 25% 脱发;S_2:>25%～49% 脱发;S_3:50%～74% 脱发;S_4:75%～99% 脱发;S_5:无头发。通过自我评估,患者可以了解脱发严重程度,决定是否选择假发或将头发全部剃除。同时,由于脱发与放疗的剂量和部位密切相关,如果患者能及时将脱发信息反馈给医生,有利于医生对患者的治疗情况进行评估。

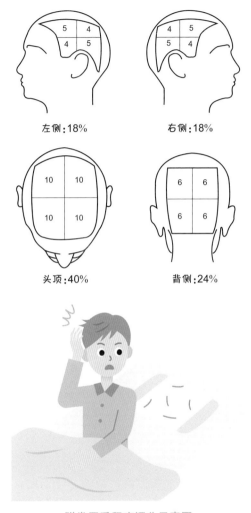

左侧：18%　　　　右侧：18%

头顶：40%　　　　背侧：24%

脱发严重程度评分示意图

日常生活中如何处理脱发问题

患者在放疗开始一段时间后，可能会注意到枕头、梳子、地面或者浴室排水管中堆积了比平时多的散落的头发，在整个治疗期间和治疗结束后的几周内，脱发的情况会持续。

如果明确需要进行头部放疗，建议患者提前将头发剪短，以免长发的重量对头皮产生牵拉,同时长发会影响头部固定效果,影响放疗精度;如果患者之前习惯了长发,可以分阶段剪短头发,以便慢慢适应新的形象。如果愿意尝试新的形象,甚至可以提前将头发全部剪掉。

日常生活中,患者应该尽量轻柔地梳头,如果头皮变得敏感、易痛,则可以使用柔软的梳子以减轻对头皮的刺激。若感觉头皮干燥、头屑增多,可以涂抹成分安全、无刺激性的润肤膏、杏仁油或橄榄油。睡觉时可以使用发网、软帽或头巾包住头发,以免脱落的头发掉落在床上。放疗后皮肤敏感性增加,尼龙(聚酰胺纤维)枕套可能刺激头皮,应避免使用,建议改用纯棉的床品。

平时注意使用温和的洗发、护发产品,以保持头发和头皮的滋润。洗发后切勿使用温度过高的吹风机或卷发棒,以免对头发造成伤害。治疗结束后半年内不要进行烫发和染发。

 小提示

如果腋毛脱落,切勿使用止汗剂或其他任何油脂类护肤品,这类产品会加重放疗后皮肤的损伤,可以使用爽身粉保持腋窝干燥,提高舒适度。

假发的使用建议

使用假发被认为是比较合适的保持形象的方式。那么在使用假发的过程中,患者应该注意些什么呢?

如何选择假发:假发一般分为两种,即人造假发和用真发制成的假发。人造假发的优点是价格便宜、轻便、易打理,平时可以自行进行定型、清洗;缺点是通常只有3～4个月的使用寿命,当假发的固定带松弛后假发就变得容易脱落。用真发制成的假发比较昂贵,但寿命较长,也比较自然,但需要小心护理,一般这类假发需要定期交予专业人员梳洗及定型。

患者应该选择与自己头发浓密程度相似、颜色与原本发色相近或淡一点儿的假发,这样看起来更加自然。假发的尺寸要配合头部大小,随着头发陆续脱落,假发的尺寸也应该进行调整。

如何佩戴假发:有些患者在佩戴假发时会感觉头皮不适,如果出现这种情况,可以在假发下戴一条棉质的方巾、丝巾或头罩。假发松脱是患者最为担心的问题,比较常用的解决方式是利用粘贴物或双面胶在头部两侧固定假发。这里建议患者经常改变粘贴的位置,以免引起局部头皮不适。

对于肿瘤患者而言,脱发可导致极大的情绪波动,有人感到愤怒,有人感到沮丧,在经历肿瘤的煎熬和治疗不良反应的打击后,又要面对脱发,许多人无法承受,而且脱发的情况也在时刻提醒着患者身患重病的事实。其实患者无须对此太过紧张,放疗导致的脱发绝大多数是暂时性的,在治疗结束后,头发会重新生长,患者也会恢复往日的形象,重拾生活的信心。

放射治疗期间的家庭护理

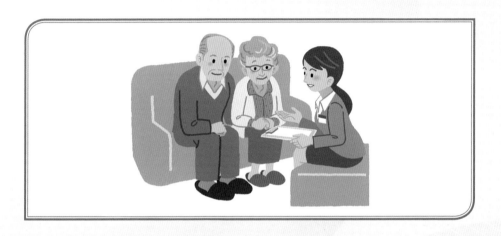

　　很多患者会认为放疗期间自己需要进行很多特殊的家庭护理。其实不然，放疗期间待在家里，对患者来说最重要的是抛开思想包袱。对于不同肿瘤，家庭护理内容稍有差异，常见的护理内容包括口腔清洁、疼痛管理、洗澡问题、穿衣问题等。同时，我们还要关注患者和家属的心理问题，缓解他们的负面情绪。

一年、三年、五年生存率到底意味着什么

一年、三年、五年生存率是指患某种肿瘤的所有患者经过综合治疗后，随访一年、三年、五年以上，统计这些患者中生存一年、三年、五年以上患者的比例。为什么用一年、三年、五年作为时间点呢？这是因为从概率上讲患者经过治疗后五年内不复发，再次复发的概率就很低了，接近治愈的水平，故常用五年生存率表示各种癌症的治疗效果。据统计，经过综合治疗后，肿瘤发生转移和复发的时间大多在三年之内，还有部分晚期肿瘤患者肿瘤发生转移和复发的时间在一年内。所以，医学专家一般统计的就是一年、三年、五年生存率。

统计生存率的目的

生存率是一个统计结果，与统计的样本量（患者数量）、患者的基础身体状况（免疫力、是否患有其他疾病等）、人种、年龄、心理状况、生活习惯、治疗手段（包括药物、手术及放疗）等许多因素相关，这种统计结果可以在某种情况下反映治疗效果。但是，如果以报道的生存率对自己进行判断，那就是不合适的，即使是同一地区、相同年龄、同样病理类型的肿瘤患者，采用的治疗手段也相同，最后的生存时间也不一定一样，因为每个人的基础身体状况、对治疗的敏感性、心理状况等有所不同，这些因素都会影响最终的治疗效果。

如何看待五年生存率

网上的生存率数据：一旦被诊断为肿瘤，相信患者或者家属一定会在网上查询该肿瘤的五年生存率。首先需要明确一点，同一种肿瘤，分期不同，治疗后的五年生存率差异是相当大的。以某癌为例，数据显示 1 期五年生存率为91%，而 4 期五年生存率不到 20%。如果患者被确诊时已经发展至 4 期，是不是就意味着经过综合治疗后只有 20% 的概率再活 5 年呢？答案是否定的，因为统计数据是滞后的，真实的生存率应该比患者看到的报道数据要高，五年生存率的统计时间至少要从 5 年前开始，而现有的诊断与治疗水平肯定高于 5

年前,所以患者实际的五年生存率要比网上查到的数据高。

技术不断发展,生存率不断提高:以鼻咽癌为例,在二维放疗技术时代,五年生存率为 55%;到了三维放疗技术时代,五年生存率提高到了 65%;进入调强放疗技术时代后,五年生存率达到了 85%;进入图像引导 + 调强放疗技术时代,五年生存率已经达到 90%。

以五年生存率 20% 为例,这里的 "20%" 是指统计到的患者中有 20% 能生存超过 5 年,另外 80% 会出现肿瘤复发、转移甚至死亡,数据代表统计人群的整体情况,而非患者的个人情况。患者无法改变肿瘤的分期及病理类型,但是可以改变不良生活习惯、积极了解治疗相关注意事项、配合医生进行最适合自己的治疗,以提高治疗效果,减少不良反应,延长寿命。

肿瘤在全球二十大死亡原因中的排名

如果患者对看到的统计数据仍然担心不已,那么我们来看看世界卫生组织 2016 年统计的全球二十大死亡原因,排名前 5 位的死因中并没有肿瘤,结直肠癌排名第 17 位,10 万人中死亡人数约为 10 人,排名第 1 位的缺血性心脏病 10 万人中死亡人数约为 126 人,而车祸的 10 万人中死亡人数约为 18 人。如果患者不幸同时患有缺血性心脏病和结直肠癌,他会更担心哪一种疾病呢? 患者肯定不会过分担心缺血性心脏病对自己生命构成的威胁,同时也不会把车祸与自己联系起来,这就是大家对肿瘤存在的认知偏差,既然肿瘤的 10 万人中死亡人数相比其他情况要低很多,我们又何必太在意呢?

WHO 统计的 2016 年全球二十大死亡原因

排名	原因	10 万人中死亡人数
1	缺血性心脏病	126.419
2	卒中	77.469
3	慢性阻塞性肺疾病	40.76
4	下呼吸道感染	39.63
5	阿尔茨海默病和其他痴呆	26.692
6	肺癌	22.886

排名	原因	10 万人中死亡人数
7	糖尿病	21.423
8	车祸	18.793
9	腹泻	18.53
10	结核	17.327
11	肝硬化	16.806
12	肾脏疾病	15.812
13	早产并发症	13.58
14	艾滋病	13.562
15	高血压、心脏病	12.03
16	肝癌	11.118
17	结直肠癌	10.647
18	自杀	10.631
19	胃癌	10.187
20	出生窒息和出生创伤	9.095

不同肿瘤的五年生存率

相比其他死因而言,肿瘤的死亡率是比较低的,但是肿瘤的治疗仍然面临许多挑战。在这里列出美国常见肿瘤经过规范化治疗后的五年生存率,可以看出,除去非霍奇金淋巴瘤、肺癌、食管癌、胰腺癌、肝癌,其他肿瘤的 1 期五年生存率均超过 90%。所有这些早期五年生存率超过 90% 的肿瘤是目前发病率较高的肿瘤,这些肿瘤可以通过早期筛查发现并及时进行治疗,如果能够早发现、早治疗,部分肿瘤是可以达到临床治愈的,这也再次提醒大家定期体检的重要性。如果针对所有分期进行统计,乳腺癌、前列腺癌的五年生存率分别为 90% 与 99%,所以大家应该把肿瘤看成是一种常见病、慢性病,以积极的心态去配合医生进行治疗,治疗结束后尽快恢复正常生活,重新投入工作,融入社会。

美国常见肿瘤患者经过规范化治疗后五年生存率

单位:%

肿瘤	早期	中期	晚期	所有分期
前列腺癌	100%	99%	31%	99%
甲状腺癌	100%			98%
睾丸癌	100%			99%
乳腺癌	99%	86%	27%	90%
皮肤黑色素瘤	99%	65%	22%	92%
子宫癌	96%	69%	17%	81%
膀胱癌	95%	36%	5%	77%
肾脏	93%	70%	12%	75%
卵巢癌	92%	75%	29%	48%
口腔癌	92%	75%	29%	48%
结直肠癌	90%	71%	14%	64%
非霍奇金淋巴瘤	84%	75%	65%	72%
肺癌	57%	31%	5%	19%
食管癌	47%	25%	5%	20%
胰腺癌	37%	12%	2%	9%
肝癌	33%	11%	2%	18%

放疗期间的口腔护理

对于头颈部肿瘤患者,尤其是鼻咽癌患者而言,口腔清洁显得尤为重要。文献报道 80% 接受放疗的头颈部肿瘤患者会有不同程度的口腔并发症。常见的急性并发症有放射性口腔黏膜炎,细菌、病毒、真菌感染,放射性口干、味觉异常等;慢性并发症有放射性黏膜炎、纤维化、口干燥症、放射性龋齿、张口受限、放射性骨坏死、味觉错失、味觉异常以及真菌、细菌感染等。许多研究证实,做好口腔的清洁和康复训能够明显减少放疗相关并发症的发生。

口腔不良反应产生的原因

放射性口腔黏膜炎为最常见的急性口腔反应,其发病机制是多因素作用的结果:①患者自身因素,不良的口腔卫生习惯、既往牙周疾病史、吸烟以及营养不良是目前比较公认的危险因素;②药物或射线对口腔组织的损伤,而放疗技术、放疗分割模式、剂量及放疗部位以及是否合并使用化疗药物、靶向治疗药物等都与其发生相关;③免疫系统和其他保护系统的功能减弱(如骨髓抑制,组织中免疫细胞及唾液保护成分丧失)干扰了组织的正常愈合功能;④口腔环境的特殊性,如口腔黏膜细胞的高代谢周期、口腔微生态环境的多样性及复杂性等。

口腔不良反应的表现

放射性口腔黏膜炎表现为口腔黏膜充血、红斑、糜烂、溃疡及纤维化等,患者出现疼痛、进食困难、口干、味觉障碍等。一般在放疗后两周出现,可持续到放疗结束后两周,按其严重程度可以分为四度。Ⅰ度:患者口腔黏膜产生红斑,伴随轻微疼痛,不影响正常进食;Ⅱ度:患者口腔黏膜产生斑点状黏膜炎,有浆液性液体渗出,疼痛比较剧烈,伴随口腔溃疡,但是能够进食半流质食物;Ⅲ度:患者产生成片纤维素性黏膜炎,疼痛剧烈,只能进食流质食物;Ⅳ度:患者病情已经发展到局部黏膜坏死,伴随出血和溃疡,无法正常进食。

口腔不良反应的预防

急性并发症出现后一般以对症治疗为主,晚期并发症通常治疗效果差,严重影响患者的生活质量,对患者的远期生存率也会产生不良影响。因此,对口腔相关并发症的预防显得尤其重要,预防的重要措施是口腔清洁。通常预防措施包括以下三个方面。

限制口腔放疗剂量:放疗团队应该尽可能减少口腔放射剂量,或者使用张口器。即便如此,在头颈部放疗中仍很难避免口腔不良反应的发生。

放疗前做好口腔基础疾病的处理：建议患者在放疗前两周进行口腔检查、改善口腔卫生、清除口腔病灶、拆除金属义齿、拔除残根残冠及未完全萌出的阻生齿、治疗龋齿、治疗牙周病及广泛根尖周病变等口腔炎症。如有创面，要等待其愈合后才能进行放疗，一般建议在拔牙2～3周后再进行放疗。日常生活中建议使用含氟量较高的牙膏。放疗前应取出口腔内已有的金属义齿，活动义齿需在放疗结束后经过一段时间再佩戴，以免造成黏膜损伤。

做好日常口腔护理：患者应该戒烟、戒酒，多饮水，避免进食过热、酸性及辛辣食物。保持良好的口腔卫生，建议每天使用柔软的牙刷（如硅胶牙刷）或牙线进行4～6次口腔清洁，同时使用含氟牙膏以及生理盐水或者不含酒精的碱性漱口水清洁口腔。如果感觉口干，可使用口腔保湿剂、人工唾液、水溶性果冻、干口含片或干口胶等润滑口腔。

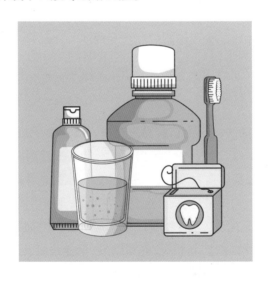

放疗后能拔牙吗

要回答这个问题，首先要清楚一点，患者的放疗部位到底在哪里，放疗的剂量是多少，这些才是影响拔牙的关键因素。如果患者的口腔部位并未受到照射，那么就完全不用担心拔牙的问题，如单纯颅内、胸部、腹部、盆腔及乳腺部位的放疗等。如果头颈部肿瘤放疗照射到口腔(如鼻咽癌、舌根癌、牙龈癌等),尤其是在口腔的照射剂量比较大的时候(≥ 30Gy),放疗后尽量不要拔牙。在此情况下如果的确需要拔牙,需要在放疗结束 3 年后拔牙。如果口腔照射剂量 ≥ 60Gy,即使是放疗 3 年后再拔牙也会有较大的风险。

放疗后为什么不能拔牙

口腔癌、鼻咽癌等放疗后容易导致放射性龋齿、牙龈红肿、齿槽溢脓等多种难治性口腔疾病,严重者可发生放射性颌骨坏死。放射性颌骨坏死的危险因素包括放疗方式与剂量、放疗后颌骨手术、放疗后拔牙、患者不良的口腔卫生习惯、肿瘤分级以及肿瘤对周围颌骨的浸润等,而放疗之后的口腔、颌面部手术及拔牙是其常见诱因。因此,口腔癌、鼻咽癌放疗后尽量不要拔牙。对于放疗后发生龋齿的患者,主要以修补龋齿为主。

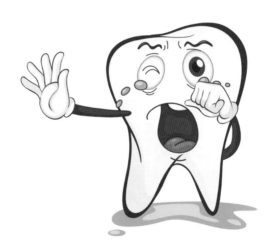

什么是放射性颌骨坏死

放射性颌骨坏死主要特征是坏死及感染,临床表现为局部疼痛、张口受限、语言障碍、吞咽困难、死骨暴露、面颈部软组织瘘管经久不愈,严重者甚至出现颌骨病理性骨折。一旦抗感染治疗无效,炎症可使患病部位皮肤形成瘘管,终日脓血不止,患者因不能正常进食而出现营养不良,甚至出现恶病质,最后死于脓毒血症或全身器官功能衰竭。

放射性颌骨坏死的后果非常严重,因其发病机制尚不明确,故重点在于预防,尽量避免高危因素,如高剂量放疗(如果没有涉及颌骨靶区,颌骨的照射剂量应尽量控制在 ≤ 30Gy;如果涉及照射颌骨,尽量减少颌骨照射体积和剂量)、放疗后拔牙及手术创伤等。放疗后拔牙的主要原因是放射性龋齿,因此要在放疗全程(放疗前、放疗过程中及放疗后)重点预防放射性龋齿。

放疗前:具体内容见放疗期间的口腔护理部分。

放疗过程中:口腔内发现溃疡时,可局部涂抗生素软膏并加强口腔护理,及时治疗早期出现的感染。局部应用氟化物有预防放射后继发性龋齿的效果。放疗后有口干燥症的患者应当局部使用氟化物、人工唾液。对非照射区可采用口腔支架予以隔离保护,减少放射剂量。

放疗后

1. 注意休息,勤漱口,保持口腔卫生。

2. 适当补充营养,对于进食困难的患者,可以请营养师制订个性化营养方案。

3. 坚持运动,坚持进行张口锻炼及口腔康复按摩,包括左右脸颊、上颌部、下颌部及唇部按摩。

4. 定期复诊,及时检查口腔情况。即使没有出现并发症,放疗后第 1 年也要坚持每 1～3 个月进行一次口腔检查,以后可以根据情况调整至每半年至 1 年检查一次。

5. 口干明显者,可以用桑叶、菊花、玄参、麦冬、天花粉、石斛、北沙参等中药煎服以增液生津,扶正固本,能有效缓解口干、咽喉不适;也可使用人工唾液缓解口干症状。

放疗后必须拔牙怎么办

放疗后应该尽量避免拔牙,因为放疗后拔牙被认为是放射性颌骨坏死的主要危险因素。由于解剖学的差异,下颌骨比上颌骨更容易发生坏死,尤其是在下颌磨牙区的颊侧骨皮质处,这是由于该区域下颌骨血供相对较差,骨质较致密,吸收射线较多。对于出现严重的牙周炎、牙龈炎、高热,或者因外伤等原因必须拔牙的患者,一定要与口腔科医生进行详细沟通,医生会根据患者的具体情况制订完备的治疗方案。一般包括完善治疗前血常规检查,尽量减少手术创面；提前 3 天使用抗生素预防感染，抗生素的使用一般要持续到手术后 1～2 周，并在使用后的第 3 天以及第 10 天复查血常规，并注意有无发热、口腔肿痛、瘘管形成等情况。

放疗期间是否可以洗澡

　　总的来说在放疗期间患者是可以洗澡的，洗澡能让人感觉精神焕发，同时有助于去除皮肤上的污渍及可能引起感染的细菌。但是，具体是否可以洗澡，以及洗澡时应注意什么，需要根据患者的实际放疗部位及身体状况来确定。一般而言，对于头颈部放疗、乳腺癌胸壁放疗患者，上述部位应该尽量避免淋湿，避免皮肤反应加重；对于身体内在靶区放疗的患者，应尽量避免揉搓放疗区域以及射线穿过的皮肤（如胸部肿瘤患者，前胸壁及后背部位有可能有射线通过，应该尽量避免揉搓这些部位的皮肤），减少洗澡次数。

　　放疗期间患者洗澡还要注意以下几点：洗澡时只能使用温水，水温不能过热，避免长时间热水淋浴，不要将放疗部位皮肤长时间浸入浴缸中，这些都有可能加重皮肤反应。

　　对于皮肤剂量不是很高的放疗部位，以及没有皮肤皱褶的部位，皮肤反应出现的概率较低，可以用干净的温水、温和的低 pH 清洁剂或生理盐水轻轻清洗治疗区域皮肤，不揉搓，洗完后用温水冲洗干净。用柔软的毛巾覆盖或者轻轻拭干水分或使皮肤自然干燥。

　　对于头颈部、乳腺、皮肤处照射剂量超过 40Gy 的皮肤（具体部位可以咨询医生）应该禁止泡澡，淋浴时要充分保护这些部位，避免淋湿，以免加重皮肤反应。对于已经出现皮肤反应的皮肤则禁止淋浴，根据相应的皮肤反应采取保护措施。患者需要特别注意轻柔对待皮肤皱褶部位，如腋下、乳房、腹股沟、臀部的皱褶处以及肥胖患者颈部的皮肤等，这些部位若在放疗区域，则更容易出现放疗反应。一旦发现受照部位皮肤出现 Ⅱ 度皮肤反应，请暂时不洗澡或避免放疗区域沾水并立即联系医生处理。

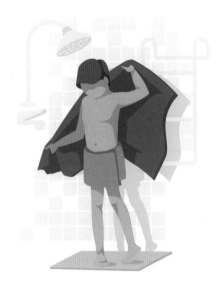

放疗区域的皮肤很脆弱,清洗不当可能加重皮肤反应,所以患者在洗澡的时候要十分小心。定位时会在固定模具或者患者皮肤上画标记线,放疗时方便治疗师找到需要放疗的部位,以保证治疗的重复性和准确性。如果患者皮肤上有标记线,洗澡时应特别注意保持体表标记线的清晰,放疗全部结束后才能洗掉这些标记线。患者在接受放疗期间免疫力相对较差,洗澡可能引起感冒,尤其是在冬季,因此洗澡时一定要注意保暖,避免感冒。

总而言之,放疗期间患者原则上可以洗澡,但是洗澡时一定要注意保护局部皮肤,尤其是皮肤放疗剂量较高的部位,同时注意保暖,避免感冒。

放疗是否会引发疼痛

许多患者担心放疗会引发疼痛,实际上放疗本身不会引发疼痛,放疗过程中患者不会有特殊的感觉。放疗的原理是射线进入人体后直接损伤 DNA,或者间接电离水分子产生自由基后再损伤 DNA,从而使肿瘤细胞失去无限增殖的能力,进而达到杀灭肿瘤细胞的目的。因此,放疗不会像手术那样需要直接破坏皮肤、肌肉、血管及神经等引起疼痛,也不会有其他感觉。许多患者在放疗时会感到疼痛,部分患者甚至有烧焦感,这些大多是由于过分担心放疗引起的错觉。

为什么会产生疼痛错觉

经过一段时间的放疗后,射线对人体造成了一定损伤,某些组织器官的损伤累积到一定程度后表现出来的结果就是疼痛,如放疗引起的口腔溃疡,溃疡导致口腔疼痛;放疗引起食管炎,导致吞咽疼痛;头部放疗时引起脑部水肿,导致头痛。不同部位放疗引起损伤的组织器官不同,表现出来的症状也不同,引发的疼痛通常是局部的、暂时性的,可以通过及时处理得到缓解、消除。

患者在放疗过程中能听到射线发射出的预警声,以及治疗机器内部一些部件运动产生的声音,这些都是设备运行时正常的声音,如果患者对这些声音感到不舒服,可以在治疗室内播放喜欢的音乐或者使用耳塞。

疼痛的应对

疼痛是一种不适、不快的感觉和情绪经历,通常由身体组织受损引起。当神经受到冷、热、肿瘤或肿瘤周围组织的压迫或刺激时,便会产生痛感。几乎所有的癌症患者都要经历疼痛,对于遭受疼痛的患者来说,如果能够深入了解疼痛的成因、积极配合有效的治疗,疼痛通常能够缓解和消除。同时,患者需要明白,疼痛与病情是否恶化并无直接关系,即使有疼痛也不代表病情严重或恶化。

疼痛的分类

急性疼痛:急性疼痛来得快、去得也快,通常是犹豫烧伤、割伤或扭伤所致,伤口愈合后疼痛就会消失。

慢性疼痛:癌症引起的疼痛通常属于慢性疼痛,即长期疼痛,一般不会因为休息而缓解,需要针对性的治疗才能减轻痛感。

肿瘤引发疼痛的原因

生理因素:①肿瘤周围组织或神经受到肿瘤的压迫引起疼痛;②机体感染引起疼痛;③放疗或手术后伤口引起疼痛;④癌细胞转移或扩散引起疼痛,最常见的是:骨转移引起的疼痛;⑤有时远离肿瘤的部位也会感觉到疼痛,这是因为疼痛可以经神经传递到身体的不同部位,如胸部肿瘤的疼痛刺激可以被传递到肩膀或手臂。患者通常将新出现的疼痛视为病情恶化或转移的标志,但其实疼痛与病情并没有必然联系,不过一旦出现新的疼痛问题,需及时通知医生,便于医生评估情况,制订新的治疗方案。

情绪因素:负面情绪,如恐惧、焦虑等有可能加剧疼痛。情绪因素还会导致如哮喘、心脏病和胃溃疡一类疾病的恶化。

外部因素:疼痛还有可能源于工作环境或社交生活,若朋友或同事刻意回避、疏离患者,患者身心无疑也会受到伤害,进而感到疼痛。

疼痛的评估

应该对肿瘤患者进行疼痛筛查,并在此基础上进行详尽的疼痛评估,根据评估结果进行合理、有效的处理。医护人员应该主动询问肿瘤患者有无疼痛,并常规评估疼痛程度,及时进行相应的病历记录,一般情况下应当在患者入院后 8 小时内完成。对于疼痛的评估,应该遵循全面评估、动态评估的原则。

对于疼痛,可以采用疼痛数字分级法(NRS)、面部表情疼痛评分量表法、主诉疼痛程度分级法(VRS)等进行评估。

疼痛数字分级法是让患者自己选择最能反映疼痛程度的数字(0 为不痛,10 为极痛)。0 级:无疼痛,NRS 评分 0 分;Ⅰ级:轻度疼痛,可忍受,不影响睡眠及正常生活,NRS 评分 1～3 分;Ⅱ级:明显疼痛,难以忍受,影响睡眠及正常生活,需要使用镇痛药,NRS 评分 4～6 分;Ⅲ级:剧烈疼痛,强迫体位,睡眠受到严重影响,必须使用镇痛药,NRS 评分 7～10 分。

面部表情疼痛评分量表法是由医护人员根据患者疼痛时的面部表情状态,对照面部表情疼痛评分量表表进行疼痛评估。该方法适用于表达困难的患者,如儿童、老年人、存在语言文化差异或其他交流障碍的患者。

| 无痛 | 一点儿疼痛 | 轻度疼痛 | 中度疼痛 | 重度疼痛 | 剧痛 |

面部表情疼痛评分量表

主诉疼痛程度分级法主要是根据患者对疼痛的主诉将疼痛程度分为轻度、中度、重度三类。轻度疼痛:有疼痛,但可忍受,生活正常,睡眠未受到干扰;中度疼痛:疼痛明显,不能忍受,要求服用镇痛药,睡眠受到干扰;重度疼痛:疼痛剧烈,不能忍受,需要服用镇痛药,睡眠受到严重干扰,可伴有自主神经功能紊乱的表现或被动体位。

疼痛的治疗

对于肿瘤引发的疼痛,应当进行综合治疗,根据患者具体的病情和身体状况恰当使用止痛手段,及早、持续、有效地消除疼痛,预防和控制药物的不良反应,降低疼痛和相关治疗带来的心理负担,提高患者的生活质量。治疗包括病因治疗、药物治疗和非药物治疗。

病因治疗:对于肿瘤引发的疼痛,可以利用手术、放疗、化疗或激素疗法来缩小肿瘤。①手术:手术可以切除肿块,消除对器官的压迫。②放疗:一方面,放疗可以缩小肿瘤,减缓疼痛;另一方面,放疗可以通过照射骨转移部位达到较好的缓解疼痛的效果。通常一两次照射就足够了,但一般需要 7～10 天止痛效果才能显现,期间医生会给予患者镇痛药暂时控制疼痛。放射性同位素也可以缓解骨转移带来的疼痛,静脉注射放射性药物后同样可以止痛,常用的放射性元素是锶 –89。③化疗:化疗可以缩小肿瘤,但并非对每个人每个阶段都有效,不良反应也因人而异。④激素治疗:该方法只对特定肿瘤引发的疼痛有效,如前列腺癌、乳腺癌等。

药物治疗:许多人对于使用镇痛药有顾虑,特别是吗啡类的强效镇痛药。有一些患者认为除非疼痛到了不能忍受的阶段,否则最好不要使用镇痛药,这种观念只会让患者承受不必要的痛苦。各类疼痛都有针对性的镇痛药,即使长期使用也不一定会降低药物的止痛效果。还有一些患者认为使用吗啡代表病情恶化了。事实上吗啡是常用的镇痛药,使用与否和病情严重程度无关。更多的患者认为使用镇痛药会上瘾。其实,使用镇痛药并不会造成患者对其心理上的依赖,医生会按照患者的个体情况调整镇痛药的剂量,即便长期使用也是安全的。

当然,药物止痛治疗应该遵循以下五项基本原则,即口服给药、按阶梯用药、按时用药、个体化给药和注意具体细节。

如何进行药物镇痛

口服给药

镇痛药包括口服片剂、药水(吞咽困难的患者使用)、含片、栓剂、药贴、针剂等形式,口服是最常用的给药途径。

按阶梯用药

根据患者的疼痛程度,有针对性地选用不同性质、作用强度的镇痛药。镇痛药的类型有统一的国际标准,称为"止痛阶梯"。

轻度疼痛:可选用非甾体抗炎药,如阿司匹林、对乙酰氨基酚、布洛芬。虽然这类药物药性温和,但服用时仍需要遵照医嘱,切勿过量服用。这类药物可能损伤胃壁,导致消化不良、胃出血等。

中度疼痛:可选用弱效阿片类药物或低剂量的强效阿片类药物,并可联合应用非甾体抗炎药以及辅助镇痛药(镇静药、抗惊厥药和抗抑郁药等)。这类药物需要医生的处方,包括可待因、右旋丙氧芬、曲马朵。这类药物的副作用包括嗜睡、便秘、口干。

重度疼痛:首选强效阿片类药物,并可合用非甾体抗炎药以及辅助镇痛药(镇静药、催眠药、抗惊厥药和抗抑郁药等)。吗啡是最常见的强效镇痛药,其他药物还包括芬太尼、羟考酮、丁丙诺啡、美沙酮等。吗啡可以与其他镇痛药一起使用,可以口服,也可以静脉注射。治疗剂量的吗啡通常不会导致患者上瘾,但突然停用吗啡会引起机体的不良反应。这类药物的副作用包括嗜睡、便秘、恶心、口干。患者需严格遵照医嘱服药。

按时用药

服用镇痛药的目的是缓解疼痛,所以即使疼痛未发作也需按照医嘱定时服药。药物进入人体后需要一段时间才能被吸收,进而发挥作用。如果患者未按时服药,在药物还未发挥作用时就出现了疼痛,那么患者就需要承受疼痛的煎熬。通常镇痛药的镇痛效果可以维持到下次服药时,如果未到服药时间就已经感觉疼痛,则患者需要及时与医生沟通,医生会根据情况提高药物剂量或者更换药物种类。

3. 非药物治疗　如果疼痛实在是难以控制,通常医生会建议转移到疼痛专科,接受新的治疗方法。①阻塞神经传导:原理是阻断神经传导,阻止疼痛传到脑部,常用方法是冷冻疗法、射频消融及长效局部麻醉。②经皮神经电刺激(TENS):以电流刺激神经,引起全身分泌内啡肽,该方法有助于缓解疼痛,对特定部位有效。③针灸:原理和效果与TENS类似。④催眠疗法:催眠有助于止痛,但单独使用效果有限。自我催眠能减轻心理上的疼痛反应,同时松弛神经。⑤放松练习、瑜伽、静坐、深呼吸等:患者可以通过以上方式放松心情、转移注意力,减缓疼痛。

放射治疗期间的营养问题

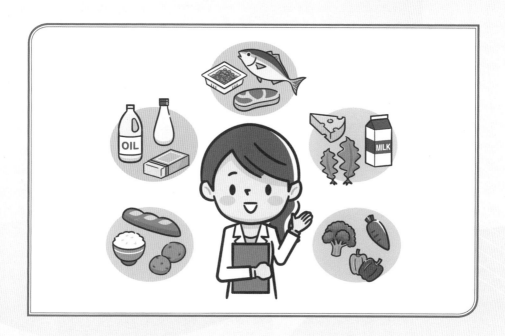

　　食物是人体与外环境联系最直接、最频繁、最大量的物质,也是机体内环境及代谢的物质基础。营养从一定程度上可以影响恶性肿瘤的启动和进展。食物中既存在着致癌因素,也存在着抗癌因素。通过这部分内容,大家可以了解致癌物清单、日常营养建议以及如何通过饮食缓解、改善放疗过程中常见不良反应,使身体达到最佳营养状态,顺利完成治疗,获得最佳治疗效果。

致癌物清单

2018 年 3 月,世界卫生组织下属的国际癌症研究机构对曾经发布过的致癌物清单进行了再次更新,下面列举的一级致癌物,对人体有明确致癌作用,存在于日常饮食中。

酒精

酒精经过代谢会成为乙醛,而乙醛会引起 DNA 损伤和突变。这种损伤导致 DNA 双链断裂,细胞中 DNA 的损伤积累促进了细胞自身的降解,而这种损伤引起的错误修复会引发恶性肿瘤。亚洲有 5.4 亿人携带乙醛脱氢酶基因突变,导致乙醇转化为乙醛之后难以继续转化为乙酸,有毒的乙醛在体内蓄积,引发更严重的后果。因此喝酒脸红不是代表酒量好,恰恰是乙醛转化障碍的危险表现,更应限制饮酒。喝酒还能增加女性雌激素水平,增加罹患乳腺癌的风险,这就是在乳腺癌患者当中主张"禁酒"而不是"限酒"的原因。

流行病学发现许多食管癌患者有大量饮酒史。酒精可作为致癌物的溶剂,促进致癌物进入食管,造成食管黏膜损伤,为食管癌的发生创造条件。另外,大量饮酒增加肝脏分解酒精的负担,使肝脏丧失正常功能,增加发生肝癌的可能性。

《中国居民膳食指南(2016)》对于饮酒的建议如下:①儿童青少年、孕妇、乳母不应饮酒。②成人如饮酒,一天饮用酒的酒精量应控制在男性不超过 25 克,大致等同于 750 毫升啤酒,或 250 毫升葡萄酒,或 75 毫升 38 度的白酒,或 50 毫升高度白酒;女性不超过 15 克,大致等同于 450 毫升啤酒,或 150 毫升葡萄酒,或 50 毫升 38 度白酒,或 30 毫升高度白酒。

2018 年的一项研究在比较了来自全球 19 个国家近 60 万人的健康状况和饮酒习惯后得出结论:喝酒没有"安全阈值",且喝得越多寿命越短!比起每周酒精摄入量在 0～100 克的人,每周酒精摄入量在 100～200 克的人在 40 岁时寿命要减少 6 个月;每周酒精摄入量在 200～350 克的人寿命减少 1～2 年;每周酒精摄入量在 350 克以上的人,寿命会缩短 4～5 年。

小贴士

吸烟及二手烟

　　肺癌是世界上最常见的癌症,经常吸烟会使患肺癌的风险增加40倍左右。吸烟还会增加喉癌、唇癌、舌癌、口腔癌、食管癌、胃癌、结肠癌、胰腺癌、膀胱癌、肾癌、宫颈癌等的发生风险。吸二手烟和三手烟同样致癌,所以大家尽量不要和吸烟的人共处一室,也不要待在吸过烟的房间里,以避免吸入致癌物质。

加工肉制品

　　加工肉制品指的是采用腌制、熏制、发酵等方式加工的肉类,过量食用加工肉制品会增加结直肠癌发生率。当然,大家不要认为吃了加工肉制品就一定会致癌,致癌性≠致癌强度,是否致癌受进食量、进食环境、生活方式等多种因素影响。

中式咸鱼

　　咸鱼往往经过高浓度盐的长时间腌制,会生成亚硝基化合物(如亚硝基二甲胺),在体外实验中证明有致癌性。咸鱼是鼻咽癌的致病原因之一,长期食用还有引发食管癌和胃癌的风险。

槟榔果及槟榔嚼块

　　目前已经明确咀嚼槟榔与口腔癌的发生密切相关,如果是咀嚼含烟草成分的槟榔嚼块那后果就更严重了,会增加口腔癌、食管癌、咽喉癌的发生风险。

华支睾吸虫或麝后睾吸虫感染

　　华支睾吸虫或麝后睾吸虫感染与腺癌、胆管癌相关,所以大家尽量不吃醉虾、醉蟹、淡水鱼生鱼片等食物。

黄曲霉毒素

　　黄曲霉毒素是目前已知的最强致癌物。它主要存在于发霉的花生、玉米、豆类、稻米、小米、小麦等粮食、坚果和油类产品中。长时间食用含低浓度黄曲霉毒素的食物,除诱发肝癌外,还能诱发胃癌、乳腺癌和肠癌等。及时清洁处理过食物的筷子和砧板并将其保持干燥,这样做对于预防黄曲霉毒素生成也很重要。

苯并芘

烧烤时肉中的脂肪会被烤出来,滴到下方的炭火上,看起来十分诱人。其实,这是在几百摄氏度的高温下油脂分子发生的聚合反应,生成了多环芳烃,其中最有名的是强致癌物苯并芘,苯并芘随着一缕缕青烟飘上来,被烤肉拦截并吸附在表面。研究表明,苯并芘会增加皮肤癌、肺癌、肝癌、胃癌、肠癌等多种癌症的发生率。

幽门螺杆菌感染

幽门螺杆菌是目前已知的能在人类胃中生存的唯一微生物种类,与胃癌的发生密切相关。咸食可能会增加幽门螺杆菌感染的风险,并协同作用促进疾病的发展。有证据表明,食用大量腌制蔬菜会促进幽门螺杆菌的产生,从而增加患胃癌的风险。

不良的饮食习惯

如进食过烫（温度超过65℃）食物、暴饮暴食、三餐不定时等,会造成食管黏膜的慢性理化刺激、机械性损伤、胃液分泌紊乱等,最终增加消化系统肿瘤的发病率;低膳食纤维摄入与结直肠癌的发生率高度相关;高脂肪食物摄入过多可能引发乳腺癌、直肠癌、胰腺癌和前列腺癌。

防癌十条建议

全国肿瘤登记中心数据显示,2015 年恶性肿瘤发病约 392.9 万人,死亡约 233.8 万人。平均每天超过 1 万人被确诊为恶性肿瘤,每分钟有 7.5 个人被确诊为恶性肿瘤。即便如此,很多人依然以为恶性肿瘤离自己很远,从而忽视了健康生活方式的重要性。2018 年世界癌症研究基金会联合美国癌症研究所发布了《关于生活方式和癌症预防专业报告》,并给出了适合每个人的十条防癌建议。

建议 1:保持体重在健康范围内并避免成年期增重。

多项研究表明,肥胖是导致多种恶性肿瘤的原因。那什么叫肥胖呢?最简单、常用的指标就是身体质量指数(BMI),它等于体重(千克)除以身高(米)的平方(千克 / 米^2),假如一个人的体重是 50 千克,身高是 1.6 米,那么身体质量指数就是 19.5。我国人群(18～64 岁)身体质量指数标准范围是18.5～24,>24～28 为超重,>28 则为肥胖。儿童时期的超重和肥胖很可能会持续到成人之后,因此对于健康体重的保持需要从娃娃抓起,不要以为孩子就应该白白胖胖。另外,中年发福也值得警惕,2017 年一项大样本人群数据分析,对 11.8 万美国人进行了长达几十年的随访,发现中青年期体重增加更多的人群在步入老年后糖尿病、高血压、心血管疾病和肿瘤的发病率更高。

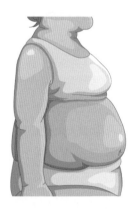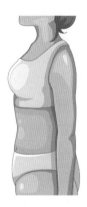

建议 2:让运动成为生活的一部分。

欧美有一项涉及 144 万人的研究显示,运动可以降低 13 种恶性肿瘤的发病风险,其中最高的是食管癌,发病风险降低了 42%。世界卫生组织推荐每个成年人每天积极锻炼,每周至少进行 150 分钟的中等强度运动或者至少 75 分钟的剧烈运动。请注意这是最低标准,如要达到预防肿瘤的目的,运动量和效果是成正比的,如果需要起到显著的控制体重的作用,每天需要进行 45～60

分钟的中等强度运动。

到底什么是中等强度运动呢？中等强度运动指的是心率提高到最大心率的 60%～75% 的运动。一个人的最大心率，可以用"220- 年龄"这个简单的公式来大致估算。一个 20 岁的青年，最大心率约为 200 次 / 分，要达到中等强度运动心率至少需要维持在 120～150 次 / 分；一个 50 岁的中年人最大心率约为 170 次 / 分，要达到中等强度运动心率维持在 102～128 次 / 分即可。什么样的运动方式比较好呢？只要是强度和时间达标，任何适合自己的运动都可以，慢跑、骑车、游泳、羽毛球、跳舞等都可以是不错的选择。需要注意的是，未达到目标心率的运动是没有效果的，也就是说散步 1 小时不如慢跑 30 分钟。

由于肥胖人群体内脂肪过多而肌肉力量不足，故建议他们在专业教练的指导下运动以避免运动损伤。肥胖人群适合做低冲击有氧运动。低冲击有氧运动是指对关节压力较小的运动，椭圆机、自行车、游泳，尤其是自由泳对膝关节压力较小。即使没有显著的体重减轻，运动对肥胖人群也有一些益处。运动可改善胰岛素敏感性，降低 42% 2 型糖尿病的发生风险。有氧运动对改善血脂、体成分和血压均有益处。长期运动能够减少更多的腹部脂肪，长期规律运动与冠心病及死亡的风险呈明显的负相关。

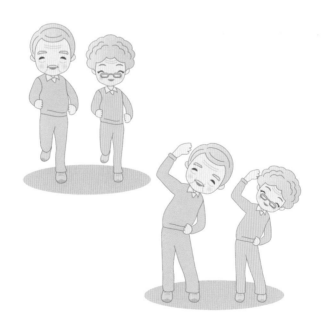

建议 3：摄入充足的全谷物、蔬菜、水果和豆类。

民以食为天，到底吃什么才能降低患恶性肿瘤的风险呢？全谷物、蔬菜、水果和豆类应该作为大家餐桌上的首选。那什么是全谷物呢？全谷物是指脱壳之后没有经过精制的粮食种子。它保留了谷粒麸皮、胚芽和胚乳，能为人体提供更多的蛋白质、膳食纤维和其他必要的维生素以及矿物质，有很强的证据已经证明了食用全谷物食物有助于降低结直肠癌的发生风险。糙米、大麦、燕麦、荞麦、高粱、黑米、小米、薏米、玉米等都属于全谷物的范畴。报告推荐每天至少摄入 400 克的非淀粉类蔬菜和水果。那"非淀粉类蔬菜"又是什么呢？非淀粉类蔬菜顾名思义指的是不以淀粉为主的蔬菜，各类叶菜、十字花科蔬菜（如西兰花）、秋葵、茄子等都是非淀粉类蔬菜，淀粉类蔬菜包括土豆、红薯、山药、芋头、藕等根茎类食物，有研究显示非淀粉类蔬菜和水果可以降低诸多呼吸系统和消化系统肿瘤的发生风险。

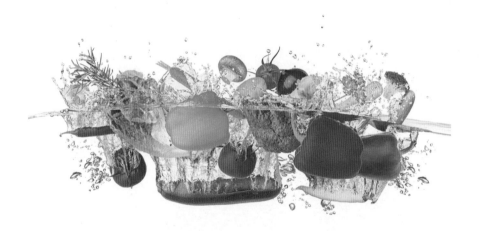

建议 4：限制高脂、高糖、高淀粉的"快餐"以及其他加工食品的摄入。

高脂、高糖的食物深受大家的喜爱，同时也导致了肥胖。我们已经知道肥胖是导致恶性肿瘤的重要因素，尽管没有直接证据证明上述食物是致癌的，但是过多食用上述食物会摄入过多的能量，过多能量的囤积加之运动不足导致了体重增加、超重和肥胖，间接产生了致癌的作用。

建议 5：限制红肉和加工肉类的摄入。

让生肉的颜色呈现红色的成分被称为血红素。一般来说，牛、羊、鹿、驴、马、猪等四条腿动物的肉都被称为红肉。鸡、鸭、鹌鹑等两条腿动物的肉颜色浅，被称为白肉，当然这种区分方法并不十分精准，如兔肉也属于白肉范畴。研究显示，食用过多的红肉会增加罹患结直肠癌的风险，红肉当中富含的血红素铁会通过刺激亚硝基化合物的内生形成促进结直肠的癌变。

另外，报告建议大家尽量不吃加工肉类。加工肉类指的是通过腌制、熏制、发酵或者其他方式处理过的肉品，各种腊肉、香肠、火腿、咸肉、熏肉等都属于加工肉类范畴。除了之前提到的红肉对结直肠的负面影响外，加工肉类的外源性亚硝基化合物的含量明显增高，而亚硝胺（前体物质是亚硝酸盐）是明确的Ⅰ类致癌物质。

建议 6：限制含糖饮料的摄入。

糖对我们始终是一种诱惑，糖给我们带来的健康问题不仅是增加龋齿的风险。2015 年，美国学者在 Circulation 上发表了一组惊人的数据：含糖饮料每年造成 184 000 人死亡，其中 133 000 人死于糖尿病，45 000 人死于心血管疾病，6450 人死于癌症。这是研究者统计 1980～2010 年之间 51 个国家超过 61 万人的膳食数据后发现的。很多人可能不理解，不就是喝个糖水，怎么会还和死亡挂上钩了？这是因为长期喝过多的含糖饮料会促发慢性疾病，从而导致饮用者提前离开人世。

针对糖的摄入，《中国居民膳食指南（2016）》明确指出：若需要摄入，建议每天摄入量不超过 50 克，最好控制在 25 克以下。50 克添加糖是什么概念呢？1 罐 355 毫升的碳酸饮料含有 35 克糖，1 瓶 500 毫升的果汁饮料含有 40～60 克糖。只要饮用上述一种饮料，一天中摄入的糖就已经超过了推荐量。是不是觉得特别惊讶呢？如果让您一口气吃下 10 颗方糖，相信您会下意识地拒绝，但一瓶含糖饮料喝下肚却毫无压力，甚至会意犹未尽。另外，我们鼓励大家吃新鲜水果而不是果汁，因为吃水果会有明显的饱腹感，而果汁的饱腹感并不明显，容易饮用过量导致糖摄入超标。

建议 7：限制酒精摄入。

早在 1988 年酒精就被国际癌症研究机构定为Ⅰ类致癌物质,有充分证据表明酒精会升高口咽、喉、食管、胃、肝、结直肠、乳腺等部位发生癌症的风险,还有部分研究显示酒精可能导致肺癌、胰腺癌和皮肤癌。也许您会感到疑惑:喝点儿红酒不是有助于预防心血管疾病吗? 是不是平时喝点儿酒危害不大? 尽管有研究显示某些人少量饮酒可能会降低心血管疾病的风险,但是和确凿的致癌证据相比,这种收益就显得无足轻重。从癌症预防的角度来说,喝酒没有安全量,即使少量饮酒也有致癌风险,因此最安全的方式是滴酒不沾。

建议 8：不要依赖营养补充剂预防癌症。

人只有在特殊状态下才需要营养补充剂,如怀孕期间需要补充叶酸,有明确的营养素缺乏的情况下如缺铁性贫血需要补充铁剂或叶酸,骨质疏松者需要摄入一定的钙补充剂和维生素 D。对于大部分人来说,均衡饮食和适当运动是预防癌症的最好方式,根本不需要任何营养补充剂。通过"补点儿什么"来防癌是不切实际的,吃动平衡才是正道。

建议 9：对于母亲,尽可能母乳喂养。

推荐新生儿在最初的六个月内采用纯母乳喂养的方式,6 个月至 2 岁或更长的时间里,在继续母乳喂养的同时补充其他食物。母乳喂养可以为健康婴儿的生长发育提供最佳营养,同时由于母乳中含有丰富的免疫球蛋白,母乳尤其是初乳被认为是新生宝宝的第一剂疫苗。母乳还能预防部分儿童期甚至是成人期肥胖的发生。母乳喂养同样也能保护妈妈,母乳时间越长,对乳腺癌的预防效果越显著,研究显示每 5 个月的母乳喂养可以降低 2% 的乳腺癌发病风险。

建议 10：被诊断为癌症后请尽量遵循专业人士的建议。

对于癌症的治疗和康复,我们有了更多新的认识。与癌症的斗争是患者和医院的多学科团队携手共抗病魔的过程。由于每一个患者具体情况不同,需要专业人员根据患者实际情况提供不同的指导。

营养不良对治疗的影响

《中国肿瘤患者营养膳食白皮书（2020—2021）》数据显示,有60.31%的患者有解决膳食营养相关问题和困惑的需求,最近3个月体重减轻的肿瘤患者达到30.04%,高达76.14%的患者进食量减少,有54.29%的患者近1周食物摄入低于正常食量的50%。

肿瘤患者营养不良的主要原因是摄入不足和消耗增加。一方面,肿瘤让患者食欲、消化功能减弱,治疗带来的不良反应更是让患者食欲大减,影响患者从食物中吸收营养;另一方面,肿瘤细胞会和正常细胞竞争营养物质,大量营养无法被人体吸收利用。营养不良的患者治疗效果往往会更差。营养不良对肿瘤患者的影响包括细胞、生理及心理三个方面。细胞水平上,营养不良削弱了机体对病原微生物的防御能力,增加了感染风险,延缓了伤口愈合,降低了肠道营养吸收,改变了多系统、器官的功能。生理水平上,营养不良导致呼吸肌、心肌等肌肉及脂肪的丢失,使内脏器官萎缩。有研究发现20%～70%的肿瘤患者存在肌肉衰减综合征。肌肉衰减综合征是指肌肉量进行性减少伴肌肉强度减弱或肌肉生理功能降低。肿瘤消耗是肌肉衰减综合征的发病原因之一,并且肌肉衰减综合征隐匿性极强,单纯依靠体重无法判断肌肉是否减少。肌肉衰减综合征不仅影响患者的营养状况和生活质量,更重要的是对患者的预后具有深远影响。已有研究报道,肌肉衰减综合征与化疗不良反应增加相关,是术后感染和死亡的独立危险因素,与其总生存率降低相关。心理层面上,营养不良引起患者乏力、冷漠厌食,进而延长了疾病恢复时间。总之,营养不良降低了患者的生活质量、增加了医疗费用、削弱了治疗效果、增加了并发症的发生率、提高了死亡率、缩短了生存时间。

大量临床实践证明,营养不良的肿瘤患者五年生存率明显低于营养良好的患者,对恶性肿瘤患者进行合理的营养治疗可减少各种不良反应和并发症的发生、改善生活质量、延长生存期。因此,营养治疗对于肿瘤患者来说是最基本的治疗手段。

由于保证充足的营养对肿瘤患者的治疗至关重要,纠正营养不良状态的第一步就是要尽早识别营养不良的一些特征。这些特征和识别方法包括:①每周测量 1 次体重,如果体重减少超过 1 周前体重的 5%,则提示存在营养风险;②注意患者每周进食量是否有减少,如果减至 1 周前的一半,甚至只剩1/4,就很可能存在营养风险;③对于超过 70 岁的患者更要多加注意,一旦发生上述的情况,一定要去医院进行进一步检查。

肿瘤患者常常到处寻求"神医""秘方",但是得到的信息往往良莠不分、真假难辨,大家非常容易道听途说、断章取义。建议患者定期到医院接受临床营养师的营养指导、营养筛查及营养评估,尤其是已经存在营养不良问题的患者,强烈推荐他们在治疗前就开始进行营养支持,以减少治疗引起的一系列并发症的发生。希望患者养成良好的记录习惯,定期记录自己的体重,做好饮食日记,把营养的钥匙掌握在自己手中。

认识营养素,知道怎么吃

我们已经认识到了营养对于肿瘤患者的重要性,那么接下来需要了解人体重要的营养素以及具体该怎么吃才更有可操作性。

首先,必须有一个基本的营养学概念,那就是认识能量。能量虽然看不见、摸不着,但是它的作用却不可小觑!毫不夸张地说,生命活动的方方面面都需要能量。食物给我们的身体提供能量,我们再用这些能量去支持身体的基本功能和体力活动。我们常说的卡路里,其实是用于计算能量的单位。1 千卡(或者 1 大卡)相当于将 1 千克的水在 1 个标准大气压下升高 1℃所需要的能量。

怎样计算能量呢? 首先,我们需要知道能量主要有四个来源,即碳水化合物、蛋白质、脂肪以及酒精,而日常所需的能量主要来源于前三者,酒精是没有营养价值的,而且对防癌抗癌没有任何好处。碳水化合物、蛋白质和脂肪这三种物质在营养学上被称为三大产能营养素。人体摄入动植物性食物,并将它们消化、分解成这三大营养素来获取维持体内外各种生命活动的能量。此外,膳食纤维、有机酸、糖醇类也能为机体提供一定能量。我们通常将产能营养素产生能量的多少按如下关系换算：碳水化合物 4 千卡 / 克，脂肪 9 千卡 / 克，蛋白质 4 千卡 / 克。

食物能量的高低取决于它的营养构成，含脂肪多的食物转化的能量也就高，如肥肉比瘦肉的脂肪含量高，因此转化的能量也相对高。蔬菜和水果中含膳食纤维和水分较多，而脂肪和蛋白质的含量较低，故含有的能量低。所以，不是所有等重的食物都能提供相同的能量，在进食量不足或体重下降明显的时候，我们需要吃一些能量密度比较高的食物，也就是相同重量或者体积下能够提供更高能量的食物。

蛋白质

蛋白质是一种对人体的生长发育非常重要的营养素，我们用它来建立、维护以及修复组织；用它来制造各种激素、酶类以及抗体；同时它能在体内运送营养物质和氧气，控制各种体液平衡等。人体蛋白质是由基础成分氨基酸通过肽键连接在一起并形成的有一定复杂空间结构的大分子物质，含有一定量的碳、氢、氧、氮、硫、磷、碘以及某些金属元素（如铁、锌等）。

氨基酸是组成蛋白质的基本单位，存在于自然界中的氨基酸有 300 多种，但组成人体蛋白质的氨基酸只有 20 种。在这 20 种氨基酸中，有 8 种氨基酸是必需氨基酸，也就是说机体不能合成，必须从食物获取的氨基酸。成人的必需氨基酸包括苯丙氨酸、蛋氨酸、赖氨酸、色氨酸、苏氨酸、亮氨酸、缬氨酸、异亮氨酸。值得注意的是，在供给必需氨基酸的同时还要考虑非必需氨基酸的供给，因为非必需氨基酸充足可以减少必需氨基酸转化为非必需氨基酸的消耗。另外，只有在能量和其他营养素的供应充足时，才能使必需氨基酸的量满足机体对蛋白质的需求。

不同食物来源的蛋白质所包含的必需氨基酸含量并不相同，如何来定量评价这些蛋白质的氨基酸呢？科学家提出了氨基酸模式的概念，氨基酸模式是指某种蛋白质中各种必需氨基酸的构成比例。食物蛋白质氨基酸模式与人体蛋白质氨基酸模式越接近，人体对食物蛋白质的利用程度就越高，该种蛋白质的营养价值也就越高。优质蛋白或完全蛋白质就是指蛋白质中所含的必需氨基酸模式能满足人体需要，如瘦肉（畜禽类鱼虾）、蛋、奶和大豆类食物，其中大豆类是唯一的提供优蛋白的植物性食物。植物来源的蛋白质，尤其是大豆蛋白,相比动物蛋白更有助于降低血脂水平。简而言之,蛋白质的来源要多样化才能提供足量、足类的氨基酸。

当人体缺乏足够的蛋白质时,就像建筑工地缺乏原料一样,人体会启动一种"拆迁"机制,对肌肉等富含蛋白质的组织进行一定的破坏,把蛋白质释放出来,以满足人体的最高需求——活着。但是缺乏蛋白质会让人体从疾病当中恢复的时间显著延长,并且降低人体对于感染的抵抗力。

肿瘤患者会比正常人更加需要蛋白质,但是蛋白质摄入量过高也会加重身体各个脏器的负担,因为代谢产生的废物"尿素氮"需要在肝脏当中合成尿素排出体外。如果尿素排出的速度赶不上生成的速度,人体就会出现燥热,并可能出现骨质疏松、动脉硬化等问题。因此,我们的身体需要的蛋白质的量是有限的。一般正常人建议每天每千克体重摄入蛋白质 1～1.2 克,《中国居民膳食营养素参考摄入量(2013 版)》推荐 18～50 岁的成年人每天每千克体重蛋白质摄入量,男性为 65 克,女性为 55 克。由于肿瘤患者还存在肿瘤的额外消耗,因此每天每千克体重需要摄入 1.2～2.0 克蛋白质,如一位体重 60 千克的肿瘤患者,每天需要摄入 72～120 克蛋白质。

碳水化合物

碳水化合物是生命细胞结构的主要成分及主要供能物质,需要注意的是,碳水化合物虽然又叫糖类,但并不只是我们常说的白砂糖等添加糖。从营养学的角度可以把碳水化合物分为两类,即简单碳水化合物和复杂碳水化合物。简单碳水化合物包括单糖和双糖,如葡萄糖、果糖、乳糖、麦芽糖、蔗糖等。简单碳水化合物容易消化和吸收,常见于水果、果汁、奶制品以及糖果中。复杂碳水化合物则是由多个单糖分子脱水聚合而成,形成链状,是分子结构复杂的糖类物质。由于需要先将它分解成单糖,因此复杂碳水更难被消化,也能提供更持久的饱腹感。

碳水化合物为人体的体力活动以及新陈代谢提供能量。当人体消化碳水化合物的时候,它会分解成人体容易吸收和利用的糖类。如果碳水化合物摄入过少,身体将被迫消耗蛋白质,而过量的碳水化合物则会转化为脂肪储存在体内。几乎所有食物都包含碳水化合物,碳水化合物深深地影响着人体的代谢。

主食是人体赖以生存的基本物质,也是碳水化合物的主要来源,主食对于健康的重要性不言而喻。2018 年一项大型研究有力地证明,碳水化合物占食物总能量的比例过低,可能会增加全因死亡率,换句话说低碳水化合物饮食会缩短寿命。人必须吃主食,但是应该选择什么样的主食呢?

几千年来人们都是直接从植物获取食用的谷物。在过去,有限的加工使得这些食物保留了大量的膳食纤维、维生素、矿物质以及营养素。后来随着加工技术的发展,谷物变得更易咀嚼、消化、烹饪以及储存,但是同时降低了它们的营养含量。从营养学的角度来说,主食主要分为全谷物和精加工谷物。全谷物是指包含胚芽、胚乳及麸皮的种子,大部分粗粮属于全谷物,如小米、大黄米、高粱米、各种糙米(包括普通糙米、黑米、紫米等各种颜色的稻米种子)、小麦粒、大麦粒、黑麦粒、荞麦粒,也包括已经磨成粉或压扁压碎的粮食,如燕麦片等。但玉米碎不能称为全谷物,因为其中的玉米胚已经去掉,玉米种子表面的那层种皮也被去掉了。总之,只要不把种子外层的粗糙部分和谷胚部分去掉,保持种子原有的营养价值,都可以称为全谷物。与全谷物相对的,则是精加工谷物,也就是我们常说的精白米面。精加工谷物在加工过程中一部分的麦麸或者胚芽被去除了,也因此带走了很多营养素。

消化系统对不同类型的碳水化合物的消化能力是不同的,如淀粉和膳食纤维。它们都是多糖,都来源于植物,都是由成千上万的单糖结合而成,但是这些单糖的连接方式是不同的。淀粉的单糖分子通过 α - 糖苷键连接形成,大多数 α - 糖苷键能够被消化道中的酶分解。膳食纤维的单糖分子是由 β - 糖苷键连接形成,很难被消化道中的酶分解。高淀粉含量的食物,如饼干、面包、面条、米饭很容易被消化,从而导致血糖上升;高膳食纤维含量的食物,如全谷物、杂豆、蔬菜、大部分水果,消化起来要慢得多,对血糖影响更小。

已有权威数据证明,来自全谷物和杂豆的膳食纤维能帮助人们降低全因死亡率,帮助预防多种慢性疾病。换句话说,足够的膳食纤维有利健康长寿,而这些膳食纤维的主要来源正是祖先奉为主食的五谷杂粮。如果能把每天的膳食纤维摄入量从 15 ~ 19 克(最低组)提升到 35 ~ 39 克(最高组),冠心病死亡风险会下降 31%,2 型糖尿病风险会下降 16%,癌症死亡风险会下降 13%,全因死亡风险下降 15%。如果是摄入富含膳食纤维的天然谷物豆类,那么碳水化合物供能比略高的饮食方式不仅无害健康,反而具有重要的健康价值。如果把碳水化合物视为"敌人",就意味着把来自谷物和杂豆的膳食纤维拒之门外,反而不利于健康长寿。

换句话说,碳水化合物的质量比数量更加重要,全谷物和杂豆的碳水化合物不能和精加工谷物和添加糖混为一谈。因此,我们推荐食用全谷物和杂豆来部分替代精加工谷物,如果没有足够的全谷物和杂豆,仅靠蔬菜水果一天的膳食纤维根本无法达到摄入标准。燕麦和大麦是可溶性膳食纤维 β–葡聚糖的好来源,而红小豆、绿豆、芸豆等淀粉豆类则富含不溶性膳食纤维。另外,吃全谷物和杂豆和吃同样碳水化合物含量的精加工谷物相比,能得到几倍到十几倍的维生素 B_1、维生素 B_2、叶酸、钾、镁、铁等营养成分,以及多种植物化学物。

那么,该如何吃全谷物和杂豆呢?如果煮食可能吃起来比较坚硬,不容易消化。只需把质地紧密的豆子放在冰箱里泡一天,再加上一个电压力锅,就能轻松处理各种杂粮。另外,如果以前长期吃的是精加工谷物,现在想要转为吃全谷物和杂豆,建议按照一定的比例把全谷物、杂豆和精加工谷物混着吃,这样人体更容易逐渐适应全谷物和杂豆的口感。

脂肪

很多患者对脂肪敬而远之,现在市面上也非常流行"零脂肪"食物。实际上,脂肪是身体实现众多至关重要功能的必需营养素。它环绕在重要的器官外,起到缓冲的作用;它帮助保持身体的温度;它帮助免疫系统正常运作;它让消化速度减慢;让脂溶性维生素(维生素 A、维生素 D、维生素 E 和维生素 K)能够进入人体。人体中有 20 种脂肪酸,而它们都是由两种必需脂肪酸合成的,即亚麻酸与亚油酸,所以追求完全零脂肪是不现实的,也是不健康的。

饱和脂肪酸的食物来源有动物脂肪以及奶油、黄油等。饱和脂肪酸的特点是参与人体内胆固醇的合成;摄入量超标时容易增加心血管疾病风险,不利于维持正常的血脂代谢;室温下容易呈固态;闻着香、吃着也香。

不饱和脂肪酸分为单不饱和脂肪酸及多不饱和脂肪酸,多不饱和脂肪酸包括了人体自身无法合成,必须从膳食中供给的必需脂肪酸。不饱和脂肪酸的食物来源有谷物、豆类、花生、葵花籽、油橄榄、山茶籽、核桃、亚麻籽、紫苏、鱼油等。不饱和脂肪酸的特点是比饱和脂肪酸更易被人体消化吸收;不容易增加心血管疾病风险,有助于维持正常的血脂代谢;室温下呈液态;闻着、吃着都不如饱和脂肪酸诱人。

有些患者认为可以多吃一些植物油,只要不吃动物油(如猪油)就可以了。这种想法是不正确的,正确的做法是同时注意脂肪摄入的数量和质量。首先要多吃富含不饱和脂肪酸的食物,推荐每周吃鱼 2～4 次(尤其是 ω-3 多不饱和脂肪酸含量丰富的鱼)。少吃含有过多饱和脂肪酸的食物,一定要尽量避免摄入所有的反式脂肪酸,如加工的油类、反复煎炸的油类、起酥油、人工奶油等。大量科学研究发现,过量摄入反式脂肪酸会通过升高低密度脂蛋白胆固醇("坏胆固醇")水平、降低高密度脂蛋白胆固醇("好胆固醇")水平等途径增加心血管疾病的发生风险。

世界卫生组织称摄入反式脂肪会导致心脏疾病的发生风险上升 21%,早死风险上升 28%;部分氢化植物油会导致炎症以及内皮功能障碍,这些状况都是动脉粥样硬化和动脉血栓的先期症状;全球每年约有 50 万人死于反式脂肪引发的心血管疾病。那我们应该如何远离反式脂肪呢? 首先,少买少吃加工食品,实在想吃,那就要学会阅读食品标签,检查外包装上的配料表 + 营养成分表,警惕配料表中穿着"马甲"的反式脂肪。氢化油脂在配料表 + 营养成分表中常见的"马甲"包括氢化 ×× 油、部分氢化 ×× 油、×× 起酥油、人造 ×× 油、麦淇淋、植物黄油、酥皮油等。其次,远离高温烹炸。植物油在烹炸过程中会因为油温过高、烹炸时间过长而产生少量的反式脂肪酸。除了避免家庭自制食物的长时间高温烹炸外,还要少吃高温油炸食物(特别是使用反复烹炸用油制作的食物),如油饼、油条、炸鸡、炸土豆条、比萨、麻花等。

三大营养素的合理配比

在每一样食物中都会或多或少含有蛋白质、碳水化合物和脂肪,只是比例不同而已。米饭、面条等主食主要以大量碳水化合物和少量蛋白质为主,而牛肉、兔肉、虾等动物来源的食物中蛋白质含量较高。在三大营养素中,最好以碳水化合物和脂肪作为能量来源,尽量减少蛋白质的燃烧供能。每餐必须要有主食,如果只喝牛奶、吃鸡蛋,不吃主食,那么吃进去的蛋白质也将被消耗,无法转化为身体需要的蛋白质。如果需要对自己的饮食进行一系列的评估,建议到当地医院进行营养咨询,临床营养师会根据患者情况制订适合的饮食方案及参考食谱。

小贴士

远离酒精

目前已经有明确证据证明饮酒与口腔癌、喉癌、食管癌、肝癌、乳腺癌等密切相关。酒精的摄入能够显著增加癌症患者新发癌症和癌症复发的风险。研究发现,酒精可以提高雌激素水平,这可能增加部分雌激素受体阳性乳腺癌患者复发的风险。

酒精主要是在肝脏中代谢,但是一同在肝脏进行代谢的还有化疗药物。所以如果酒精占据了一部分肝脏的功能,那么有些毒素就不能及时地被代谢和排出。同时,酒精对肝脏酶的竞争也可能导致人体不会很好地发挥抗癌药物的效果。即使少量饮酒也可能刺激或者加重口腔溃疡,在口腔溃疡期间一定不要饮酒。

针对放疗不良反应的饮食建议

根据患者的具体情况,营养支持需要遵循阶梯治疗原则:首先选择通过普通食物进行营养补充,然后依次选择肠内营养口服补充、肠内营养管喂、肠外营养。

肠内营养的补充方式主要分为口服补充和管喂。由于普通食物的能量密度较低,同样的体积肠内营养可以提供更多的能量和蛋白质,所以在普通食物无法满足患者营养需求的情况下,建议患者进行肠内营养口服补充。另外,一些患者对肠内营养管喂有畏惧心理,但是管喂能够较快地改善患者的营养状况。肠内营养管喂一般采用鼻胃管,即将细小柔韧的营养管通过鼻腔、食管进入胃部,从而进行喂养。头颈部肿瘤手术后,患者可能暂时无法吞咽,需要进行肠内营养管喂直到能安全饮食。

对于无法耐受鼻胃管或者需要长期进行肠内营养支持的患者,推荐进行胃造瘘,这可以减轻鼻胃管的不适感以及胃管对周围组织的磨损。经皮内镜胃造瘘(PEG)置管已成为建立胃部通路的常用方法。口咽癌、食管癌引起的梗阻或吞咽障碍、误吸风险较高均是胃造瘘的适应证。

对于肠衰竭、短肠综合征、严重肠动力障碍、不能手术治疗肠梗阻的患者则需要使用肠外营养,也就是常说的静脉营养。肠外营养是指从静脉输注含葡萄糖、氨基酸、电解质、维生素、矿物质及微量元素的营养液。长期使用肠外营养时最好使用经外周静脉穿刺植入中心静脉导管(PICC)、中心静脉导管(CVC)或完全植入式静脉输液港(TIVAP,port)。肠外营养的长期使用存在一些风险,如导管相关性血流感染、代谢并发症(如高血糖、电解质异常)、再喂养综合征、韦尼克(Wernicke)脑病及肝功能障碍、血管损伤、气胸、血栓等。进行肠外营养支持时,需要对患者的血糖、血脂及电解质水平进行定期监测。

放疗过程中射线杀死肿瘤细胞的同时,周围正常细胞也可能会受到射线的影响而表现出各种各样的不良反应。但大部分正常细胞通常会随着时间的推移而逐渐恢复。放疗引起的不良反应种类取决于治疗的部位、治疗区域的大小、放疗的种类、放疗剂量及放疗次数。同时,就算是同样的放疗部位、同样的放疗剂量和次数,放疗引起的不良反应的强烈程度也是因人而异的。放疗结束后,不良反应可能会持续一段时间,有的放疗不良反应可能并不会在放疗时发生,而是在放疗结束后才出现。

体重下降、肌肉减少

由于肿瘤及治疗导致食欲缺乏,肿瘤患者往往会发生体重下降或肌肉减少的情况。保持健康体重对于肿瘤患者有着十分重大的意义,而放疗期间的体重维持对于放疗效果影响深远。患者在放疗前进行体位固定时模具是根据当时的体重及体积来订制的。如果在放疗期间发生明显的体重下降,那么患者的体积就会"缩水",模具会变松,射线的靶点可能会有所偏倚,最终影响治疗效果。患者需要定期监测体重,如每周固定的一天清晨空腹测体重,最好身着轻便的衣服,排尽大小便后测量。如果体重在2个月内下降超过原来体重5%,那么就存在营养风险了。如原来的体重是50千克,如果在2个月中下降超过2.5千克,那就是超过5%了。一般来说,胰腺癌或胃癌是严重体重丢失的高风险人群。

另外,还需要警惕肌肉减少的发生风险。由于肿瘤对身体的消耗,肌肉衰减综合征在肿瘤患者中较为普遍。更重要的是,肌肉衰减综合征隐匿性极强,尤其在老年患者中更为常见,单纯依靠体重判断营养不良存在一定的片面性。推荐到当地有条件的医院进行人体成分测量(生物电阻抗法),以判断是否存在肌肉减少。肌肉衰减综合征不仅影响患者的营养状况和生活质量,对于患者的预后同样具有深远影响。已有研究报道,结肠癌患者肌肉衰减综合征与化疗不良反应增加相关,是术后感染和死亡的独立危险因素,与总生存率降低相关。因此早期识别肌肉衰减综合征至关重要。

肠内营养是增加体重和肌肉量的重要途径。在患者体重下降、肌肉减少时,强烈建议进行肠内营养口服补充,在必要时还需要选择管喂,具体的肠内营养方案需要由临床营养师根据患者的具体情况制订。

骨髓抑制

由于造血系统和淋巴系统对射线非常敏感,因此肿瘤及其治疗会导致白细胞、血小板减少,最终造成不同程度的免疫功能下降,临床症状表现为容易感染、发热,如呼吸道感染、肠道感染、泌尿系感染等,可能会造成后续的放疗延迟甚至中断。发生骨髓抑制时,首先要注意饮食卫生,防止肠道感染。

采购食物时

1. 注意检查销售截止日期和使用截止日期,尽可能选择最新鲜的产品,不要购买过期产品。

2. 尽快将食品冷藏,不要将其置于闷热的环境里。

处理食物时

1. 准备食物前后及就餐前,用肥皂或洗手液清洗双手20秒。

2. 厨具、餐具避免交叉污染:用干净的刀具切分不同的食物;在冰箱中,将生肉密封保存并和即食食品分开保存;生、熟肉分别使用单独的刀和切板处理。

3. 如果通过微波炉加热食物,需将食物多角度翻转,以避免微生物存活的死角。

外出就餐时

1. 错峰出行以避免拥挤。
2. 尽量使用独立包装的调料包,避免使用自助散装调料。
3. 不要食用生的蔬菜、水果和生肉,避免饮用鲜榨果汁。
4. 将餐具放在餐巾或干净的桌布或餐具垫上,不要直接放在餐桌上。

贫血

如果患者贫血,红细胞则不能有效地将氧气输送到身体的其他细胞。贫血症状包括乏力、虚弱、眩晕、无食欲、气短、面色苍白、头痛、集中注意力困难、感染风险增加等。如果不治疗或不及时治疗,贫血会导致化疗或放疗延迟。缺铁性贫血是最常见的贫血,一般由失血(黑便、咯血等)、饮食摄入不足、铁吸收不足所致,同时肿瘤也会抑制红细胞的产生,进食不足同样会导致贫血。

患者通过食物补铁的时候,需要注意一个问题:铁通常在食物中有两种不同的存在方式,即血红素铁和非血红素铁。血红素铁存在于天然含有血红蛋白的动物类食物中,如猪肉、牛肉、羊肉等红肉及动物血液制品中。一般来说,动物类食物中的铁含量也高于植物类食物,如猪肝的铁含量高达 30 毫克 /100 克,对比植物类食物,如红枣的铁含量一般为 2～3 毫克 /100 克,可见在铁含量方面动物类食物是有明显优势的。研究表明,在含有肉类的混合膳食中,铁元素的吸收率为 10%,而粮食豆类中的铁吸收率仅有 1%～3%,可见在铁吸收率方面,动物类食物依然优于植物类食物。另外,铁的吸收还受很多其他因素的影响,如维生素 C、植物中的草酸、植酸以及咖啡、浓茶、钙以及蛋白质等,在吃富含铁的动物类食物时,配合一定的维生素 C 或含维生素 C 比较丰富的新鲜蔬菜、水果(如橙子、花椰菜、草莓)可提高其吸收效率。

如果患者体内铁含量太低,很难通过饮食进行纠正或者已经有缺铁症状,医生一般会建议口服补铁。对于口服补铁 5～6 周内疗效不充分的患者以及不能耐受或拒绝口服补铁的患者,可能需要通过静脉补铁。

厌食

对肿瘤患者来说,食欲下降是常见症状。疾病消耗、治疗的一系列不良反应、疼痛及担忧情绪都会降低患者的食欲。大部分患者食欲较低时更愿意进食液体食物。由于食物在烹饪前就含有一定水分,再制作成流质后水分会进一步增加,导致喝进去一大碗,但实际获得的能量较低。由于在厌食的情况下患者的胃容量有限,因此建议在选择食物时尽量选择能量密度较高的食物,如牛奶、酸奶、鸡蛋、瘦肉、花生酱等。建议厌食患者少量多餐,多调换食物的口味和花样,必要时可服用消化酶帮助消化。早餐可少而精,但不要不吃。进食固体食物的时间不要太接近入睡时间。避免用餐时饮水,仅可小口啜饮以防止早饱。使用漂亮的餐盘或播放喜欢的音乐、和家人朋友一起用餐,会使用餐变得轻松愉快。饭前散步有利于肠道蠕动,增加食欲。患者可随身携带一些高能量、高蛋白的点心便于随时食用,如巧克力、坚果等。

恶心、呕吐

恶心是想要呕吐的感觉,呕吐指吐出胃内容物。放疗、化疗、手术或肿瘤本身均可引起恶心或者呕吐,恶心和呕吐也与焦虑情绪相关。如果存在明显的恶心和呕吐症状,进食会受到影响。并非所有肿瘤患者在治疗过程中都会出现恶心和呕吐,医生会告诉患者出现这些症状的可能性,以及症状可能的严重程度。放疗可导致恶心和呕吐,这取决于接受治疗的部位、放射剂量,以及患者是否同时接受化疗。建议恶心或呕吐的患者呼吸新鲜空气、冷毛巾敷脸、宽松着装、闻新鲜柠檬的香气。必要时可使用抗焦虑药物。注意持续补水,经常啜饮以防止脱水。脱水可导致尿液呈深黄色、便秘、口渴、疲倦、头晕或意识模糊。少量多餐,尝试清淡的、柔软的、易于消化的食物,如鸡肉、面条汤伴苏打饼干等。避免吃油腻或高脂食物,以减少食物在胃内的消化时间。避免吃强烈味道的食物,可选择进食冷藏或常温食物,以减少气味的刺激;对于味道强烈的食物,可用吸管进食或用带盖的杯子喝,以避免食物的味道散发出来。避免在热的、有煮饭味道或其他味道的房间内用餐。呕吐时,胃酸沿着食管上行,牙齿暴露在胃酸中会导致牙齿侵蚀,应注意清洁口腔,用温水或苏打水漱口。吮吸硬的水果糖(如薄荷糖或柠檬糖)、饮用姜汁或吃姜可能会缓解恶心、呕吐。慎饮碳酸饮料,因为它会使人有饱腹感、胀气或打嗝,这些都会刺激呕吐。

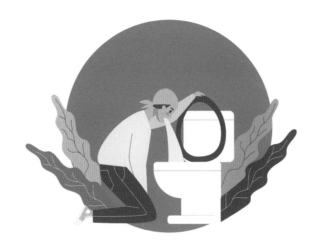

口干／味觉异常

疾病或治疗均可使唾液腺体受损,导致口干或味觉异常。口干会使进食变得非常困难,因为患者会感觉食物太干而无法下咽。同时因为口腔中唾液的缺乏,患者会更容易出现龋齿。

建议口干的患者小口细嚼,将食物和牛奶、酸奶、豆浆等液体一起进食。小口饮水,咀嚼口香糖以刺激唾液分泌。保持口腔清洁,餐前、餐后漱口。必要时可使用药物缓解不适。对于头颈部肿瘤的患者,治疗前需要提前2周进行口腔检查及清洁,在放疗前治疗龋齿可预防可能发生的放射性颌骨坏死。

味觉异常的患者如果觉得食物吃起来太苦,可添加糖或花生酱等。酸味调味剂(如柠檬汁)可以有效改善苦味或金属味。尝试用新的味道或调料给食物调味,如洋葱、大蒜、辣椒粉、迷迭香、芥末、番茄酱或薄荷等。

咽喉疼痛、口腔溃疡

肿瘤患者可能有咽喉疼痛或口腔溃疡,通常由化疗药物或头颈部放疗引起。口腔溃疡最初一般表现为口腔中出现红色区域或烧灼感,之后可变成突起的白色斑片,然后变成开放性溃疡,往往伴有疼痛。因治疗方案和患者个体耐受性差异导致口腔症状表现轻重不一,轻者仅有轻度口腔疼痛而无临床表现;重者出现重度糜烂性黏膜炎并伴重度疼痛,且无法进食和饮水,此时急需进行肠内营养口服补充。建议咽喉疼痛或口腔溃疡的患者选择柔软的食物,如米糕、蛋糕、蒸鸡蛋等;选择凉爽或冷冻的食物,吮吸冷冻的水果或棒冰等;

选择牛奶、酸奶、瘦肉、豆制品等高蛋白食物以促进溃疡愈合；使用吸管饮水以避开口腔溃疡处；避免食用坚硬的、干燥的或粗糙的食物；远离刺激性调味品，如醋、辣椒、丁香、咖喱等；避免使用含酒精的漱口水；远离酒精、咖啡因和烟草。

吞咽障碍

放疗是头颈部肿瘤患者的重要治疗手段之一，但是放疗可能会引起吞咽障碍。吞咽障碍的严重程度往往取决于放疗的剂量及持续时间、放射野的范围等。吞咽困难可能造成患者发生误吸、肺炎、营养不良、脱水、气道阻塞等不良后果。对于已经出现的轻微的吞咽障碍，有些患者并不能觉察。建议患者关注以下四点，以自查是否存在吞咽障碍：①喝水、牛奶、汤等流质食物时会发生呛咳；②进食米饭、馒头等固体食物时会发生呛咳；③吞药片或胶囊感到困难；④进食后说话声音发生改变。

建议吞咽障碍的患者进食时发生咳嗽或哽噎，尤其是发热，请立即就诊。优先通过口服补充进行肠内营养支持，如有严重的吞咽障碍，则需要安置胃管。用搅拌机或食物处理机将食物搅碎进食，可配合增稠剂使用。可到当地医院康复科进行吞咽功能评估及治疗。

胃灼热、反流

食管癌、乳腺癌、淋巴瘤、胃癌和骨转移瘤进行颈部或胸部放疗时，食管可能受损，可导致胃灼热或者反流。食管是将食物从口腔输送到胃的通路。在食管的下端有个被称为食管下端括约肌的"门"，这个"门"让食物先经过食管进入胃，然后再封住胃的开口，这样胃酸和其他胃内容物就不会回流到食管中。放疗期间，食管下端括约肌可受损，导致胃食管反流。建议胃灼热或反流的患者少食多餐，少食用容易引发反流的食物，如巧克力、酸果汁、洋葱、大蒜、番茄、酒精和咖啡因。坚持记录食物和症状，这样就可以确定哪种食物或成分会使胃灼热或反流加重。进餐时需坐直，餐后不要立即躺着，最好能坐45～60分钟。进餐时间不要太接近午睡或晚上睡觉的时间。戒烟，吸烟可加重胃灼热或反流。

便秘

肿瘤治疗期间,化疗不良反应、活动量减少以及脱水均会导致便秘。便秘必须满足下列条件中的至少两条:①每周排便次数少于 3 次;②排出的粪便 1/4 以上质地非常硬,排出来的经常是"驴屎蛋";③排便的时候经常要费很大劲儿,经常要靠辅助办法(如开塞露)才能排便,便后总觉得未尽。建议便秘的患者多吃红薯、李子、西梅、红心火龙果等富含膳食纤维的食物。膳食纤维能增加肠胃蠕动。多喝水,充足的水分能让膳食纤维膨胀,产生促进排便的作用。必要的时候可以在医生的指导下使用通便剂。但如果是肿瘤阻断了粪便通过,也会发生便秘,建议患者及时就医,以防肠梗阻的发生,此时需要选择低膳食纤维食物。

腹泻

腹部放疗、某些手术、药物、感染、焦虑情绪或食物不耐受均会导致腹泻。约 20% 的患者在治疗期间服用抗生素会有腹泻,80% 的患者腹部放疗会导致放射性肠炎和结肠炎。腹泻的主要表现是每天大便次数超过 3 次,或大便不成形,呈糊状或水样。建议腹泻的患者及时补充腹泻中丢失的水分和电解质。少食多餐,可选择白面包、白米饭、苏打饼干和煮熟的去皮土豆等。同时警惕是否存在乳糖不耐受。乳糖是天然存在于奶和奶制品中的双糖。乳糖在人体

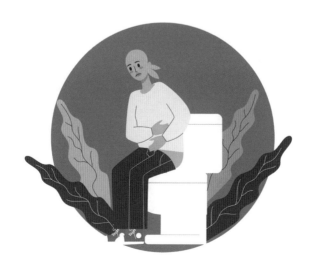

内需要在一种酶的作用下被分解、吸收,缺少这种酶的人在摄入乳糖后无法消化,乳糖直接进入大肠,刺激大肠蠕动加快,造成腹胀、腹痛、腹泻等症状,称为乳糖不耐受。对于乳糖不耐受的患者,尽量不要选择纯牛奶,可改为酸奶或零乳糖奶制品。患者可以适当补充益生菌,但不是所有益生菌都对腹泻有帮助,需要在医生或临床营养师的指导下使用。

高血糖

由于疾病或治疗的影响,有些患者可能会发生血糖升高的情况,或者患者已患有糖尿病。建议血糖升高的患者定期监测血糖,必要时使用药物控制。任何食物都会引起血糖的上升,但是不同食物引起血糖升高的速度不同;不建议完全不吃主食,但可以调整主食的类型,适当选择高粱、荞麦、黑麦、藜麦等升糖速度较慢的全谷物;增加蔬菜等高膳食纤维食物摄入的同时减少烹饪油用量。如血糖升高和营养不良同时存在,建议以纠正营养不良为主,不必过度担心吃太多引起血糖上升,可借助药物控制血糖。在关注高血糖的同时也要预防低血糖的发生。低血糖可引起神经源性症状(如震颤、心悸和出汗)和神经低血糖症状(如头晕、无力、谵妄和意识模糊),后果较为严重。如果血糖检测结果低于4mmol/L,应立即补充可以快速吸收的糖。

情绪低落、抑郁

保持良好的心理健康状况对肿瘤患者而言非常重要,这就要求患者做好情绪管理和疏导。

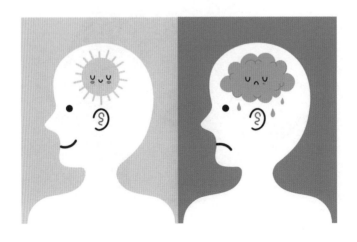

学会倾诉:向信任的家人、朋友倾诉治疗中的恐惧能缓解焦虑情绪。

寻求帮助:咨询关于肿瘤及其治疗的相关信息并请求家人、朋友和医生的帮助。

善于沟通:大部分肿瘤患者除了寻求家人、朋友的情感支持外,也可向医院专业人士寻求帮助,如心理医生等。

照顾自己:让每天的生活充实起来,这会让患者感到生活充满了希望,但是注意需要考虑到自己的精力、体力,不要从事超出自己能力范围的事。

获取信息:想象比现实更让人恐惧,建议患者从可信的渠道获取关于疾病和治疗的正确信息,不要道听途说。

另外,推荐食用一些有助于改善情绪的食物。

1. 奶制品有辅助调节情绪的作用,人体缺钙时情绪也容易变得暴躁,推荐每日饮奶 300 毫升,也可以选择奶粉或酸奶。

2. 菠菜富含叶酸,叶酸是一种能够让心情变得愉悦的物质。缺少叶酸超过半年以上就会出现情绪低落、食欲缺乏的症状,甚至有郁闷、烦躁、焦虑、抑郁、嗜睡等表现。

3. 苹果有一定的对抗抑郁的作用。即使不吃苹果,只是闻闻,苹果里特有的香味就可以使人的精神产生一定的愉悦感,这可能是因为苹果里含有 5- 羟色胺,能使人的神经变得更为活跃。

上述不良反应不仅和营养联系紧密,更重要的是对放疗期间体重的影响较大。需要再次强调,体重对于放疗的治疗效果至关重要,建议患者在放疗期间定期监测体重,如有体重下降、食欲缺乏或进食量下降,需及时到当地医院营养科进行咨询及治疗。

和饮食相关的谣言

民以食为天,饮食是肿瘤患者关注的焦点。患者总是喜欢互相交流自己从各方打听来的"秘方",某某食物可以吃,某某食物不可以吃,某某食物有抗癌的神奇效果,病房中的讨论十分热烈,患者和家属频频点头,不时在小笔记本上记录下这些"秘方"。在此特意把肿瘤患者常问的饮食问题进行总结,希望患者和家属能够掌握正确的知识,避免以讹传讹,耽误治疗。

谣言:少吃点儿可以"饿死"肿瘤细胞

一些患者认为得了肿瘤后不能吃营养太丰富的食物,否则肿瘤会长得更快。事实上,肿瘤细胞生长速度与吃多少并无关系。肿瘤细胞的特征是无序生长、无限增殖,即使在正常细胞没有营养的情况下,它同样会在身体内获取营养供给。肿瘤细胞直到人死亡前都在抢夺正常细胞的养分,即使患者已经发生了营养不良,肿瘤细胞依然会增长,饥饿只会让患者的身体消耗得更快、加速病情恶化。不给营养,正常细胞就不能发挥生理功能,免疫力也会随之下降,结果"饿死"的只能是患者,而不是肿瘤细胞,反而有许多肿瘤因营养状况良好而长期存活。因此,肿瘤细胞可以"饿死"的说法是完全没有科学依据的。

需要强调的是,对于营养不良的肿瘤患者来说,治疗效果往往会更差。众所周知,由于各种各样的不良反应,肿瘤的治疗过程是比较痛苦的。我们常说身体底子好才容易扛过去,这个"底子"很大程度上就是营养状况。无论手术、放疗还是化疗,都会产生一定的不良反应,如果患者出现了营养不良,身体无法承受治疗带来的不良反应,治疗方案就必须推迟或不能足量执行,最终会影响治疗效果。

谣言:吃"发物"会促进肿瘤生长

所谓"发物"是中国民间的一种说法,指能引起旧疾复发或新疾加重的食物。许多患者在治疗期间喜欢交流饮食经验,尤其是饮食禁忌,一万个人有一万种不能吃的"发物",像鸡肉、鸡蛋、鸭肉、羊肉、牛肉等都被认为是"发物",交流一圈下来基本上变成了素食主义者。一些患者自诉吃了"发物"就有各种不适,实际上是过敏症状。

我们判断一种食物对人是不是有好处,要看它的组成成分。患者口中的"发物"大部分是优质蛋白。前面的内容也提到了,蛋白质是人体的三大营养素之一,构成人体的肌肉等组织,同时以酶的形式参与身体各种生化反应,如用来消化食物的胰腺酶、唾液淀粉酶等。因此,蛋白质对人的正常生理功能至关重要,对于恶性肿瘤患者蛋白质更为重要。多个研究发现,肿瘤患者的肌肉组织减少会增加化疗的不良反应、提到死亡率。因此，只要没有过敏反应或胃肠道不适，就无须担心"发物"的问题。

需要注意的是，患者口中的"发物"和中医所说的"发物"是不一样的。中医治疗讲究的是搭配，如果某种食物会影响药性，中医就会建议患者在治疗期间限制这种食物的摄入。但民间流传的"发物"并非全部是中医意义上真正的"发物"，如果没有用中医药进行治疗，就没有必要在饮食上限制这些"发物"的摄入。中医讲究个体化治疗，对某个人不适合食用的"发物"，对其他人并不一定不适合；在治疗某个疾病时不宜食用的"发物"，在治疗其他疾病时也不一定要规避。所以，要根据患者的个体情况和疾病情况来确定是否需要限制某种食物的摄入，广义上来说食物只要不引起患者的不适就可以食用。

 小贴士

服药期间有什么食物不能吃

研究表明，红西柚与很多种抗癌药物会发生交互作用，通过抑制肝脏和小肠中的 CYP3A4 酶干扰抗癌药物的代谢，从而影响其效用，这些抗癌药物包括吉非替尼、依托泊苷、依维莫司、贝沙罗汀等。与之类似的水果还包括石榴和阳桃。所以在服用抗癌药物期间患者需要避免食用红西柚、石榴、阳桃，以及含有其果汁的饮料。需要注意的是，很多患者分不清楚什么是红西柚，干脆把柚子等一系列类似的水果都放弃了。这里提醒大家，红西柚又叫葡萄柚（和葡萄没有半点儿关系），个头和橙子差不多大，果肉是红色的，口感酸中带苦。另外，喜欢喝果汁的患者需要注意，果汁最好现喝现榨，新鲜的果汁若放置超过几个小时，果汁中易于氧化的维生素容易被破坏。另外，果汁并不能满足机体对能量和蛋白质的需求。天然果汁中的糖分多为果糖，如大量饮用，还可能引起腹泻。水果中的膳食纤维对于防止肠胃系统病变、刺激肠道蠕动和促进排便意义重大。对于血糖不稳定的患者来说，不含膳食纤维的果汁可能会引起血糖的大幅度波动。因此，我们更推荐吃水果而不是喝果汁。

谣言:肿瘤患者的饮食需要忌辛辣

忌食辛辣等刺激性食物似乎已经成为对任何疾病患者的饮食要求。但实际上目前并没有明确的科学研究证明食用辣椒和肿瘤细胞的生长以及肿瘤患者的预后有任何关系。相反,一些细胞研究显示,辣椒中的活性成分(辣椒素)能够使肿瘤细胞分裂速度变缓,甚至凋亡,不过辣椒究竟能否抗癌目前还存在较多争议。更重要的是,肿瘤本身以及放化疗都会引起食欲减退,如果再改变吃辣的饮食习惯,往往会让患者食欲变得更差,这样对患者的康复没有任何好处。

需要注意的是,由于放化疗可能会导致肠胃功能异常,如腹泻、呕吐等,在这种情况下,对于有的患者来说,吃辣椒会加重不良反应,那么就需要避免食用辣椒。除了肠胃不适,放化疗也容易引起口腔黏膜炎和咽喉痛,此时辣椒会刺激口腔黏膜,加重疼痛。已出现上述不良反应的患者,应避免食用辛辣刺激的食物,其他情况下患者可以不必忌辛辣。

谣言:"酸性体质"是万病之源

"酸性体质"是患者常听到的谣言之一,这种理论认为饮食结构不合理可以导致酸性体质,体质的酸化是百病之源,因此要多吃碱性食物,以纠正酸性内环境。其实酸碱性指的是人体血液的 pH,pH 是衡量酸碱度的一个指标。人体通过系统地缓冲调节,使血液 pH 总是稳定在一定范围内,即 7.35～7.45,确实是偏碱性的。但是,血液不等同于体液,人体不同环境的体液酸碱度不同,如胃液是酸性的,可以帮助消化食物;尿液也是偏酸性的,因为肾脏排泄酸性的物质比碱性的物质多。如果非要打破人体原有的酸碱平衡,将酸性体液变成碱性,碱性体液变酸性,那么健康就要出大问题了。很多临床研究也早已证明,碱性食物不能防治癌症,酸性食物也与癌症的发生无关。所谓的"酸性体质是万病之源"的说法是不科学的,患者务必擦亮眼睛到正规医院治疗,不要相信"偏方",均衡饮食才是正途。

谣言:红肉致癌

国际癌症研究机构(IARC)在 2015 年时发布报告,将培根、火腿、香肠等加工肉类列为Ⅰ类致癌物,牛肉、羊肉、猪肉等列为ⅡA类致癌物。那么我们还能不能吃红肉呢?

从食品安全的角度出发,国际癌症研究机构评估的是"致癌性"而不是"癌症风险"。致癌性是指该物质是否会引起癌症,癌症风险是指癌症发生的概率。该报告并非让人们停止吃所有红肉和加工肉类。虽然国际癌症研究机构将加工肉类列为"对人类致癌",但这并不意味着它与烟草和酒精等物质具有同等的危险性——全球每年食用加工肉类导致的癌症死亡人数远低于吸烟和酗酒导致的癌症死亡人数。致癌的能力与证据的确凿程度没有必然联系,加工肉类往往要经过腌渍、烟熏、烘烤等处理,而这样的加工方式常会产生苯并芘、亚硝胺等致癌物,证据确凿,所以加工肉类被列为Ⅰ类致癌物。尽管食用红肉与罹患大肠癌之间呈现正相关关系,但是目前证据有限,所以红肉被列为ⅡA级致癌物,即有可能致癌。

从营养的角度出发,即使找到了加工肉类和红肉致癌性的科学证据,但是其癌症风险取决于暴露剂量和时间等因素。一项涉及53.6万名中老年人的长达16年的饮食和健康追踪研究显示,食用红肉、加工肉类和包括癌症等9类疾病的死亡率增高有关。但该研究明确指出,每天吃134克红肉的人其死亡风险增加26%,所以适量食用更关键。凡事不能走极端,营养讲究的是平衡,肉类是重要的蛋白质来源,红肉又是铁的重要来源,适量吃肉对健康肯定利大于弊。按照《中国居民膳食指南(2016)》的推荐,成年人每天畜禽肉的推荐量是40～75克,远低于上述的134克。所以,患者只需要对鸡肉、鸭肉、鱼肉、猪肉、牛肉等各种肉类都"雨露均沾",吃新鲜肉,少吃或者不吃腌腊制品就行了。

谣言:乳腺癌患者不可以喝豆浆

豆浆、大豆、黄豆、豆腐等所有的大豆及大豆制品中均含有一种被称为大豆异黄酮的物质,它的双羟基酚化学结构与女性卵巢分泌的雌二醇相似,是一种植物雌激素,但其活性无法和内源性雌二醇活性相比。真正导致乳腺癌风险上升的是我们人体产生的内源性雌激素,尽管大豆异黄酮的作用与人体内或者化学合成的雌激素有相似的地方——能够与人体组织器官上的雌激素受体结合,从这点看饮用豆浆似乎会增加乳腺癌的发生风险;但另一方面,大豆异黄酮又与体内的雌激素不同,它不是单向增加激素的含量而是具有双向调节作用。当人体内雌激素不足时,大豆异黄酮与雌激素受体结合,发挥弱雌激素效应;当雌激素水平过高时,大豆异黄酮以"竞争"方式与雌激素受体结合,也发挥着弱雌激素效应,由于大豆异黄酮占据了受体的位置,让人体"强"的雌激素无"用武之地",从达到降低体内雌激素的作用。因此,大豆异黄酮既能代替雌激素与受体结合发挥雌激素样作用,又能干扰体内的雌激素与受体结合,表现为抗雌激素样作用。大豆异黄酮在体内最终表现为哪种作用,取决于机体本身的激素状态,因此喝豆浆会引发或者加重乳腺癌的说法是没有科学根据的。大豆及其制品中的大豆异黄酮不但不会增加乳腺癌的风险,反而会降低潜在的乳腺癌患病风险,对乳腺有着保护作用。

谣言:多喝汤可以补充营养

很多患者认为喝汤是"大补"。家属为患者煲汤,如乌鸡汤、牛尾汤、鱼汤、海参汤、猪蹄汤等,并嘱咐患者营养的精华都溶解在汤里了,喝汤就行,煲汤的食材可以扔掉,临床上经常能够看到患者喝汤而家属吃肉的现象。实际上只喝汤不吃肉是错误的。尽管肉汤、鸡汤中含有一些可以被人体吸收利用的可溶性蛋白质、氨基酸、小分子含氮物、钾和 B 族维生素,但是汤里的营养绝大多数是从肉里来的,汤的营养密度较低,对于吃少许食物就觉得腹胀的患者来说,喝汤占据了胃的空间,却不能提供较高的能量和营养,并不是最好的选择。真正营养丰富的物质还是在熬汤的原料中,以鱼汤为例,熬得雪白的汤汁其实是煎鱼后乳化的脂肪,并不是蛋白质,一般来说汤中的脂肪含量越高,乳白色越明显,从视觉上给人以营养的错觉。

尽管汤的味道鲜美,少量饮用可以刺激食欲,但并不能提供全面丰富的营养,大量喝汤会影响其他食物的摄入,膳食单一,反而会导致营养不良。所以,肿瘤患者在喝汤的时候需要把肉也吃掉。另外,由于肉汤中含有多种核苷酸,是嘌呤的来源,尿酸高或痛风的患者需要远离肉汤。

谣言:吃保健品或者补品能够抗癌

保健品的全称实际上是保健食品,是指声称具有特定保健功能或者以补充维生素、矿物质为目的的食品,不以治疗疾病为目的。大家一定记住:①保健食品 ≠ 药品;②保健食品 ≠ 膳食;③保健 ≠ 治疗。有一些患者特别相信保健品或补品,认为越稀有越好、越贵越好,甚至有的患者因此而放弃正规治疗。大部分抗癌保健品宣称"抗癌"的依据是在体外细胞实验中显示的"能够抑制肿瘤细胞生长",这和肿瘤患者理解的"吃了能抗癌"之间还有遥远的距离。

如果是出于补充营养的目的,吃保健品或补品还不如多吃儿点肉、蛋、奶这些常见的富含优质蛋白质的食物来得实在。可以把补充营养想象成修房子,能量、碳水化合物、蛋白质、脂肪就是钢筋水泥,只有这些基本框架搭建起来了,才谈得上往房子里铺地板、放家具,也就是维生素、矿物质等其他营养素。肿瘤患者最重要的任务是吃饱饭,把机体需要摄取的蛋白质、脂肪、碳水化合物等都摄入充足了,让自己的体重、体力保持在正常范围。最佳的选择是在临床营养师的指导下,根据患者自身的身体状况制订个性化的饮食及营养治疗方案,选择适合自己的饮食。

谣言:肿瘤患者需要吃蛋白粉

蛋白质是人体的三大营养素之一,其重要作用是构成人体的肌肉等组织,同时以酶的形式参与身体各种生化反应,因此很多人认为吃蛋白粉就能补充蛋白质。然而,蛋白粉要发挥作用必须有一个重要的前提,即必须要保证充足的能量摄入。如果没有足够的能量摄入,身体就会优先消耗蛋白质用于给机体提供能量,而不能发挥应有的生理功能。

另外,大部分患者及家属并不能正确掌握蛋白粉的用法、用量,导致全天能量及蛋白质的摄入不足,不能满足机体的需求,体重进一步下降。对于肾功能不全的患者,如果想要补充蛋白粉,则需要在临床营养师的指导下食用。

对于进食正常的患者,只要保证足够的能量摄入,饮食平衡,食物种类齐全,保证优质蛋白质来源食物(肉、蛋、奶、大豆及豆制品)的摄入,白蛋白水平正常,就没有必要补充蛋白粉。

谣言:吃泥鳅可以提升白细胞水平

放化疗的常见不良反应之一是骨髓抑制,其中一个表现就是白细胞、血小板水平降低,这两个指标一旦发生明显下降,可能造成后续的放疗延迟甚至中断。有什么食物可以提升白细胞水平?很多患者认为吃泥鳅可以。泥鳅富含丰富的蛋白质,和主食一同摄入有补充机体蛋白质的功效。鱼肉、鸡肉(去皮)、牛肉等其他肉类也富含蛋白质,在补充蛋白质的功效上和泥鳅并无大的差别。泥鳅等富含蛋白质的食物一定要和主食同吃,才能使蛋白质得到充分的利用,修护机体组织,如果一味地只吃泥鳅而膳食结构不均衡,只会让摄入的蛋白质分解供能。

目前研究表明,没有哪种单一食物具有提升白细胞水平的作用,一般来说,一个阶段的放化疗结束、用药停止后白细胞水平可逐步恢复正常。

小贴士

发生了低蛋白血症怎么办

低蛋白血症在肿瘤患者中较为常见,对此可以适当补充富含蛋白质的食物,尤其是优质蛋白(如去皮鸡肉、鱼肉、豆制品),首先要解决蛋白质合成来源的问题,能够有利于改善低蛋白血症。能否完全纠正低蛋白血症,还要结合患者的肝脏功能、炎症情况和蛋白质丢失情况。建议患者摄入的优质蛋白达到蛋白质摄入总量的 50% 以上。如果低蛋白血症程度较重,需要在医生的指导下输注人血白蛋白。

需要注意的是,人血白蛋白是不能改善免疫功能的,也不应该作为营养补品来。给白蛋白水平正常的患者输注外源性白蛋白,会抑制机体自身白蛋白的合成、加速白蛋白的分解,使循环负荷加重,血钠水平增高等。另外,静脉输注人血白蛋白只能暂时提高人体白蛋白水平,归根到底还是得靠患者自己通过饮食补充、自身合成白蛋白才是长久之计。

谣言:输营养液可以不吃饭

我们常说的输营养液,规范的名称为肠外营养,是指通过静脉补充葡萄糖、氨基酸、脂肪乳、维生素和矿物质等的一种营养支持方式。肠外营养虽然是一种安全有效的营养支持方式,但是其使用是有一定指征的,即只有当患者无法通过普通食物或肠内营养获得足够的营养时,或放化疗期间出现严重黏膜炎、肠炎,才可选择肠外营养。人体通过胃肠道进食是自然状态,是最符合人体生理特点的,如果长时间不进食,肠黏膜就会萎缩,肠道菌群就会失调,肠道黏膜屏障功能被破坏,容易发生感染等一系列并发症。

当患者食欲缺乏、食物摄入不足时,"输营养液可以不吃饭"的想法是错误的。患者应该尽量通过普通饮食或肠内营养支持获得营养,或者选择特殊医疗用途配方食品,不能经口进食的患者可以采用管喂的方式行肠内营养支持。

谣言：可以通过吃某种食物而抗癌

目前已有很多细胞实验或动物实验表明，一些食物具有抗癌功效，如白菜、西蓝花、紫甘蓝、香菇等。但是，恶性肿瘤的形成过程非常复杂，持续的时间很长，尽管饮食对防治癌症非常重要，但这也是一个长期的过程，而且仅通过吃这些抗癌食物是不能达到完全预防癌症的目的的。这是因为癌症的发生，一部分和饮食有关，一部分和饮食并无关系。合理的饮食有助于预防一些与饮食有关的癌症，如胃癌、肝癌、食管癌、乳腺癌等。还有很多癌症，如白血病、骨癌、肺癌等和饮食关系并没有那么密切，所以通过饮食来防癌、抗癌效果并不会理想。

同时，癌症的发生与多种因素有关，如熬夜、环境污染、饮食不合理、精神压力大、过度疲劳等。均衡饮食、保持健康体重可以提高抵抗力，但单纯寄希望于吃某种或某些食物来达到 100% 抗癌的目的是不现实的。即使某些食物真的有一些抗氧化或抗感染作用，也远远达不到大家期望的"吃了就能不得癌症"的程度。有的患者听说西蓝花可以杀伤肿瘤，就每天把大量的西蓝花打成汁来喝，实际上已严重影响其他食物的摄入，这种不合理的膳食结构会导致患者体重快速下降，结果只会适得其反。

尽管目前缺乏人群研究证明某一种食物或食物成分可以防癌，但越来越多的证据表明，水果、蔬菜、全谷物和其他植物食物中的生物化学物是通过协同或交互作用起到有益作用的，因此我们应该通过平衡膳食、摄入种类丰富的食物获得机体所需的各类营养素，并通过健康的膳食模式保持理想体重。

小贴士

吃什么可以提高免疫力

有的保健食品声称会有增强免疫力的功能，其实大部分情况下只是提高免疫应答的水平，无法从根本上提高免疫力。想要身体好、免疫力高，营养均衡是基础，保持心情愉悦、睡眠充足也非常关键。如果饮食不规律、缺乏运动，吃保健品也不会达到预防疾病的效果。如果患者目前胃口不好，那么可以不用顾虑太多，想吃什么就吃什么，直到食欲逐渐恢复再来调整饮食结构。也就是说需要使患者的体重和营养状况尽可能稳定，这样才能更好地帮助机体恢复自身免疫力。

另外，免疫力过强也不是好事，这会让免疫系统错误地攻击人体的正常细胞，诱发自身免疫性疾病。不过，现代医学确实有一种真正通过调节免疫系统来抗癌和治疗癌症的方法，即免疫疗法。如胸腺喷丁等免疫增强剂需要在医生的指导下使用。

特殊医疗用途配方食品

什么是特殊医疗用途配方食品

特殊医学用途配方食品，简称特医食品，是为了满足进食受限、消化吸收障碍、代谢紊乱或特定疾病状态人群对营养素或膳食的特殊需要，专门加工配制而成的配方食品。该类食品必须在医生或临床营养师指导下单独食用或与其他食品配合食用。

特医食品的本质仍是食品，其原料均来自普通食品，特医食品的最大优点在于提供的营养素全面，能量密度远高于普通食品。什么是能量密度呢？就是相同体积或者重量下提供的能量的多少。同样是 200 毫升的稀饭、牛奶和特医食品，提供的能量约为 40 千卡、100 千卡和 230 千卡，可见特医食品的能量密度更高。特医食品本身还有更高能量密度的产品，如一些 200 毫升的特医食品能够提供 400 千卡的能量。在肿瘤患者没有食欲、进食量有限的情况下，自然需要选择能量密度高、营养素全面的食品作为补充，此时就应优先选择特医食品。

肿瘤患者需要吃特医食品吗

如何判断患者是否需要吃特医食品呢？特医食品可用于具备下列情况之

一的患者:①营养摄入不足,摄食很少或未进食超过 5 天,或预计摄食很少超过 5 天,如吞咽障碍;②营养吸收不良;③营养需要量增加,如恶性肿瘤;④营养丢失增加,如老年营养不良及肌肉减少症;⑤体重持续非刻意下降。如果患者出现了上述情况,且正好是住院期间,临床营养师会根据患者的情况制订详细的营养治疗方案;如果患者已经出院了,那么请到医院的营养门诊就诊。

和日常饮食相比,特医食品的价格较高,很多患者和家属因此对它产生了抗拒心理。这也是一个误区,已有研究表明通过减少并发症和住院时间,使用特医食品能够节省不菲的医疗费用。科学应用特医食品可以改善患者的营养状况、纠正代谢失衡、增强机体的康复能力、减少并发症的发生、促进伤口的愈合、增强临床治疗效果、改善患者的生活质量。国内外多项研究显示,对于营养不良的患者,特医食品能够显著降低死亡率,减少再入院率并缩短住院天数,减少医疗支出。

自己做的匀浆可以代替特医食品吗

由于无法咀嚼、吞咽梗阻、吞咽障碍或者吞咽疼痛等,很多患者和家属会选择使用食品料理机或者破壁机把食物制作成泥状或流质的匀浆。但是由于食物本身含有水分,烹饪食物和制作匀浆时还需要额外添加水分,无形之中就稀释了很大一部分能量,也就是前文提到的能量密度。尽管制作出来的匀浆看起来有一大碗,实际上能够提供的能量还是不足的。相比之下,特医食品是一个更加理想的选择。特医食品通常为粉剂,冲泡非常简单,可以单独饮用,也可以和其他食物一起使用,如加到牛奶、稀饭中。不过,自制匀浆并不是一无是处。如果能够保证食材新鲜、搭配丰富,自制匀浆可以作为全天能量的部分来源。是否可以自制匀浆,需要由临床营养师根据患者目前的情况而定。

放射治疗期间的心理问题

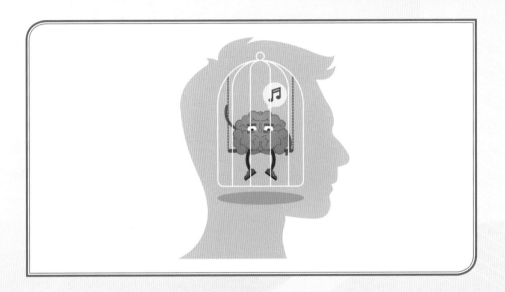

    肿瘤患者除了不要去想自己还能活多久之外，还应该积极了解放疗的相关知识，克服对放疗的恐惧心理，正确面对放疗过程中出现的不良情绪，并通过一些积极主动的方法克服这些不良情绪。掌握这些知识和方法不仅可以保证放疗的疗效，还可以提高患者的自我效能（相信自己能控制住肿瘤），提高肿瘤治疗的整体疗效。

了解相关心理知识的必要性

正确认识不良情绪

首先我们要认识到,不良情绪是一种人类自然的、正常的反应。不良情绪是身体对危险作出反应的警告信号、是身体准备逃离或避免威胁的本能,不良情绪可以通过具体的行为、思想、情感和躯体表达。因此,我们应该正确面对、引导这些不良情绪,而不对自己出现的这些问题自责。下面介绍一些常见的不良情绪,以及应对这些不良情绪的方法。患者可以通过学习掌握一些方法,克服不良情绪;一旦出现严重心理问题时,患者也应该积极、正确面对,及时就医。

提高自我效能感

自我效能感是个体对自我即将实施行为的一种初步判断,也就是对自我行为能够完成或达到何种程度的认知、评价;是指个体对自己能否在一定水平上完成某一活动所具有的能力判断、信念或主体自我的把握与感受;比较通俗的说法就是自己对某一件事情有多大把握能控制住。

自我效能感的内涵:自我效能感包括效能期望和结果期望两层含义。效能期望是指个体所感知到的、执行特定行为的能力;结果期望是指对某一特定行为能够产生相应结果的信念。自我效能感形成的信息来源有直接性经验、间接性经验、话语相劝和个体生理及情绪功能状态等,这些信息能够对个人传达着一定的影响效能的消息,从而对个体的自我效能水平产生影响。自我效能是认知和行为的重要调节因素。

自我效能感对人体的影响:人作为行为的主体,以自己的主体意识主宰、支配其行为。自我效能感对人体的影响包含以下几方面:①影响个体行为,以及对已选择行为的努力与执行程度;②影响个体的人生态度,总体是积极的还是偏向负面的;③影响个体思考问题的方式等。个体的自我效能水平越高,对自己成功实施某一特定行为的信心就越大,产生的负面情绪就比较少。

提高放疗患者自我效能感:罹患肿瘤后,患者的自我效能是指通过评估自身有关肿瘤的知识、技能及信心后所形成的一种对抗肿瘤行为能力的信念。放疗患者通过学习,可以了解和放疗相关的一般性知识、放疗前的准备、放疗过程中的配合、放疗不良反应的评估及处理、放疗前中后的康复等,可以提高放疗精度,减轻放疗不良反应。同时,能够提高患者的自我效能感,提高患者战胜肿瘤的信心,减少患者的负面情绪,对患者的免疫力起着积极的作用,提高患者的生活质量、幸福指数,最终对肿瘤治疗产生积极影响。

如何克服放疗过程中的恐惧心理

肿瘤的治疗是一个复杂而长期的过程,不仅需要详细的准备工作来应对治疗和由此产生的自我保健需求,还需要为患者提供心理和情感支持。肿瘤患者需要更多的治疗准备,尤其是在自我护理与自我心理支持方面。在配合医务工作者治疗的同时,可能会有和平时不一样的经历,这时候就需要患者积极调节自己的心理,帮助自己更好地接受治疗。

固定模具束缚感的应对

了解固定模具的作用:放疗利用射线杀灭肿瘤的同时还需要保护正常的器官和组织,需要多次的放疗累积足够的照射剂量才能达到目的。因此,放疗中需要使用一个看得见的标记线来标记患者的治疗部位,确保在每次治疗时将射线对准同一部位;在治疗过程中也需要固定患者的身体以免意外移动,确保安全而精确的治疗。在生活中,人们会给某个地方划定边界并标记地名,之后大家就能通过地名准确找到它(地名就相当于标记线),地名越精确,人们就越容易找到这个地方。体位固定的标记线(通常为三个十字线)标记治疗部位,也就是要照射的位置。体位固定除了帮助治疗师找到治疗部位外,还可以限制患者的活动度,避免治疗过程中患者不自觉运动对治疗精度的影响。

所有放疗患者都需要在放疗之前进行体位固定,依据治疗部位的不同,体位固定的方式也有所不同。理想的固定模具需与人体表面贴合良好,这时候人体就可以感觉到与模具接触的地方都有支撑和接触,全身各处的固定,除了头颈部外,很少会引起不适。

在实践中有些患者感觉带着热塑面膜能够帮助自己保持在准确位置,可以确保正常组织器官的安全。但有些研究表明,虽然热塑面膜是保证头颈部肿瘤患者精确而安全进行放疗的有力工具,依然有 1/4 头颈部肿瘤患者的紧张、焦虑与固定所需的热塑面膜使用有关,这可能会影响放疗的准确性、精确性和治疗的顺利进行。所以对于同样的经历,每个患者的感受并不一样。

心理认知策略:患者可以尝试按照以下方式减轻固定模具束缚感引发的紧张和焦虑情绪。

1. 等待期间保持忙碌状态 患者可以读一本书、玩玩儿游戏、做点儿手工、听听音乐、沉思、深呼吸或做一些令自己忙起来的事。

2. 找自己舒服的体位 患者在体位固定时就要试着感受自己的固定部位,可以微微张开嘴唇(注意不是口腔)与鼻腔一起帮助呼吸。慢慢试着适应放疗的固定模具。

3. 自我对话 患者可以告诉自己"这是我必须克服的事情,我必须尽一切努力做好它,我别无选择"。一旦患者控制住呼吸并安静下来,就能很快完成治疗。患者还会发现原来这个过程并没有想象中那样糟糕。当患者自己真正完成这项"工作"时,会为自己坚强的意志感到自豪。家人、朋友、治疗团队和其他病友也能看到患者的努力,对他们也会产生积极的影响。

4. 放松 患者在自己的身体中找到一个部位专注于呼吸(鼻孔、喉咙、胸部或腹部),在那里自己能最清晰地感受呼吸,然后尽最大努力去感受一呼一吸。

5. 冥想 患者可以想象一下自己和最亲近的人身处一个令人放松的地方,如温柔的沙滩、空旷的草原、平静的湖边。

患者可以采取适当的方式说服和鼓励自己度过这个过程,研究发现以上方法可以帮助 84% 的患者减轻固定模具束缚感引发的紧张和焦虑情绪。

与家人和工作人员沟通:患者可以和家人倾诉自己正在经历的事情以及感受,家人是患者最亲近的人,他们会设身处地地为患者着想并提供力量与支持。患者还可与医生沟通自己的身体情况和疑惑,他们能提供最新、最全面、最适合的检查和治疗方法。患者还可告诉体位固定治疗师自己在配合固定时的感受,他们可以通过调节体位、固定模具或减少模具覆盖部位来减轻患者的不适。患者如果感到在某种体位中不舒服、不能长时间坚持,一定要及时和医务人员沟通,医务人员能从专业的角度为患者提供解决方法,如换一种固定方式或改造固定模具来减轻患者的不适。

与病友沟通:对绝大部分人来说,当完全不知道即将要发生什么情况时,多少会有点儿对未知的恐惧。所以建议患者在等待放疗的时候与周围的病友交谈并询问他们一些问题,他们会很乐意分享放疗过程中可能会发生的事和感受。

放疗时播放音乐:音乐可以转移人的注意力,使人放松。有研究显示,72% 的患者认为在放疗期间播放音乐有助于最大程度地减轻固定模具束缚感引发的焦虑情绪。

放疗环境不适感的应对

在现代放疗室的设计中,设计人员已经有意识地从装饰、音乐等方面改善治疗室的环境,从而减少刻板、严肃和让人害怕的感觉。上述应对固定模具束缚感引发焦虑情绪的方法同样可以帮助患者克服对放疗环境的不适。此外,患者还可以尝试以下方式。

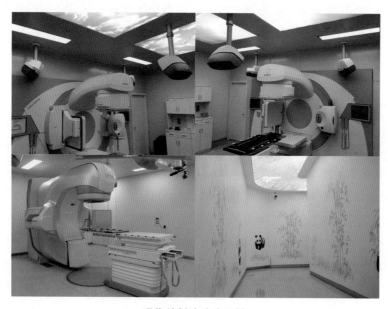

现代放射治疗室环境

带些自己熟悉的东西:在医务人员允许的情况下,患者可以将一些熟悉的东西,如常用的小被子、亲人的小物品等带到治疗机房,或可减少在放疗中的不适感。

请亲近的人陪伴:如果患者感到害怕,可以请亲近的人陪伴进行放疗。这样患者知道在自己接受放疗的过程中,虽然治疗室的门是关闭的,也没有窗户,但亲近的人会通过监控屏幕时刻关注着自己,注意自己的每个动作。患者还可以随时与他们沟通。如果患者感到任何不适或有需要,还可示意,亲近的人会提供可能的帮助。

暂停治疗:随着放疗不良反应的增加,有些患者的体重、体形、病情变化会影响对固定模具的耐受性(如疼痛、浓稠口咽分泌物、水肿等)。在必要时患者可以示意医务人员暂停治疗,休息片刻或先处理相关症状后再继续治疗。

幽闭恐惧症的应对

幽闭恐惧症的表现:在放疗过程中,患者需一个人在一个密闭的房间接受治疗,接受头颈部放疗的患者还需带上面膜,这时患者容易产生心理上的不适感,出现幽闭恐惧症。轻微的幽闭恐惧症表现为患者在放疗过程中的焦虑,严重者表现为惊慌、呼吸急促、心跳加快、出汗、四肢无力等,更为严重者则可能有濒死感、昏厥等。幽闭恐惧症的特征为处于封闭空间内的显著性、持续性和渐进性恐惧,具有幽闭恐惧倾向的人进入某一封闭环境后就会出现上述症状。对于有幽闭恐惧症的患者,如果不及时干预,会使其在接受放疗时痛苦加重、使放疗精度下降,甚至导致放疗被迫终止。

幽闭恐惧症的原因

自身原因:幽闭恐惧症可能由儿童期的心理创伤、遗传和性格、家庭教育过分严厉、脑部发育异常等引起。

放疗设备等物理环境:处于放疗内部狭小的空间时,一些较敏感的患者或有焦虑恐惧心理的患者容易产生一系列症状,如忧伤、紧张、烦闷、焦虑、害怕,甚至惊恐等。此外治疗过程耗时长、噪声、温度和湿度因素,以及因活动受限造成的不适等同样可造成患者的不适并引发相关症状。

如何克服放疗过程中的幽闭恐惧症

心理认知策略：患者可以先在家人的陪同下闭上眼睛模拟带上模具,预演一遍治疗过程。治疗时患者可以摸着一块亲近之人的物品,想象着是自己的亲人在身边陪着自己。充分运用上述心理认知策略能够帮助患者顺利完成治疗。

提前了解和熟悉流程、做好准备：患者可以提前了解自己即将接受检查或治疗的具体内容、操作流程、检查或治疗室环境,也可以向医务人员咨询治疗过程中会有什么感觉、会持续多长时间等内容。了解到这些信息后,患者可以给自己准备些分散注意力的物品,如喜欢的精油、音乐、视频等。

及时、充分沟通：如果患者感觉自己有幽闭恐惧症,应向体位固定治疗师提出,他们会选择对患者来说容易接受的其他办法进行体位固定,在治疗时也会给予患者适当的关照以便患者顺利接受放疗。

保持通话：治疗室和控制室的通话装置可以使患者感觉到自己同医务人员、家人相距很近,从而消除紧张情绪。通过使用与放疗系统兼容的耳机播放音乐或进行医患之间的语音交流,或通过监视器以及特殊的眼镜提供视频影像可以分散患者的注意力,也可有效地减轻患者的焦虑症状。

寻求专业医生的帮助：如果患者不能通过自己和放疗相关医务人员的努力来克服幽闭恐惧症,这时候可能需要寻求专业的心理医生的帮助,找到紧张、恐惧的诱发因素,有计划、逐步地练习如何在封闭空间中较镇静地接受治疗,以及如何应对恐惧的刺激及伴随而来的焦虑、学习忍受和管理恐惧和焦虑情绪等。

相关文献报道,利用放松技术、系统脱敏、医学催眠、药物治疗等手段,均可使许多拒绝或不能耐受放疗的患者顺利地接受放疗。

放疗患者面临的心理问题

众所周知,心理因素可以致病,而疾病又反作用于人的心理。在肿瘤的发生、转归和预后过程中,生物学因素和心理社会因素（尤其是负面情绪）往往交织在一起共同起作用。心理社会因素不仅在肿瘤发病中起作用,在肿瘤治疗和康复的不同阶段也会产生极大影响。

老百姓们常常"谈癌色变",被确诊为肿瘤本是严重的应激事件,对患者本人和家属都会造成极大的心理冲击,引起一系列不良心理反应,如焦虑、抑郁、恐惧、悲观等。由于患者自身以及身边的非肿瘤科医护朋友、家属以及社会大众对放疗知之甚少且存在许多模糊甚至错误的观念,患者对疾病的恐惧和对放疗不完全的认知及片面理解会进一步加重心理负担。患者长期的不良情绪会导致神经内分泌失调,抑制和损伤免疫系统功能,进一步加重病情和治疗不良反应,对疾病的发展及预后产生不利影响。

由于对肿瘤及放疗的恐惧和担忧,很多患者产生了许多身心症状和不良心理反应,对治疗不配合,甚至拒绝放疗,出现轻生想法。那些能正确对待肿瘤、积极配合治疗、情绪稳定、与肿瘤斗争意志较强的患者比那些被肿瘤吓得不知所措的患者治疗效果要好得多。如果精神被摧垮,无法振作起来,再好的治疗也难充分显示出疗效。情绪可以使病情加重,也可以使病情好转,因此肿瘤的治疗不单针对肿瘤本身,还需要患者学会心理调节,保持良好的心理状态,治疗才能事半功倍。

放疗患者的自我心理调节

并非所有患者从一开始便拥有良好的心态,绝大多数患者需要一个逐渐调整适应的过程。在调整过程中,除了他人的鼓励和帮助,更重要的还是自我调节。

了解肿瘤相关知识,正确认识放疗:医学发展日新月异,以往很多疑难杂症在今天是可以控制甚至治愈的,肿瘤亦是如此。患者首先应该对肿瘤及各种治疗方式有正确的认识,多了解肿瘤相关知识,了解目前医学界在肿瘤防治中的进展等。近几十年来,肿瘤治疗形成了以患者为中心的多学科综合治疗模式,且取得了明显成效,其中放疗更是进入了"三精"时代。很大一部分恶性肿瘤不再是绝症,而像慢性病一样经过及时、积极的治疗是可控的。大家对待肿瘤的看法和观念应当与时俱进,承认恶性肿瘤是一大类防治较为困难的疾病,但也只是人类万千疾病中的一种而已,正如高血压一样,治愈很难,但是可控。肿瘤造成的后果并不比心肌梗死、脑卒中等更为严重。即便有些肿瘤很难治,但也可以通过多学科综合治疗进行控制,进而提高患者的生活质量、延长生命。

正视肿瘤,面对现实,坚定信念:人的一生难免会患有这样那样的疾病,感冒也好、意外也罢,尽管保健预防工作很到位,但总有些病痛仍会不期而遇。无论是大病还是小病,恶性还是良性,都应该坦然面对。恶性肿瘤是人类共同的敌人,所有人都要树立必胜的强大精神信念。如果患者在各种挫折下丧失了斗争意志,精神被打垮,那么即使是很有希望治愈的疾病,最终疗效也会大打折扣。更在科学技术飞速发展的今天,随时都可能有新的抗癌药物问世或新的治疗技术出现,在肿瘤的治疗上随时会有重大突破。坚持治疗,在生命的每一天,希望都可能会出现。

提高心理素质,善于自我调节:即便是一个心理素质很好的人,从怀疑是否得了肿瘤,到确诊之后,以及在整个治疗及后期康复过程中,都会有心理的波动、变化。对肿瘤患者而言,需要善于进行积极的自我心理调节,努力调整自己的状态,保持稳定的心理,使自己进入一个良性循环。大多数情况下,患者的心理状态往往随病情的发展和治疗过程呈阶段性变化,复杂而矛盾。一方面,患者留恋美好的生活,对未来抱有希望;另一方面,患者难以忍受疾病的折磨,有时又会因为某种治疗的暂时失败或病情恶化失去治疗的勇气和信心。这种时忧时喜是最不可取的。对患者而言,越是病情严重的时候,越需要坚持治疗,与病魔抗争到底。积极、向上、乐观的生活态度是每个患者都应具备的有力的抗癌"武器"。

放疗患者常见的心理问题及对策

知己知彼,百战不殆。很多常见的心理问题是可以预见的,通过有效的策略也是可以应对的。

焦虑:焦虑是一种对日常情况强烈的、过度的和持续的担忧和恐惧。许多患者得了肿瘤就觉得自己在世时间不多了,有许多事情还没来得及安排,同时又有许多事情难以割舍,如与子女、爱人、父母等的亲情以及工作、学习和生活。对于治疗的不了解以及庞大的治疗费用会使患者的焦虑情绪更为明显。患者常常表现为生活规律紊乱,吃不香、睡不好、烦躁不安、坐卧不宁,甚至出现抗拒、抵触情绪等。

• 应对策略:了解自己焦虑的原因,采用相关的心理量表进行自我评价。根据自我评价结果,对引发焦虑的原因进行对症处理。如患者可以了解肿瘤放疗的新知识、新进展和新成果。放疗作为肿瘤三大治疗手段之一,随着技术的发展,设备更加高端、技术更加精准,疗效也日益显著,即使是中晚期肿瘤患者,只要配合治疗也能将痛苦降到最低,延长生命。患者可以和医生团队共同讨论治疗方案,做好心理准备。任何治疗均有利弊,医生会权衡疗效、不良反应及治疗费用等问题,确保让患者获得最大的受益和最小的不良反应及花费。另外,患者在放疗中有任何疑虑都可以咨询医生团队,理解与信任他们,积极地配合治疗。

调查显示患者焦虑的伴随原因

单位:%

伴随原因	所占比例
睡眠障碍	28.1
记忆力下降 / 注意力不集中	25.6
经济问题	23.6
紧张	23.4
交通出行	21.7
无时间、精力照顾孩子 / 老人	20.9
疲乏	20.9
对日常活动丧失兴趣	20.7
进食	20.2
无时间、精力做家务	18.5
悲伤	17.5

恐惧:确诊为肿瘤、从健康人到患者的角色改变、对肿瘤的片面认识、对放疗的不了解等一系列原因往往引发患者的恐惧。另外,人际关系的改变、特殊的临床检查,或者病情严重等也会加重患者的恐惧心理。

• **应对策略**:患者应当保持科学的态度,咨询医生团队,正确认识肿瘤,明白肿瘤并非不治之症,早期肿瘤通过及时、有效的治疗是可以治愈的,即使不是疾病早期,也可通过先进的治疗手段取得理想的治疗效果。正确对待病情,树立战胜疾病的信心。在放疗计划开始前多与医生团队沟通,了解放疗的相关知识及注意事项,了解疾病特点、放疗时间和疗程、放疗的必要性和重要性以及放疗过程中可能出现的并发症等,消除对未知事物的恐惧,正确认识肿瘤和放疗,才能更好地配合治疗。

抑郁、猜疑:抑郁是一种情绪紊乱,会导致持续的悲伤和兴趣丧失。随着放疗剂量的增加,一些不良反应相继出现,如恶心、呕吐、口味改变、照射部位皮肤瘙痒和/或糜烂等。很多患者感到痛苦、失望,有些患者因为外貌发生改变而自卑、闷闷不乐,慢慢产生抑郁、猜疑心理,情绪低落,对一切都感到悲观失望,对治疗缺乏信心,甚至拒绝治疗等。

• **应对策略:**了解射线在杀灭肿瘤的同时会不可避免地对照射部位的正常组织造成一定的损伤,因此出现一些不良反应是在所难免的,但这些不良反应是可控的。在放疗过程中,切实配合治疗可以降低不良反应的发生率,即使出现不良反应,积极配合医生对症治疗也可以将不良反应带来的痛苦降到最低。放疗期间患者应该多加强营养的补充,多以高热量、高维生素、高蛋白质、低脂肪、易消化的食物为主,可促进组织修复,提高放疗效果,提升生活质量,增加治疗信心。

依赖:经过一阶段放疗后,患者会承认自己的"患者角色",心情较平静,情绪得到了控制和缓解。但不少患者常常对放疗产生盲目的依赖性,单纯追求放疗量,较少考虑综合疗法和身体的整体免疫状况、营养状况等。

• **应对策略:**明白随意加大放疗剂量容易产生严重的不良反应,每个患者的放疗计划是根据肿瘤情况和身体情况来制订的。此外,放疗期间患者要注意补充营养,提高免疫力。患者可以多参与肿瘤治疗相关的健康宣教、健康知识讲座等,了解肿瘤及放疗方面的常识,积极与医生沟通,切实配合治疗。

暴躁易怒:确诊为肿瘤对患者是很大的精神打击,患者的身心受到疾病折磨,加之放疗期间产生的不良反应,都会导致情绪低落、自我控制能力下降,容易被激怒。患者可能把这一切不满发泄到亲人、好友甚至医务人员身上。

• **应对策略:**患者对疾病感到痛苦是可以理解的,情绪是需要释放的,不必对愤怒的想法或者不稳定情绪感到内疚,但要注意发泄的方式。如果患者不小心对身边的人发了脾气,当怒意消退时,可以在适当的时间向他们解释、道歉。如果与家人相处困难,患者也可以向心理医生、辅导员或癌症支持团体求助。

负面心理状态的应对

正念减压疗法：正念减压疗法是一种系统的管理情绪、疏散压力的治疗方法，属于观念管理疗法，以减轻主体压力为目的的，以正念冥想训练为媒介。研究表明，正念减压疗法能帮助患者有效缓解疼痛等症状引发的身体不适，提高应对压力水平，减少不良情绪。存在严重精神障碍且处在发病期的患者不推荐进行正念减压疗法。正念减压疗法一般包括家庭练习和团体练习。家庭练习每天进行，每次 30 分钟左右。团体练习每周一次，每次 2 小时左右。团体练习的主要内容是正念练习与情绪排解。练习方法包含静坐冥想、躯体扫描、正念呼吸、正念行走、正念瑜伽、正念进食等。情绪排解一般是让患者表达自己的情绪、对疾病和治疗的看法、日常生活中遇到的问题与压力，可由医务人员帮助进行思想减压、情绪排解。

1. 静坐冥想　练习者静坐，消除内心杂念，有意识地体验呼吸引起的胸部起伏，感觉到思绪产生直到消失的过程，体会身体内部的感受，体验外部的刺激。

2. 躯体扫描　在深呼吸状态下引导练习者从脚趾到头顶依次感受每个部位的不同感受，想象疼痛、焦虑、抑郁等随呼气离开身体，健康自信随吸气回到身体，达到躯体减压的目的。

3. 正念呼吸　首先感受当下的感觉并引导练习者呼吸，然后将所有离散的注意力集中于呼吸，最后将呼吸和身体作为一个整体。

4. 正念瑜伽　练习者将注意力放在瑜伽伸展运动上，通过伸展运动可以使肌肉放松，增强机体平衡力与觉察力。

呼吸训练：呼吸训练指在安静环境中，有意识地控制自身的呼吸运动，达到放松状态，提高机体应对应激的能力，减少负面情绪对身体的影响。呼吸训练的要领是膈肌收缩或舒张时，腹部随之扩张或收缩，机体吸气和呼气加深，从而降低呼吸频率。一般取舒适体位，练习者全身放松，用鼻缓慢深吸气，尽量使膈肌下沉，腹部隆起，每深吸 1 次停顿 1～2 秒；呼气时嘴呈吹笛状，缓慢呼气，尽量呼尽所有气体，每次呼气时间控制在吸气时间的 2 倍左右，均匀呼吸。呼吸训练可在医务人员的监督指导下进行，也可以自己练习，每天练习一次，每次 25 分钟左右，持续 1 个月。

团体疗法：团体咨询是在团体情境下进行的一种心理咨询形式，它是通过团体内人际交互作用,促使个体在交往中通过观察、学习、体验,认识自我、探讨自我、接纳自我,调整改善与他人的关系,学习新的态度与行为方式,以发展良好适应的助人过程。研究发现在接受心理治疗的肿瘤患者中,大约有2/3情绪障碍可获得中度改善或显著进步,团体治疗的效果完全等同于甚至超过个别心理治疗。团体疗法一般每周进行1～2次,每次1～2小时,连续5～8周。

目前针对肿瘤患者的治疗性团体分为心理教育团体、支持性团体、认知行为团体及基于正念的团体。

1. 心理教育团体　多由拥有心理治疗经验的护士、社会工作者、心理治疗师和医生实施。内容包括健康教育、压力管理、问题解决技巧、心理支持等。

2. 支持性团体　多由护士、社会工作者、心理治疗师实施,干预者通过引导团体成员一起讨论和表达各种相关的主题,如获取社会支持、表达情绪、控制疾病症状、处理对死亡的恐惧等进行心理干预和支持。

3. 认知行为团体　由具有心理学知识的护士、医生或心理治疗师实施。认知行为治疗是一种结构化的、短程的、改变认知取向的心理治疗方法,它通过改变患者对己、对人或对事不合理的认知来解决心理问题。

4. 基于正念的团体　由经过正念相关培训的心理治疗师或护士实施。

音乐疗法:聆听音乐能够减少人的压力、增加舒适度、放松身心,音乐治疗是一种新兴的治疗方法,在智能手机时代几乎无任何成本、不受场地限制(放疗患者可在治疗室内、病房、家里以及交通工具上进行音乐治疗),患者接受程度高。许多研究报道,音乐治疗对恶性肿瘤患者的焦虑、抑郁等不良情绪以及躯体症状具有一定的改善作用。音乐治疗能够减缓疼痛刺激且抑制神经兴奋,起到缓解疼痛的作用。有研究发现,比起安静休息,音乐干预缓解癌性疼痛的效果更好。

音乐的选择因人而异,每个人的喜好不同,生活背景、文化背景不同,音乐的欣赏能力也不同。特定的音乐具有特定的频率和声波,影响大脑不同的区域,产生不同的作用,具体哪种音乐对患者可以起到最大的改善作用目前还不得而知,一般选择的音乐类型应以活泼欢快、轻松诙谐的舞曲和协奏曲为主,快速或者是中等速度。

睡眠障碍的应对

在白天进行运动:患者在白天应该进行一定的运动,即便是步行20分钟也能使患者放松下来(注意运动不要在晚上进行)。患者尽量不要午睡,如必须午睡,时间应该控制在 30 分钟以内。

睡前准备:避免在午后和傍晚饮酒或含有咖啡因、巧克力和尼古丁成分的饮料;晚上睡前限制饮水;睡前一小时关闭电视,可以听安静的音乐或洗个热水澡;如果担心无法入睡,请列出第二天需要做的事情,这样做的好处是不必担心忘记任何事情,并且可以放松身心。睡前可以喝些温牛奶,香蕉可以帮助睡眠;卧室是专门睡觉的地方,不要在卧室读书、看电视或工作;请告知伴侣同时上床睡觉。

就寝时间:即使在周末,也要保证规律的就寝时间。

如果无法在夜间入睡或醒来:如果 15 分钟后没有入睡,请转到另一个房间;听安静的音乐;避免使用会让自己兴奋的东西(如电视、刺激性书籍);感到困倦时回去睡觉;如果仍然无法入睡,请再次起床并根据需要重复上述步骤。

如果睡眠障碍持续时间较长且没有获得改善,请及时寻求医生的帮助。

相关心理自评量表

心理自评量表可以粗略地对患者和正常人群的心理问题进行筛查,一旦筛查结果显示有明显的心理问题,应该多次测量,一旦明确有明显的心理问题,请及时寻求专业人员的帮助。患者和家属可使用以下自评量表对自己的心理问题进行动态评估筛查,及时了解自己的心理状况。

广泛性焦虑量表

在最近两周里,你多大程度上受到以下问题的困扰,请用"√"选择符合情况的选项。选项 A～D 依次计分为 0～3 分,总分范围为 0～21 分,以 GAD-7 得分≥10 分为患者焦虑的筛查值。

广泛性焦虑量表（GAD-7）

项目	A. 完全没有	B. 有几天	C. 有一半以上的日子	D. 几乎每天有
1. 感觉紧张、焦虑或急切				
2. 不能停止或控制担忧				
3. 对各种各样的事情担忧过多				
4. 很难放松下来				
5. 由于不安而无法静坐				
6. 变得容易烦恼或急躁				
7. 感到似乎将有可怕的事情发生并为此感到害怕				

患者健康问卷

在最近两周里，你多大程度上受到以下问题的困扰，请用"√"选择符合情况的选项。选项 A～D 依次计分为 0～3 分，总分范围为 0～27 分，以 PHQ-9 得分≥10 分为患者抑郁的筛查值。

患者健康问卷（PHQ-9）

项目	A. 完全没有	B. 有几天	C. 有一半以上的日子	D. 几乎每天有
1. 做事情时没有兴趣或愉悦感				
2. 感觉失望、压抑或没有希望				
3. 入睡困难或易醒或睡眠过多				
4. 感觉疲倦或没有精力				
5. 胃口差或进食过量				
6. 自我感觉差，如认为自己是一个失败者或者认为自己让家人感到失望				

续表

项目	A.完全没有	B.有几天	C.有一半以上的日子	D.几乎每天有
7. 做事情难以集中注意力,如读书、读报、看电视时				
8. 行动或说话很慢以致别人都能注意到,或者心神不宁或烦躁不安以致自己到处活动,远超平时				
9. 认为如果自己死掉或以某种方式伤害自己可能会好些				

心理痛苦温度计

请您选择最符合近一周所经历的平均心理痛苦水平,"0"为没有心理痛苦;"10"为极度心理痛苦,感觉自己无法承受。以 4 分作为患者心理痛苦的筛查值,≥4 分提示有较明显的心理痛苦,建议患者咨询专业心理医生。

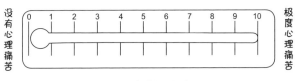

心理痛苦温度计

请指出下列哪些选项是引起痛苦的原因,选择引起痛苦的条目,没有则不选(可多选)。本部分包括实际问题、交往问题、情绪问题、身体问题、信仰/宗教问题 5 部分。

心理痛苦温度计量表

实际问题	身体问题
无时间、精力照顾孩子/老人	外表/形体
无时间、精力做家务	洗澡/穿衣
经济问题	呼吸
交通出行	排尿改变

实际问题	身体问题
工作 / 上学	便秘
周围环境	腹泻
交往问题	进食
与孩子 / 老人相处	疲乏
与伴侣相处	水肿
与亲友相处	发热
与医护人员相处	头晕
情绪问题	消化不良
抑郁	口腔疼痛
恐惧	恶心
孤独	鼻子干燥 / 充血
紧张	疼痛
悲伤	性
担忧	皮肤干燥
对日常活动丧失兴趣	手脚麻木
睡眠	身体活动受限制
记忆力下降 / 注意力不集中	**信仰 / 宗教问题**

自我效能感量表

自我效能感是指个体对自己面对环境中的挑战能否采取适应性的行为的知觉或信念。一个相信自己能处理好各种事情的人,在生活中会更积极、更主动。这种"能做什么"的认知反映了一种个体对环境的控制感,因此自我效能感是以自信的理论看待个体处理生活中各种压力的能力。本量表适合 12 岁以上人群,请根据实际情况快速作答。

计分方法:极不符合计 1 分,不符合计 2 分,符合计 3 分,完全符合计 4 分,分数越高,说明自信性越高。1～10分:自信心很低,甚至有点儿自卑,建议经常鼓励自己、相信自己,正确对待自己的优点和缺点,学会欣赏自己;>10～20分:自信心偏低,有时会感到信心不足,需要找出自己的优点,承认并欣赏它;>20～30分,自信心较高;>30～40分,自信心非常高,需要注意正确对待自己的缺点。

自我效能感量表

项目	极不符合	不符合	符合	极符合
1. 如果我尽力去做的话,我总是能够解决问题的				
2. 即使别人反对我,我仍有办法获得我所要的				
3. 对我来说,坚持理想和达成目标轻而易举				
4. 我自信能有效地应付任何突如其来的事情				
5. 以我的才智,我定能应对意料之外的情况				
6. 如果我付出必要的努力,我一定能解决大多数难题				
7. 我能冷静地面对困难,因为我信赖自己处理问题的能力				
8. 面对一个难题时,我通常能找到几个解决方法				
9. 有麻烦的时候,我通常能想到一些应对的方法				
10. 无论在我身上发生什么事,我都能应对自如				

放疗期间家属的心理问题

　　恶性肿瘤是威胁人类生命健康的重大疾病,不仅给患者本人造成严重的心理问题,还会不可避免地给患者家属带来心理上的负面影响。通常情况下,医生会向患者交代日常生活中的注意事项,也会对患者的心理状况进行评估和干预,患者家属的心理问题反而被忽略了。国内最新调查发现,妇科肿瘤患者家属焦虑发生率为49%,抑郁发生率为37%,一些患者家属所承受的心理压力甚至比患者还要大。患者家属是患者的主要照顾人,患者的心理状态及生活质量是由患者家属的心理状态决定的,因此对患者家属的心理关怀显得尤其重要。

患者家属的心理素质需求高

　　虽然医学已经高度发达,但是针对恶性肿瘤的治疗仍然是个难题。出于心理关怀的目的,无论病情严重与否,家属往往会对患者的真实病情加以隐瞒。有研究表明,患者对自身病情的完全知情率为36.5%,部分知情率为40.0%,不知情率为23.5%。大部分家属采取隐瞒或者部分隐瞒的方式,避免患者产生面临死亡时的绝望情绪,期望患者能够积极接受治疗。家属在鼓励患者的同时,自身对治疗的效果没有足够的信心,甚至有时还会收到病情的负面发展信息,这就导致家属会处于精神割裂状态。对于经常接触患者的家属,在陪护患者的过程中需要时刻保持较高的心理素质。

治疗支出与预期疗效问题

　　与普通疾病相比,恶性肿瘤的治疗不仅支出巨大,还无法明确预期疗效。虽然目前的医疗保险覆盖了肿瘤的常规治疗,但是对于一些特殊治疗方法的费用,目前医保还不能报销,加上一些相关开支,经济问题依然是大多数家庭不得不面对的挑战。在治疗过程中,患者及家属不仅要承担较大的经济压力,还会承受为治疗倾尽家财甚至背负债务也不能治愈疾病的心理压力。即便在经济上能够负担,部分患者家属还会担心患者是否能够承受那些具有损伤性的肿瘤治疗手段。在生活中,我们经常听到某些患者在接受治疗后其身体状态反而急剧变差,而家属在隐瞒患者病情的同时,还需要权衡这种治疗支出与预期疗效的问题。在某些极端情况下,家属明知患者病情已经无法缓解甚至无法承受治疗,在道德上不会也不能主动提出让患者放弃治疗,而这时候家属就会陷入两难的境地:如果选择治疗,患者的身体状态可能会加速恶化;如果放弃治疗,患者可能会不甘心,家属也会陷入内心谴责。

长期陪护患者的心理问题

从恶性肿瘤的确诊、治疗、康复或恶化,患者家属(父母、配偶或子女)都要长期进行陪护。在照顾患者过程中会遇到许多的琐碎事情,在医院治疗期间需要办理入院手续、各种缴费、登记、预约及陪同患者检查、治疗等;同时需要对患者的日常生活进行照顾。对于中年患者家属,可能同时需要面对照顾子女上学,子女学业辅导,子女学校相关事务的办理等;一旦家里老人身体健康出了问题,家属还得照顾老人;许多家属在照顾患者的同时还需要工作,工作即是普通家庭的经济来源,也是大多数人个人价值展现的场所,一旦家人生病,在工作和家人之间需要一个合适的平衡。另外,大部分患者患病后都会带有较为悲伤抑郁的情绪,这就意味着家属也会受影响而长期处于较为低沉的精神状态。

心理问题的应对

患者家属自身一定要有一个比较清晰的认识,所有这些负面情绪都是正常的,每一个人遇到这种情况都会出现负面情绪,并非自己不够坚强。如果患者病情不是很严重,家属尽量不要把所有事情自己包揽,而是尽量让患者自己去做一些力所能及的事情,这对患者和家属都有好处。如果患者家属感到自己的心理问题的确很严重,请及时寻求心理医生的帮助。

患者应该清晰地意识到家属的付出,虽然患者生病了,有许多的心理压力和不良情绪,但是请记住,家属承受的压力更大,请尽量与家属进行沟通而不是言语上的发泄,这可能会伤害到家属。

医务工作者、患者及家属的同事、亲友应该理解患者和家属,尽可能地为他们提供力所能及的帮助。

不同部位肿瘤放射治疗的重点提示

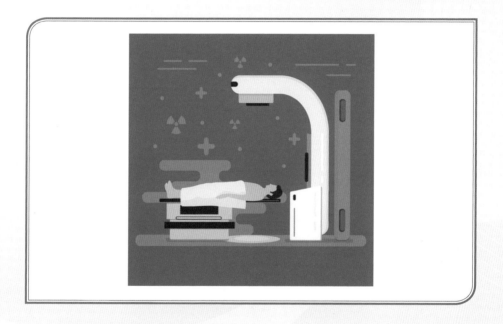

　　为了保证放疗的疗效，在放疗的各个环节都会有相应的注意事项，而不同部位肿瘤的放疗注意事项是有差异的，如放疗前如何准备、如何进行身体的固定、如何保证放疗的精准度，以及不同肿瘤放疗前、放疗过程中、放疗后如何进行康复训练等，本部分内容将对此进行详细介绍。

头颈部肿瘤放射治疗的重点提示

体位固定的重点提示

体位固定：常见的头颈部体位固定方式为固定板＋热塑面膜，必要时可采用真空负压袋或发泡胶等。为了确保良好的塑形效果，面罩需加热到70℃才能充分软化，经过除水和转运过程到达面部时大概为40℃，温度稍高也不必害怕，在15分钟左右的塑形过程中面罩会慢慢冷却至室温。在此期间患者需放松地保持摆位的姿势和正常呼吸。在此期间患者如果遇到任何困难请及时举手示意。

在等待热塑面膜塑形的时间里，请患者仔细感受自己的头颈部与固定板、热塑面膜的相对位置：头颈后部与固定板和头枕的相对位置、头颈前部（额头、鼻梁、下巴）与肩部和热塑面膜的相对位置、胸壁与热塑面膜的相对位置，以确保体位固定和每次治疗位置的可重复性。在此期间患者如果遇到任何困难请及时举手示意。

塑形完毕，治疗师需要解除固定装置后检验固定装置的效果，要按照上面的顺序依次检查，以确保正确贴合及热塑面膜提供了足够的固定。在此期间患者如果遇到任何问题请与治疗师沟通。

患者准备：患者需留齐耳短发，可以穿无袖吊带背心。应尽可能舒适和可重复地躺在固定板上，如果在此期间有任何不适，请与治疗师沟通，以便调整固定装置。尽可能使身体对称地位于固定板上，这将有助于最大程度地减少旋转误差。患者的头部枕骨、后颈部、后肩部应与支撑头枕之间贴合良好、无空隙，应感到头部和颈部有足够的支撑，要记住头颈各部位在体位固定板的位置以使之后的治疗更加高效、精确。

注意事项：正常情况下，整个过程中患者应保持静止和正常呼吸节奏，鼓励患者使用腹式呼吸，以使自己放松。若拟行口内、鼻咽放疗，应提前去口腔科清洁口腔、处理龋齿。治疗区域中的所有义齿、助听器、假发、耳环和耳钉、舌钉必须全部清除。

某些头颈部放疗可能需要订制口腔支架,患者应记住口腔支架的咬合位置,需要保持每次的咬合位置一致。

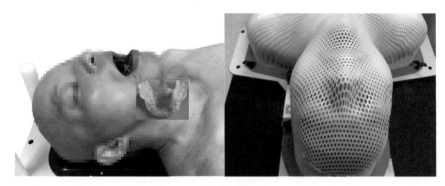

口腔支架

对于气管切开术后的患者,在体位固定前应去相关部门将金属气管套管换成硅胶套管,并平卧适应确保不会在平卧时剧烈咳嗽。治疗师在塑形过程中会采用适当的方式以确保患者能够顺畅呼吸。

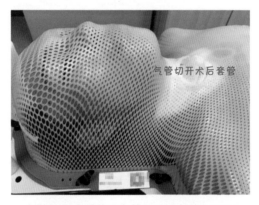

气管切开术后戴着套管行头颈部体位固定

放疗计划设计的重点提示

头颈部肿瘤主要包括鼻咽癌、喉癌、口腔癌、口咽癌、下咽癌及鼻腔窦癌,主要特点是涉及较多重要的组织器官,这些组织器官控制着重要的生理功能,如视觉、听觉、嗅觉、思维、呼吸、发声与进食等。在相当狭小的空间内集中着较多的肌肉、骨骼、血管和神经,各种组织器官错综复杂,肿瘤大多形状不规则,与周围众多重要组织器官在解剖关系上不可避免地存在重叠或交叉,给放疗计划设计带来严峻挑战。

在计划设计时,物理师或剂量师不仅要严格避开脊髓、脑干等绝对不能过多照射的部位,而且需要权衡腮腺、视神经、视交叉、臂丛神经、黏膜、唾液腺、骨(颅底和下颌骨)、咽缩肌、喉及食管等。放射野照射肿瘤必然会对穿透路径上的组织器官产生一定剂量的照射,所以物理师需要调整射线的穿透路径以尽可能保护任何重要组织器官都不会受到严重损伤。

出于这方面的考虑,物理师或剂量师大多会选择放射野调制能力较强的七/九野静态调强放疗技术或容积旋转调强放疗技术来进行头颈部肿瘤的放疗计划设计。鼻咽癌不仅涉及头颈部所有重要组织器官,而且其所需照射剂量较高,故以鼻咽癌为例说明头颈部肿瘤计划设计的重点。

鼻咽癌放疗计划设计实例:由于鼻咽特殊的解剖位置,肿瘤周边是脑干、眼球、腮腺、下颌骨、颞颌关节等重要器官,这些器官不可能不受到照射,但是如果受到了较高剂量的照射则会导致严重的功能损伤。物理师或剂量师会对需要保护的重要器官进行严格的剂量设定和优化,并且通过物理补偿器、静态或动态光栅等多种专用工具调节射线,使得高剂量区域与肿瘤体积一致,同时又能更好地避开周围的重要器官。

如下图所示,该例鼻咽癌患者放疗靶区范围较大,即红色曲线包绕的区域。放疗计划设计采用均匀分布的 9 个放射野进行照射,经多次调试优化后剂量分布达到临床要求,其中浅黄色、橙色和绿色涂抹区域分别代表处方剂量 100%、90% 和 80% 的剂量区。剂量分布显示,靶区剂量适形性好,重要器官得到了很好的保护。

放疗不良反应的重点提示

由于照射部位、照射剂量、患者体质、营养状况等不同,患者对放疗的反应也不同。总体而言,颅内肿瘤主要以放疗后水肿为主;喉癌主要以喉头水肿及口腔反应为主;口腔癌主要以口腔黏膜反应及后期的牙齿、颌骨损伤为主;鼻咽癌由于照射面积广,引起的不良反应较多。

颅内肿瘤的放疗不良反应及应对:颅内肿瘤发病率以胶质瘤、神经上皮性肿瘤、脑膜瘤、神经鞘瘤、神经纤维瘤、生殖细胞瘤和转移瘤为主,手术通常是首选治疗方法,放疗也是重要的治疗方法之一。

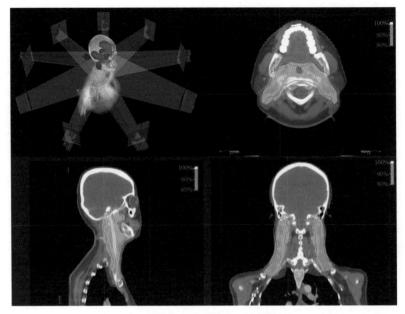

鼻咽癌放疗计划设计实例

常见的放疗不良反应是由放疗后水肿引起的，一般以头痛、头晕为主要表现。如果水肿严重，可以引起颅内高压，典型的表现为头痛、呕吐及视神经盘水肿三联症。视神经盘水肿是患者的体征，患者和家属不会观察到。头痛和呕吐是患者和家属能观察到的反应。颅后窝肿瘤的疼痛位于后枕部，疼痛随病情加重逐渐加剧；幼儿因颅缝未闭或颅缝分离可无明显疼痛；老年人因脑萎缩、反应迟钝等原因疼痛症状出现较晚。呕吐呈喷射状，多伴有恶心，与头痛有关。颅内放疗可引起局部脱发。

根据患者的具体情况，放疗医生可能会在放疗中采用脱水药物防止脑水肿。一旦患者出现头痛、呕吐，就应该意识到可能与放疗后引起颅内水肿有关，请及时与医生联系或者直接到急诊科就诊。另外，颅内手术后患者可能发生癫痫，家属应该做好患者发生癫痫时的安全准备，及时与医生联系进行治疗。

喉癌的放疗不良反应及应对：喉癌是来源于喉黏膜上皮组织的恶性肿瘤，病理类型以鳞状细胞癌最为常见，多见于中老年男性。喉癌的发生与长期吸烟、酗酒等因素有关，严重影响着患者的正常生活。放疗是喉癌常见的治疗方式之一，其短期疗效比较显著，早期喉癌可以单纯依靠放疗治愈，不良反应相对较小，并且能够保留患者的发音功能。

1. **急性不良反应**　喉癌放疗后常见急性不良反应由水肿引起,表现为声音嘶哑、吞咽疼痛。如果是声门上型癌,放疗面积包括部分口腔,可引起口腔黏膜充血、水肿甚至糜烂或溃疡,导致吞咽不适或吞咽疼痛;如果腮腺和颌下腺受到照射,可引起口干、味觉减退等症状,放疗结束后大部分症状可以缓解。

2. **慢性不良反应**　喉癌放疗后常见慢性不良反应有喉头水肿、喉软骨炎和喉软骨坏死,表现为声音嘶哑、呼吸困难、吞咽困难等。出现水肿一般给予超声雾化,可加入消肿的药物和激素。喉癌放疗患者在放疗结束后应该定期进行复查,发现问题及时处理。

3. **注意事项**

(1) 生活习惯　吸烟是喉癌不良反应的高危因素,患者一定要禁烟酒,避免辛辣煎炸等刺激性食物和过硬食物的摄入;放疗可能会使患者失去味觉、嗅觉或觉得口腔内有苦味,此时应该鼓励患者多饮汤水,这样可以减轻口腔内的异味,加速新陈代谢。日常生活中可以使用加湿器等以保持合适的环境湿度。

喉癌放疗会导致患者出现厌食、恶心、呕吐等不良反应,应针对患者的具体情况加强营养。在食物的制作和调配上要注意色、香、味,少量多餐,餐前适当控制疼痛、饭前散步等。

(2) 发音练习　单纯接受放疗的患者,由于没有气管造口,所以可以和之前一样呼吸、讲话,但是放疗会导致患者嗓音的改变。患者的嗓音在每天晚上会变弱。嗓音改变以及吞咽时喉部异物感均是由射线引起肿胀造成的,治疗还可能导致喉痛,患者可以根据医生的建议使用药物来减轻疼痛和吞咽不适。

术后失音症是患者治疗后创伤加上忧虑、孤独等因素引起的,因此重要的是让患者树立信心,指导患者反复练习无喉发音。从单音节字开始练习,进而发重叠音,如"一一、二二"等,逐渐增加到双音节字、词、短语等,要以日常用语为主,以增加患者的学习兴趣。可指导患者学会用食管吸气,使空气经食管入口,利用吸气、呼气的协调动作和肺内压力协同完成发音,也可帮助患者选用人工喉或借助发音工具等,多为患者提供锻炼的机会,增强患者与他人交流的信心。

(3) 气管套管的使用　如果患者接受了手术,并且使用了气管套管,请注意以下事项:①放疗中不能采用金属套管,每日更换1～2次塑料气管套管以减轻气管粘连反应;②气管套管需要用生理盐水冲洗干净;③用无菌U形开口纱布垫气管,用短胶布粘贴,避免粘连,保持局部清洁干燥,若有分泌物污染需要及时更换纱布;④气管套管需要外用双层纱布遮挡以减少灰尘、细菌、病毒的侵入;⑤妥善固定气管套管,避免刺激。

口咽癌的放疗不良反应及应对:口咽癌是发生在口腔、咽部的恶性肿瘤的总称,包括舌癌、唇癌、口底癌、舌根癌、扁桃体癌等。口咽癌大部分属于鳞状上皮细胞癌,放疗不良反应主要与放疗的部位和剂量有关。

1. 不良反应　常见的急性不良反应包括口腔黏膜炎、味觉异常、口干。慢性不良反应虽然发生率较低,但后果较严重,应该引起重视,常见的有下颌骨坏死、颈部纤维化、黏膜水肿以及气管出血、溃疡等。这些不良反应重在预防,在计划设计时应该尽量减少正常组织的照射剂量。患者应该注意口腔清洁,及早处理口腔疾病,预防下颌骨坏死;可采用口腔和腮腺按摩、张口训练等方法,预防和减轻口腔干燥和肌肉组织纤维化等。

2. 注意事项　在饮食方面,患者宜摄取高热量及高蛋白质含量的食品,多吃蔬果、五谷杂粮,鼓励进食香蕉、木瓜、西瓜等软质水果或饮用富含维生素C的果菜汁,以加速伤口愈合。严禁吸烟、饮酒及食用辛辣、油炸等刺激性食物,禁食槟榔。可将青果、鲜山楂、金银花、胖大海等制作成饮品饮用以达到清咽生津的目的。目前市面上亦有许多高热量及含有多种营养成分的制品,可补充患者日常营养所需。

鼻咽癌的放疗不良反应及应对:放疗是鼻咽癌的主要治疗方式,鼻咽癌放疗面积广、涉及重要器官多,因此鼻咽癌放疗推荐采用调强放疗,以降低周围正常组织的照射剂量。即使如此,鼻咽癌放疗中仍不可避免地会出现一些不良反应。

1. 急性不良反应　主要表现为口咽部疼痛、黏膜溃疡、吞咽困难、口干、味觉改变、放射性皮炎、鼻塞、耳部闷塞感、恶心、呕吐、食欲缺乏、不能进食等。

2. 慢性不良反应　主要表现为颈部软组织水肿、僵硬、纤维化,下颌骨坏死、牙齿松动、张口困难、垂体功能减退、脑干坏死、失明、白内障、机体免疫力减退、鼻咽部黏膜溃疡,严重的可能出现鼻咽部大出血等。

3. 注意事项

(1)预防腮腺炎　急性放射性腮腺炎一般发生在放疗的1～3天。主要表现为一侧的腮腺区域肿胀、疼痛、局部皮肤红、发热。急性腮腺炎一般只能对症处理,无特效治疗手段,关键在于预防。主要预防措施是在前五次放疗过程中尽量不要食用任何可能导致唾液腺分泌增加的食物,如辣椒、酸味重的水果、西红柿、橙汁、苹果汁、山楂汁等。五次放疗之后再食用以上食物则无影响。

（2）鼻腔冲洗　放疗后鼻腔及鼻咽腔清洁能力减弱,患者应该养成定期雾化和冲洗鼻腔的习惯。冲洗鼻腔可以清除分泌物、灰尘、放疗后坏死的细胞和细菌、病毒,防止感染,提高鼻腔免疫力,同时避免鼻腔干燥出血。鼻腔冲洗应该在准备放疗前就开始,一直坚持到放疗后多年甚至终身。

鼻腔冲洗采用专用的鼻炎冲洗器、专用的冲洗盐、冲洗液、生理盐水等。患者应该学会正确使用鼻咽冲洗器进行鼻腔冲洗。根据鼻腔分泌物的不同,冲洗的间隔时间也不同,分泌物多者可每日冲洗 3～4 次,如晨起、放疗前、睡前各 1 次;分泌物少者可每日冲洗 1 次。

具体操作方法:将配制好的冲洗液装入冲洗器内,患者仰卧,手持冲洗器,由两侧鼻腔交替缓缓注入冲洗液,在鼻腔停留 60 秒左右,然后轻轻由鼻腔擤出或由口腔吐出。冲洗后切不可用力擤鼻子,以防鼻咽腔内压增大,继发其他部位感染。如合并感染时应及时与医生联系进行抗感染处理,也可在医生的指导下于冲洗液中加入庆大霉素、甲硝唑等药物冲洗。

由于鼻咽部黏膜受照射后充血、肿胀,出现与口腔黏膜相似的鼻腔黏膜反应,患者常有鼻黏膜干燥、鼻塞、鼻腔分泌物增多、黏稠的表现,严重者可影响休息与睡眠。有些鼻咽部肿瘤生长到一定阶段会引起溃疡,以及射线引起的局部黏膜组织损伤,触之极易出血,故患者平时不要捏鼻、挖鼻和用力擤鼻涕。少量出血时可在鼻上部放置冰袋;大出血时患者应该立即平躺,头偏向一侧,用手指压住颈外动脉止血,并迅速通知医护人员。如果放疗后鼻腔干燥,可使用专用薄荷油、鱼肝油等对鼻腔进行保湿,避免由于干燥引起出血和感染。

（3）注意口腔的清洁和卫生　保持良好的口腔卫生习惯是减少口腔疾病的基本条件和要求。鼻咽癌根治性放疗后,唾液腺(包括腮腺、颌下腺、舌下腺、口腔的小唾液腺)受到不同程度的损伤,使唾液分泌量减少且变得浓稠,口腔内的 pH 也发生变化,使其原有的冲洗杀菌作用减弱,因此患者餐后应及时漱口、刷牙以保持良好的口腔卫生,同时要求患者忌烟酒等不良嗜好。

建议患者采用柔软的牙刷(如硅胶牙刷)或使用牙线进行每天 4～6 次的口腔清洁,同时使用含氟的牙膏和不含酒精的生理盐水或碱性漱口水清洁口腔。可采用口腔保湿剂或人工唾液、水溶性果冻、干口含片或干口胶润滑口腔。

其他头颈部肿瘤的放疗不良反应及应对

1. 放射性口腔黏膜炎 根据口腔照射面积和剂量、患者体质、口腔清洁及营养状况的不同,放射性口腔黏膜炎的严重程度及出现时间也不同。一般在放疗5～10次(10～20Gy)出现1级口腔黏膜反应,可有味觉改变及口干、唾液黏稠。放疗10次以后,黏膜充血加重,伴有疼痛,出现纤维蛋白、白细胞等渗出物形成点状或小片状假膜,随着假膜的逐渐形成,部分患者的疼痛症状可能有短暂减轻,但大部分患者疼痛症状较前加重(30～40Gy,2级)、进食困难,只能进食流食。放疗5～6周后(50～60Gy,2级)大片假膜形成,口干及咽痛症状加重。

(1)预防 目前很难完全避免放射性口腔黏膜炎的发生,但是如能做好口腔的清洁、尽早处理口腔相关疾病、加强营养,则可以延缓放射性口腔黏膜炎的发生并降低其严重程度。

放疗前,患者应该进行常规的口腔健康检查,在医生的建议下进行全口洁牙、磨光尖锐粗糙的牙尖和充填物、去除不良修复体等。饮食上患者应尽量控制摄入容易导致菌斑和龋齿的食物,如甜食、含糖饮料等。减少可能刺激口腔黏膜的食物,如辛辣、坚硬的食物,并适当补充维生素。口腔及面部按摩能有效改善鼻咽癌患者放疗后口干、咽痛、张口困难等情况并改善口腔舒适度。

小贴士

口腔及面部按摩

口腔及面部按摩可以明显缓解患者的口干、张口困难、咽痛等不适,提高患者口腔舒适度。按摩的手法可以有多种,以患者舒适为宜,避免因按摩引起不适。面部按摩的部位包括左右脸颊、上颌部、下颌部及唇部,按摩时先将双手搓热,然后逐步按摩到每个部位,按摩时间大约为2分钟。口腔按摩的具体做法是用洗净的手指对口腔周围黏膜、舌部、牙龈等部位进行按摩,每个部位按摩1分钟。口腔按摩应掌握技巧,避免引起患者的恶心、呕吐。

患者可在专业人员的指导下进行局部低温护理:①每次在餐后用4℃的0.9%氯化钠注射液漱口,放疗的中后期增加晨起和睡前的漱口;②定期测量口腔 pH,若 pH 偏酸性,则增加 2% 碳酸氢钠溶液,若 pH 偏碱性,则增加 2% 硼酸溶液;③放疗结束后患者口含由无菌蒸馏水制成的冰块约 20 分钟,测量患者口温,若口温在 5℃ 左右,则进行雾化吸入,以减轻患者口腔黏膜的水肿。

(2)分级标准

RTOG 对放射性口腔黏膜炎的分级标准

分级	症状描述
0 级	无反应
1 级	黏膜充血,可有轻度疼痛,无须使用镇痛药
2 级	片状黏膜炎或有炎性血清分泌物,或有中度疼痛,需要使用镇痛药
3 级	融合的黏膜炎或假膜形成,可伴重度疼痛,需要使用麻醉药
4 级	黏膜溃疡、出血、坏死

(3)护理策略　患者一旦出现口腔黏膜反应,请在医生的指导下进行评级,并根据评级进行相应的处理。

1 级:患者每日漱口 4 次以上,每次漱口时间不能少于 2 分钟,依据病情发展口服清热解毒药物,如鼻咽清毒剂等。

2 级:需行每日 8～10 次,每次 2 分钟的漱口水漱口。根据口腔不同 pH,选取合适的漱口液:若 pH 在 6.5 以下,选取浓度为 2% 的碳酸氢钠溶液漱口;若 pH 在 6.5～7.5,选取 1:5000 呋喃西林液漱口;若 pH 在 7.5 以上,选取浓度为 2% 的硼酸溶液漱口。在此基础上还可以在医生的指导下选择雾化吸入生理盐水 + 康复新液(加速修复)+ 利多卡因(镇痛)+ 庆大霉素(抗炎),起到良好的消肿止痛效果。

3 级:应更加注重对口腔的清洁和口腔内部的护理,定时用棉签清除口腔黏膜表面的分泌物,也可以给予表皮生长因子预防真菌感染。注意给予营养支持,推荐使用强效阿片类药物治疗中重度疼痛。

4 级:暂停放疗,在 3 级的基础上给予高营养物质,配合抗感染治疗。

2. 口干燥症　由于放疗会损伤腮腺、下颌下腺、口腔小唾液腺等,口干已经成为鼻癌放疗后最常见的并发症。口干燥症的表现是舌、口腔、咽喉黏膜的干燥和灼热感,对咀嚼、吞咽、说话等产生影响。

鼻咽癌放疗后口干燥症可采用主观或者客观评价方法进行评分,如采用文正伟等改进的 5 级评价标准进行主观评价。

口干燥症 5 级评价标准

分级	症状
0 级	无口干症状
1 级	夜间睡眠或醒来时有轻度口干
2 级	轻度口干,但不影响进食及讲话(进食或讲话时不需要饮水)
3 级	经常性口干,进食或讲话时需要饮水(≥3 级诊断为口干燥症)
4 级	严重口干、口腔内烧灼感、吞咽咀嚼困难,需要随身携带水壶

放疗引起的口干重在预防,减少腮腺、颌下腺以及口腔小唾液腺的照射剂量,同时注意口腔卫生,并在放疗过程中采用口腔及面部按摩。出现口干症状可以尝试以下方法。

(1)**药物治疗**　中药生津剂在放疗中对唾液腺的分泌功能具有较好的保护作用,能明显改善咽燥、咽喉肿痛、口干症状,配合食疗、针灸等效果更好。西药毛果芸香碱可促进唾液分泌,缓解口干,且不良反应小。

(2)放疗患者出现口干后可用冷水、茶或其他无蔗糖、无酸的冷饮料、漱口水来湿润口腔。

(3)**人工唾液**　人工唾液主要由水、电解质及羧甲基纤维素或黏蛋白组成,部分含有氟化物,可缓解口干症状。

(4)医用食物增稠剂将食物调配至不同黏稠度(如糖浆、蛋羹、布丁状)的、密度均匀、不易松散的流质液体,用于缓解由于口干导致的吞咽困难。

3. **放射性龋齿**　龋齿就是俗话说的"蛀牙""虫牙"。受到一定剂量照射后的正常牙齿,其釉质有脱矿现象,并且抗酸性下降,这增加了发生龋齿的可能性,加上唾液腺受损、唾液分泌减少,使口腔微环境改变,除了会出现口干症状外,还会导致放射性龋齿的发生。鼻咽癌放疗后尽量不要拔牙,如果的确需要拔牙,请在放疗结束 3 年后拔牙。如果口腔照射剂量≥60Gy,即使是放疗 3 年后再拔牙也会有较大的风险。

4. **张口受限**　放疗后张口受限是鼻咽癌的晚期并发症之一,其发病机制为颞颌关节及其周围软组织、咀嚼肌等局部受射线影响发生反应性渗出和粘连,进而形成挛缩,颞颌关节活动受限,导致张口受限。

张口困难的 SOMA 标准

分级	症状
1 级	张口受限,门齿距 2.1～3.0 厘米
2 级	进食困难,门齿距 1.1～2.0 厘米
3 级	进软食困难,门齿距 0.5～1.0 厘米
4 级	门齿距 <0.5 厘米,需要鼻饲

张口受限以预防为主,减少颞颌关节的照射剂量,同时进行张口训练。张口训练可以减少放疗后张口困难的发生率,提高患者的生活质量。锻炼可以从放疗开始之初就进行,一直持续到放疗结束后数年。同时,可制作开口器进行训练,逐渐增加开口器厚度,使开口度逐渐增大。康复训练需要坚持 3 个月以上,辅以理疗、针灸或选择稳定性颌垫等。

 小贴士

张口训练

大幅度张口锻炼:口腔迅速张开,然后闭合,幅度以患者能忍受为限,每次 2～3 分钟,每天 3～4 次。

开口器锻炼:根据张口情况选择不同大小的开口器,可以使用木塞或自己制作,嘴张开含着开口器进行锻炼,开口器的厚度一般大于 3 厘米,以患者能忍受的开口程度进行支撑锻炼,每次 10～20 分钟,每日 2～3 次。

咬合运动锻炼:锻炼咀嚼肌,每日 3～4 次,每次 5 分钟以上。

5. 吞咽困难　放疗可引起脑神经、唾液腺、口腔黏膜以及一些肌肉损伤。舌下神经损伤出现舌肌瘫痪及萎缩。迷走神经损伤出现软腭瘫痪、环咽肌失弛缓症、声带麻痹等,若同时伴有舌咽神经损伤则可见喉部肌肉瘫痪、咽反射消失、腮腺分泌障碍,若伴副神经损伤则可见咽肌无力甚至瘫痪。加上放疗后唾液分泌减少、口腔损伤和咀嚼肌纤维化、张口受限,使得患者出现吞咽困难、疼痛。

出现这种情况,患者应该尽早去耳鼻咽喉科做专业检查,如使用电视荧光透视吞咽检查渗漏－误吸量表(PAS)。PAS分为8个等级,等级越高代表吞咽能力越差。1级为正常;2级为轻度渗漏;3～5级为重度渗漏;6～7级为误吸;8级为隐性误吸。

①患者日常应该以清淡易消化的饮食为主,少食多餐,同时保证热量和蛋白质的摄入,适当饮水,饭前、饭后及时漱口,避免摄入辛辣刺激性食物。②指导患者保持口腔内卫生,注意口腔中是否出现红肿、出血、炎症、溃疡等问题,及时处理。③注意劳逸结合,适当休息与活动。④指导患者注意保护放射野皮肤,经常用温水清洗,洗后用软毛巾擦干;出门戴围巾或帽子,避免阳光直射;禁用碱性沐浴液、肥皂等沐浴;观察放射野皮肤有无破溃、红肿、疼痛等;禁用酒精等刺激性药物涂抹局部皮肤。⑤患者应该经常做张口运动,防止咀嚼肌及周围组织纤维化。⑥增加食物黏稠度,如加入食物增稠剂或藕粉,用于缓解吞咽困难。

吞咽功能训练可改善头颈部肿瘤患者放疗引起的吞咽困难状况,提高经口摄食能力,改善颞颌关节硬化和肌肉萎缩,提高患者的生活质量。吞咽功能训练一般在康复科医生专业指导下完成。下面是几种常见训练方法。

(1)唇部运动训练 抿唇、拢唇、鼓腮练习、双唇含压舌板抗阻练习,吹哨法训练,吹肥皂泡训练。

(2)颈部活动度训练 用手辅助,嘱患者缓慢、尽可能地进行颈部后仰、低头、右屈、左屈、右旋及左旋运动,每天3次,每次10～20组。

(3)张口训练 见上文所述。

(4)下颌关节训练 把口张开至最大,维持5秒,然后放松;将下颌向左右两边移动,维持5秒,然后放松,重复做10次。

(5)舌运动训练 舌尽量伸出口外,维持5秒,然后缩回,放松;舌尽量贴近硬腭向后回缩至口腔内,维持5秒,然后放松,以上两个动作重复5～10次。舌在口腔内抵住左右颊部,同时用手在颊部给舌以推阻力,力量随舌肌力量增加而增加,左右各10次为一组,每次2～3组抗阻力运动;伸出舌,用压舌板压向舌尖,让舌尖抗阻力,维持5秒,重复5～10次;舌旋转运动,即舌在唇和牙齿之间顺时针旋转5次,再逆时针旋转5次,旋转运动10次为一组,每次

2~3 组。

（6）声带闭合、喉上抬运动训练　发元音"i"的训练,音调由低音逐渐过渡至高音,以促进声带最大程度闭合;两手放在双腿上用力推压,同时发"a"或用力咳嗽,5 个为一组,每次 2~3 组;吞咽时让患者以舌尖顶住硬腭,然后屏住呼吸并保持舌的位置,坚持数秒,同时嘱患者将示指放于甲状软骨上方,中指位于环状软骨上,感受喉上抬。

（7）有效咳嗽训练　指导患者行深吸气 – 屏气 – 咳出的动作训练,患者深吸气后屏住呼吸,然后进行吞咽,吞咽完成后自主用力咳嗽。有条件者可以使用咳嗽训练器进行。

（8）下颏抗阻力训练　主要为了加强训练舌骨上肌群。患者端坐在椅子上,将充气的皮球放在患者下颏和胸骨柄之间。患者内收下颏,尽量挤压皮球,进行 3 次等长收缩下颏抗阻力训练和 30 次等张收缩下颏抗阻力训练。等长收缩下颏抗阻力训练是维持挤压皮球 60 秒,然后休息 60 秒;等张收缩下颏抗阻力训练是连续挤压皮球,颈部及下颌配合进行交替挤压皮球和放松运动。每天 2 次,共持续 6 周左右,1 周可休息 2 天。

6. 皮肤反应　随着调强放疗技术的应用,鼻咽癌放疗过程中出现严重皮肤反应的概率越来越低,程度也越来越轻。但是对一些颈部有淋巴结转移、肥胖的患者,皮肤皱褶处照射剂量高,也有可能发生皮肤反应。患者可根据以下分级标准进行自我评价,并根据分级进行相应处理。

RTOG 对急性放射性皮肤反应的分级标准

分级	症状描述
0 级	无变化
1 级	滤泡样暗红色红斑、脱发、干性脱皮、出汗减少
2 级	触痛性或鲜红色红斑、片状湿性脱皮、中度水肿
3 级	皮肤皱褶以外部位的融合性湿性脱皮、凹陷性水肿
4 级	溃疡、出血、坏死

放疗后的重点提示

随访安排:鼻咽癌治疗后应终身随访,随访的频率根据患者的具体情况而定。一般情况下在放疗结束后一个月复查一次;以后 1～3 年内,每 3 个月复查一次,最长不超过 4 个月,每年做 3～4 次全面检查,包括实验室检查、胸部正侧位 X 线片、腹部超声、CT 或 MRI;放疗后 3～5 年,每 4～5 个月复查一次,最长不超过半年,每年至少做 1～2 次全面检查;放疗 5 年以后每年复查一次。如放疗后有早期放射性损伤、局部或淋巴结有残留或怀疑有其他部位的转移,随访的频率应该是治疗结束后每月一次。

口腔清洁:由于放疗后患者唾液腺损伤、口腔 pH 改变,因此餐后应及时漱口、刷牙,保持良好的口腔卫生,同时要求患者忌烟酒等不良嗜好。有条件者可每年到口腔科就诊一次,积极治疗口腔疾病。

鼻腔冲洗:放疗结束后患者应该继续保持冲洗的习惯。鼻腔分泌物少的患者可以减少冲洗次数。如果鼻腔干燥,可以在鼻腔使用专用薄荷油、鱼肝油等进行湿润。

胸部肿瘤放射治疗的重点提示

体位固定的重点提示

体位固定:胸部肿瘤放疗体位固定一般采用固定板 + 热塑体膜、真空负压袋或者发泡胶、立体定向固定架等固定方式。真空负压袋、发泡胶、立体定向固定架的固定方式方便患者使用呼吸运动管理措施;采用固定板 + 热塑体膜进行固定是目前使用最为广泛的方式,一般只在患者自由呼吸下采用。

患者准备:胸部肿瘤随呼吸运动,最大幅度可以达到 5 厘米。对于胸部肿瘤患者,在放疗前放疗团队会对患者的肿瘤运动情况进行评估,并根据患者的具体情况选择最适合的呼吸运动管理措施(当然有很多患者是不需要的)。一旦确定需要使用呼吸运动管理,那么患者就应该熟悉相应的设备及其用途,并进行相应的呼吸运动训练,这种训练需要进行 1～5 天,取决于患者的理解能力和执行能力。

目前呼吸运动管理中需要患者配合的部分包括深吸气屏气、自由呼吸以及腹压板下浅呼吸。医务人员会根据患者的具体情况使用最合适的呼吸运动管理方法。

1. 深吸气屏气　很多设备可以完成深吸气屏气技术(就是憋气),不同医疗机构拥有的设备可能不太一样,但是进行深吸气屏气的方法却大致相同。屏气前患者务必将肺内空气排尽,然后再深吸气屏气。每次深吸气的力度要基本一致,确保吸入相同的空气量,使肺体积相同,这样可以保证肿瘤位置的重复性。就像一个瓶子,要想每次装一样多的水,肯定是要把瓶子里面已经有的水全部倒掉。憋气前一定要将肺内的空气先全部排出来。患者在呼吸、憋气过程中需要全身放松,尤其要注意后背部的放松。另外,屏气过程中患者不能直接用嘴而不经过接口进行吸气和呼气,在每次屏气时均需要保持稳定并且在屏气之间可重复。放疗团队会提前指导患者进行深吸气屏气训练,为保证放疗的精确性,患者必须严格按照放疗团队的要求进行训练。相关工作人员会教给患者具体的练习方法,待患者练习好了才能进入下一个环节,包括练习控制呼吸和屏气,并持续到放疗结束。

2. 自由呼吸　自由呼吸也需要患者进行训练,而且训练的要求不低。这是因为正常情况下大多数人每天的呼吸运动幅度和每分钟呼吸次数是不一样的,如果没有经过训练就直接进行 CT 扫描定位,有可能后续治疗中没有办法重复当时的呼吸状态。自由呼吸训练要求患者每次呼吸的运动幅度、深浅、频率保持一致。

3. 腹压板下浅呼吸　是指通过在腹部施加一定压力来减小肺部、肝脏肿瘤的运动幅度。这种技术允许患者正常呼吸,需要患者配合进行浅慢呼吸,同样要求患者每次呼吸运动幅度一致,即每次呼吸的深浅、频率保持一致。少部分患者对腹部持续性的压力不能耐受,应该及时告知医务人员,以便其调整压力或改用其他呼吸运动管理措施。

放疗计划设计的重点提示

胸部肿瘤主要有肺癌、食管癌及淋巴瘤。不同肿瘤有不同的形状和位置,其计划设计的临床考虑也有所差异。在胸部肿瘤计划设计中,主要是放射野的排布方式决定了最终的剂量分布,因此选择合适的放射野排布方式至关重要。

放射野排布的临床考虑:在胸部肿瘤放疗计划设计中,放射野排布的原则主要是避开正常肺组织、脊髓、心脏及食管。其中,肺对射线较为敏感,相对较容易发生放射性肺炎,严重的情况下不得不中断放疗,从而导致放疗失败。胸部肿瘤放疗通常采用静态调强放疗技术或部分弧的动态调强放疗技术,在放疗计划设计的放射野排布中,物理师或剂量师会选择避开穿过大部分肺的角度进行放射野排布,以尽可能少地照射到肺。另外,脊髓属于串行器官,若发生单点坏死(某点受到过多的剂量照射),就会导致严重的脊髓损伤,物理师或剂量师在进行计划设计时会严格限制脊髓单点的最大照射剂量。根据靶区和心脏的相对位置,尽可能避免心脏受到照射。

肺癌放疗计划设计实例:肺癌计划设计最重要的就是避免照射到对侧的健康肺,为患者保留部分肺的正常功能。物理师或剂量师会从患者的前后方向来排布放射野,以免放射野横向穿过对侧的健康肺。下图显示的是肺癌放疗计划设计的实例,从 CT 三个方向图像上显示的剂量线来看,肿瘤和靶区处方剂量线基本重合,而对侧的健康肺的照射剂量大致可以忽略不计。

放射野排布之后,物理师或剂量师会设置肺、脊髓及心脏的剂量限值条件,治疗计划系统会对放射野的权重及照射方式进行优化,最终实现心脏和肺的受照体积、剂量都在临床安全范围内。

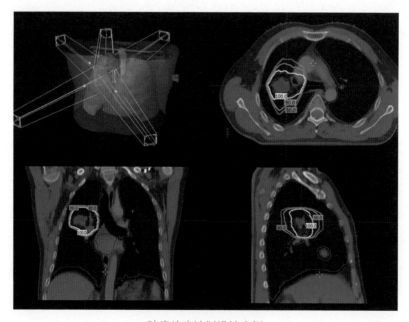

肺癌放疗计划设计实例

食管癌放疗计划设计实例：相对于肺癌，食管癌大多处于中间位置，但是食管癌不仅有两肺中间胸段靶区，还有颈部脊髓两侧的颈段靶区。如下图所示，胸段靶区大多采用前后方向的放射野排布方式，以减少对两侧正常肺的照射；颈段靶区左右两边没有正常肺，物理师或剂量师会在胸段前后野的基础上额外增加两个左右方向的只对颈段靶区进行照射的放射野，这样可以使颈段的剂量分布更加均匀，从而降低颈段脊髓的照射剂量。

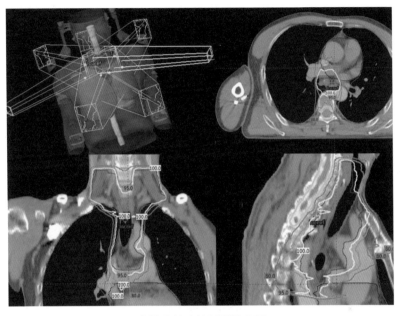

食管癌放疗计划设计实例

脊髓由于离肿瘤位置较近，其最大点剂量也只能控制在略低于40Gy；肺得益于放射野排布于前后方向，只有靠近食管癌靶区的正常肺受到了照射，两侧的正常肺得到了保护，最终其剂量体积参数在临床安全范围内；心脏照射剂量受患者个体的解剖结构影响较大，但其对射线的敏感性较低，物理师或剂量师只能尽可能降低心脏的平均安全剂量。如果心脏安全剂量超过临床剂量限制，那么医生就会考虑降低肿瘤照射剂量。

放疗不良反应的重点提示

胸部放疗的主要不良反应包括放射性肺炎、放射性食管炎、放射性脊髓病以及放射性心脏损伤等。

放射性肺炎及肺纤维化

1. 发病原因　患者的医生和物理师会通过限制正常肺组织的照射剂量来减少放射性肺炎的发生率。放射性肺炎的发生与许多因素相关,如慢性肺病、机体因素、个体差异、放疗前化疗周期、放化疗同步、吸烟等。因此,患者及家属有必要了解放射性肺炎的相关信息并及时与医生沟通。

2. 临床表现　患者出现干咳、泡沫痰、不规则低热、胸闷、憋气、呼吸困难和高热等症状时一定要警惕放射性肺炎。急性放射性肺炎是肺癌放疗时较常见、较高危的并发症,急性放射性肺炎可发生于放疗开始后 2 周至放疗结束后 3 个月,是放疗后引起的肺泡内渗液和间质炎症所致,病理检查可见血管壁增厚、内皮细胞肿胀、纤维栓子形成、肺泡间隔水肿、胶原纤维肿胀。通常表现为咳嗽、气短、发热等。咳嗽多为刺激性干咳,气短程度不一,一般只在用力活动后出现,严重者在休息的情况下也会出现明显呼吸困难。发热可在咳嗽、气短之前出现,体温多在 37 ～ 38.5℃,部分患者可出现 39℃以上高热。

放射性肺损伤分为以下五个等级, Ⅰ级:没有症状,仅需要临床观察,不需要治疗干预; Ⅱ级:有症状的肺损伤; Ⅲ级:患者有严重症状,日常生活不能自理,需要吸氧; Ⅳ级:危及生命的呼吸功能不全,需要紧急干预,如气管切开或者置管等; Ⅴ级:引起死亡的放射性肺炎。

3. 治疗原则　放射性肺炎一旦发生,应立即停止放疗,及时联系医生入院处理。Ⅱ级放射性肺损伤伴发热或者中性粒细胞升高者,采用对症 + 抗生素 + 糖皮质激素治疗。若出现胸闷、憋气、呼吸困难,可让患者取半卧位,给予氧气吸入,注意保暖,预防感冒,及时就医,以免使呼吸困难加重。

放疗 6 个月后发生的放射性肺炎表现为肺纤维化,多数患者无症状或仅表现为干咳。无症状者在放疗结束后炎症逐渐吸收、消散,形成不同程度的进行性血管硬化及肺实质纤维变,但大面积肺纤维化可致慢性呼吸循环衰竭,对这种患者主要是预防感冒,防止呼吸道感染,感染一旦发生要及时就医控制。

放射性食管炎

1. 发病原因　放射性食管炎是放疗过程中细胞肿胀坏死、食管内黏膜充血,使毛细血管扩张,从而导致吞咽疼痛。吞咽疼痛严重影响患者的饮食,从而影响营养摄入,使患者恢复能力下降,由于饮食受到影响,患者易出现烦躁、自厌等情绪,降低其自信心和安全感,最终难以配合治疗,这些都会直接影响治疗效果,降低患者的生活质量。吞咽疼痛一般在放疗开始后 2 ～ 3 周开始,肿瘤组织吸收量达 20～40Gy 时出现,4～5 周达到高峰,之后可有所减轻,一直持续到放疗结束后 2 周左右。急性放射性食管炎的发生有很大的个体差异,一般在亚洲人中严重的急性放射性食管炎发生率较欧美人低。合并化疗、糖尿病等情况会增加急性放射性食管炎的发生率。晚期损伤为食管溃疡及食管狭窄,常规分割剂量的外照射放疗一般不会产生食管狭窄,但是高剂量的分割放疗和腔内近距离放疗会产生这一并发症。

2. 临床表现 放射性食管炎根据其临床症状分为 5 级:1 级为无临床症状,仅需要临床观察或诊断性观察,尚不需要干预;2 级有临床症状,吞咽疼痛、吞咽或进食习惯改变,需要进软食、流质或半流质饮食;3 级为严重的吞咽困难、疼痛,需要鼻饲、肠外营养等;4 级为患者生命受到威胁,需要立即手术干预;5 级为患者因放射性食管炎死亡。

3. 治疗原则 放射性食管炎常发生在放疗后 2 周左右,患者表现为胸骨后疼痛或进食疼痛。此时应注意患者的饮食,应禁烟酒及辛辣刺激性食物,食用富含营养的高蛋白、高热量、高维生素、易消化的食物,并根据不同的饮食习惯调节食物种类。痰多的患者可多食萝卜、白木耳等食物,以达到润肺化痰的目的。患者应该遵医嘱服用药物以保护食管黏膜。

患者通过自我观察、家属辅助观察,及时发现问题,并告知医生及时处理。医生会根据患者的情况选择不同的治疗方案,可用盐水、庆大霉素、地塞米松以及一些中药进行治疗。大多情况下疼痛是轻微的,无须使用镇痛药,不规范使用镇痛药可能损伤胃肠道黏膜导致穿孔,特别是局部有溃疡或者穿孔的征象时。由于食管炎患者的食管括约肌压力降低,常合并反流,出现反酸、胃灼热的症状,可采用质子泵抑制剂预防及治疗。对进食受影响的患者,医生会根据情况给予适当的营养支持治疗,以保证放疗的顺利进行。

放射性脊髓病:肺癌放疗中应严防放射性脊髓病的发生。重要的是设计计划及执行计划时,医生和物理师要确保脊髓照射剂量不超过其耐受剂量(45Gy),同时在治疗过程中采用精确放疗,使计划实施得到保障。脊髓任何一段发生损伤均可能严重影响其整体功能,可能造成患者瘫痪,而脊髓对于射线相对比较敏感,当脊髓与肿瘤相邻较近,受到太多的照射剂量可能诱发放射性脊髓损伤。一旦出现放射性损伤,治疗方法有限且预后较差。

随着调强放疗技术以及图像引导放疗技术的应用,放射性脊髓损伤的发生率越来越低,但这也要依靠患者在治疗中保持在正确位置,不随意移动,配合放疗团队进行精确的固定及治疗。

放射性心脏损伤：胸部肿瘤患者(特别是肿瘤靠近心脏者)、使用心脏毒性药物者，应采用多野照射，尽量避免对心脏的大面积、高剂量照射。心脏受到照射后可能发生心包炎、心肌病、冠状动脉疾病、心脏瓣膜病、传导异常等情况。有文献报道，当照射剂量达到 42.80Gy 时心脏并发症的发生率为 6.6%，以心包炎多见，包括急慢性心包炎、纤维素性心包炎，最终演变为缩窄性心包炎。患者可出现心慌、胸闷、憋气，轻者也可无症状，心包积液多时可出现脉搏细快、期前收缩。患者如果出现以上症状，请及时联系医生，经心电图等相关检查证实为放射性心脏损伤时应暂停放疗，并注意休息，防止感冒，同时给予相应对症支持治疗。

缩小照射范围、降低照射剂量、提高放疗精准度以减少肿瘤细胞附近正常心脏组织的暴露被认为是放射性心脏损伤的主要预防措施。随着适形放疗技术及调强放疗技术的发展，图像引导等技术应用于临床，可大大减少心脏在放疗中的照射剂量和体积，心脏损伤的发生率已经非常低。患者也可以在医生进行评估后决定是否采用呼吸运动管理等新技术减少心脏的照射剂量。

放疗后的重点提示

随访安排：一般情况下放疗结束后一年内每 3 个月随访一次，1～3 年每 6 个月随访一次，3 年后每年随访一次。食管癌的检查项目包括食管吞钡 X 线检查、食管 CT/MRI(包括胸部)、食管纤维内镜检查、食管内镜超声等。肺癌的随访检查项目一般包括胸腹部 CT、支气管纤维内镜检查、PET-CT 以及相关肿瘤标志物检查。

肺功能评估：检测患者肺功能的客观指标有患者用力肺活量(FVC)、第 1 秒用力呼气容量(FEV1)、最大呼气中断平均流速(MMEF)、肺活量(VC)、最大通气量(MVV)、呼气峰值流量(PEF)等。需要分析第 1 秒用力呼气容量占用力肺活量的百分比，正常值约为 83%。

呼吸困难量表评级：①0 级，只有剧烈活动时出现呼吸困难；②1 级，平地快走或爬缓坡时出现呼吸困难；③2 级，在平地行走时速度比同龄人慢甚至需要停下休息；④3 级，在平地行走 100 米左右需要停下休息；⑤4 级，因严重呼吸困难不能离开居所，或在穿脱衣服时出现呼吸困难。

心脏功能评估

1. 心电图　心电图是最常用的放射性心脏损伤的筛查方式之一,能够灵敏地识别心脏传导功能异常,并且帮助诊断不同部位的心肌缺血或梗死,接受放疗的胸部肿瘤患者应定期进行心电图检查。国内外学者通过前瞻性研究发现,心电图表现为 T 波倒置、ST 段压低以及 QT 间期延长、窦性心动过速等。

2. 血液生物标志物　心肌细胞受到损伤变性、坏死时细胞膜破损,释放出各种酶导致心肌酶谱发生改变。由于血清心肌肌钙蛋白的分子量很小,能够比肌酸激酶和乳酸脱氢酶更早在血液中测得。有研究发现,患者接受胸部放疗后 6 个月肌钙蛋白水平明显升高。也有研究表明,B 型利尿钠肽对心力衰竭的诊断有一定价值。因此,接受放疗的胸部肿瘤患者可检查血清心肌肌钙蛋白和 B 型利尿钠肽。

3. 心脏超声　有研究显示,无症状的高危患者需要在放疗后每 5 年进行一次心脏超声评估。经胸超声心动图可以了解心脏各个结构与功能,评估瓣膜及心包情况。研究表明,左心室射血分数是评估放射性心脏病(RIHD)的经典指标,其下降提示心肌收缩功能障碍。组织多普勒成像测量瓣膜的运动可以评估心肌整体功能。

4. 心脏 MRI　心脏 MRI 被认为是衡量心室体积和质量的金标准,其描述心肌水肿、炎症和纤维化的精确性优于超声心动图。心脏增强 MRI 适用于评估放射性心脏损伤区域性和新发的弥漫性心肌纤维化,并且发现心脏照射剂量与心肌纤维化有相关性。

5. 心肺运动试验　心肺运动试验能够对心肺运动期间循环、呼吸、血液、代谢等多系统功能的连续动态变化进行整合分析,是目前唯一的人体整体功能学检测方法,在临床上广泛应用于疾病诊断、严重程度评估、治疗效果评价、预后预测及康复指导等方面。

(1)心肺运动试验的流程　①介绍检查目的、步骤、意义及可能发生的风险,签署知情同意书;②查看受试者病史、症状、以往重要的心脏检查结果及其他临床资料,评估心肺运动试验风险;③采集 12 导联心电图,测血压,进行肺容量、每分钟最大通气量等心肺功能测试;④患者佩戴合适的面罩,骑行于踏车上,开始心肺运动试验。试验包括静息、热身、运动、恢复四个阶段,整个过程中需要严密观察患者心电信息及气体代谢指标变化。

(2)心肺运动试验的主要指标　包括最大摄氧量、二氧化碳通气当量、呼吸储备、氧脉搏(指每分钟摄氧量与心率的比值)。心肺运动试验需要专业技术人员和设备,费用昂贵、方法复杂,限制了其在常规门诊中的应用。除此之外,对于部分高龄患者,合并严重胸闷、气短且不能耐受运动者以及其他恶性肿瘤、不稳定型心脑血管疾病者,不适宜行心肺运动试验。

6.6分钟步行试验 6分钟步行试验是一项简单易行、安全、方便的试验,用以评定慢性心力衰竭患者的运动耐力,获得血氧饱和度和心率的变化情况,大致判断有无心血管疾病的存在,试验步骤如下。

①地点:患者较为熟悉的室内直线路径,长度30～50米,避免单程长度<20米、曲线路径,以免影响试验结果;②准备:告知患者试验测量其在6分钟之内的最大步行距离,测试前休息15分钟,测试中避免跑步,但允许休息;③测量数据:患者6分钟步行的绝对距离、试验开始前和结束后的心率数值、动脉血压、血氧饱和度、自觉疲乏程度。

若6分钟步行距离<150米,表明为重度心功能不全;150～425米为中度心功能不全;426～550米为轻度心功能不全。测试者可以是医师、理疗师或护士,但必须经过专业培训。测试中,测试者在患者身后步行,避免在患者前方影响其步行速度。测试者要密切关注患者的临床表现,如胸痛、跛行、心悸、冷汗、呼吸困难、面色苍白等,如出现上述情况应及时停止试验。同时,试验场地应备有抢救药品、设备,环境应安静、温度适宜、通风良好。

心肺运动康复:目前针对心肺运动的康复方法,主要是采用呼吸训练及身体运动训练。

1. 呼吸训练

(1)腹式呼吸训练 呼气时双手按压在上腹或下胸两侧,同时放松背部、肩部肌肉。吸气时,用力扩张胸廓及腹部,将下胸部及腹部充盈,双手对抗加压;呼气时,缓慢进行,感受气体缓慢从嘴呼出,直至吐完肺内所有气体,每次尽量比前一次呼气更长,吐完后等待1～2秒后吸气。腹式呼吸训练时患者应注意深吸缓呼,有间隔停顿,每次训练15分钟,每日2次。

(2)阻力呼吸训练

1)自我阻力呼吸训练:不受时间、地点的限制。嘱患者取坐位,双手交叉放在上腹部,呼气时嘴呈吹笛状,将气体从嘴唇狭窄处缓慢呼出;吸气时嘴紧闭,仅用鼻缓慢吸入空气,吸气后不要急于呼出,应该屏气3～5秒后再呼出。呼气时间控制在吸气时间的2倍,每分钟呼吸约8次,每次训练15分钟,每日

3次。

2）气球吹摆法：不受时间、地点的限制。患者取坐位或站位，在其前方5～10厘米处悬挂一个直径为30厘米的气球，指导患者深吸气，而后缩唇呼出气体，将气球吹摆至与垂直方向呈30°角左右，保持6秒以上，每次15～20分钟，每日2次。

3）吹气球训练：选择容量800～1000毫升的气球，患者深吸气后尽量把肺内气体吹进气球中，然后咬住气球嘴部，反复几次将气球吹起，使气球直径达到5～30厘米，每次训练10～15分钟，每日2次。

4）阻力呼吸训练器：可以采用阻力呼吸训练器指导患者进行呼吸训练。调整好患者的体位，尽量保持其舒适，然后将阻力呼吸训练器与吸气导管连接，进行平静呼气准备，嘱患者利用吸气导管缓慢吸气至最大吸气量，然后移开导管并缓慢呼气至腹部内凹，呼气时间控制在吸气时间的2倍，每分钟呼吸约8次，每次训练15分钟，每日3次，连续训练3个月。

2. 身体运动训练　研究已经证实，适量的身体运动训练能够减少患者的疲劳感、提高患者的生活质量。身体运动训练有很多种，患者应根据身体状况选择适合自己的运动方式，量力而行，以达到良好的康复效果。

（1）八段锦、太极拳　可选择团体运动和个人运动。团体运动要求患者在专业老师的指导下学习传统八段锦、太极拳，每周3次，每次1小时。患者也可根据相关训练视频进行自我练习，每周5日，每日2次，每次30分钟。可在练习八段锦、太极拳前后适当加入个人运动（以热身或放松为目的的有氧运动为主），形式自由，每次不超过15分钟，以午后或傍晚运动为佳。

（2）肌力及关节活动度训练　每次20～30分钟，每日1～2次，肌力Ⅰ～Ⅱ级的患者进行助力运动，以主动为主（强调自身的肌肉发力），助力为辅（由外力作用于某一部位触发其运动，一般用于维持正常或增加已退化的关节活动范围，防止僵化、萎缩。助力运动为主动运动训练服务，是主动运动训练的基础）。肌力Ⅱ～Ⅲ级的患者进行徒手体操和功能锻炼，体操动作应该简单易学，以不引起疲劳感为佳。肌力Ⅳ级以上的患者进行抗阻力运动，如使用哑铃、沙袋、拉力器等，循序渐进，使患者掌握适宜的练习频率。肌力训练量以训练后2天不感疲劳为宜。

由于肺癌可以发生骨转移，骨质破坏引起骨关节挛缩、僵硬，此类患者可以进行关节活动度训练，如肩、髋、膝关节强直的患者进行放松性关节活动度训练;下垂肢体、摆动或利用体操棒等增进关节活动范围,进行主动性关节活动度训练。

(3)耐力训练 对心肺功能及基础状况较好的患者,鼓励其进行耐力训练,步行和健身跑是最简单易行的方法。可设定一个安全舒适的步行范围,控制步行速度,每分钟 70～100 步为慢速,每分钟 101～120 步为中速,每分钟 121～140 步为快速,步距为 0.6 米。步行应量力而行,若有明显气促、胸闷,要及时停止并休息。自我检测一般身体状况,如运动适宜、心情舒畅、精力充沛、睡眠较好,说明强度合适;相反,则为强度不合适,应减量。

(4)心肺功能较差患者的训练 针对心肺功能较差,仅能适应室内活动的患者,指导其进行床上训练,如翻身、移动、穿衣、坐起及在家属或陪护人员的协助下进行洗漱、梳头等卫生训练。另外,可引导患者在家属及陪护人员的协助下(或使用拐杖等)进行站立、室内外缓慢步行、跨门槛等上下肢、膝关节的简单分解动作训练。

乳腺肿瘤放射治疗的重点提示

体位固定的重点提示

体位固定:乳腺体位固定一般采用乳腺托架、乳腺真空负压袋、俯卧位乳腺架、发泡胶、热塑膜固定等方式。固定时需要患者将上衣全部脱掉,将整个胸壁部位敞开。一般患者上半身倾斜 15°～30°,目的是使患者胸壁与水平面呈水平,减少胸壁照射时肺部和心脏的照射剂量。固定时一般患者双侧上臂上举,确保上臂与患侧胸壁之间夹角能达到 90°以上(方便腋窝淋巴结放疗)。有时候为避免喉受到照射,会要求患者头向健康侧偏斜。乳腺根治手术后(乳腺完全切除)的患者通常会使用补偿物,医生会明确告知患者是否需要使用补偿物。为了更好地减少正常肺组织及心脏的照射剂量,有些患者可能需要使用深吸气屏气技术(需要放疗团队进行详细的评估才能确定),在体位固定前就应进行相应的呼吸训练。

　　下图中红色箭头显示了患者在体位固定中需要注意的部位,特别需要记住的位置,以便在模拟定位和治疗中保持一致。各放疗中心固定方式有所差别,但患者需要注意的部位基本都一样。

　　1. 区域范围长　乳腺恶性肿瘤放疗为乳房加或不加区域淋巴结放疗。涉及锁骨上淋巴区域、胸壁、腋窝淋巴结区域、内乳淋巴结区域等,加起来长度可达 40 厘米左右。

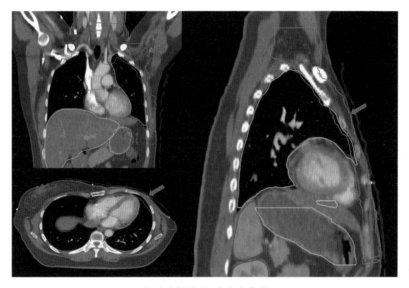

乳腺癌根治术后放疗范围

　　2. 乳腺容易活动　乳腺肿瘤照射区域,如颈部、锁骨上、腋窝、胸壁,相对其他骨结构来说比较灵活、乳腺皮肤易受手臂位置的牵拉等,对于保乳术后的患者来说,乳房形状、位置更容易发生变化,重复性较其他部位差。

　　患者准备:由于乳腺及相关照射区域的特殊性,在体位固定时患者就需要尽可能全身放松、记住自己手臂放置的位置。患者在接受体位固定时,可以尝试从头到脚按照体位固定师提示调整的位置和状态进行记忆,以便使自己的体位在接下来的模拟定位和治疗中保持一致。

　　关于放疗体位的细节,大部分患者可能会忘记,因此建议患者用笔记或拍照片的方式把自己做体位固定时的状态和姿势记下来,反复观看和练习,这样就可以在接下来的模拟定位和治疗时做到一致,方便精确和高效地接受放射治疗。

在体位固定中,患者需要记住以下几点:①身体要平躺在固定模具上,避免后背一边高、一边低的情况。身体所有部位都要放松,尤其是头部、颈部、肩膀、腰背部、腿部。②头部微微上抬,并记住上抬的程度,以免造成颈椎的变形误差。③两侧上臂在固定模具上有适合形状的位置,以便加强手臂位置的重复性。④要能感觉到头后部、颈部、背部、腰部有垫子的充分支撑,中间不留空隙。⑤避免椎体的变形误差。⑥身体两边(胸部、腰部、臀部)与固定模具之间的位置适中,不能过松而有间隙,也不能过紧而造成身体倾斜和皮肤牵拉。

在这个过程中患者可以想象自己两手上举着很放松地躺在床上休息,身体所有的部位都有支撑,并很容易找到适合的位置。在体位固定过程中,患者要确认自己的身体是否都处于很放松、很舒适的状态,身体各部位都有足够的支撑,并且形状、大小刚好合适,很容易就能找到合适的位置。如果患者有任何疑问或不舒服,要立即与放疗团队人员沟通。

注意事项:乳腺癌的固定方式及治疗和其他部位肿瘤有所不同,下面简单介绍一下需要注意的地方。乳腺癌患者就诊时,医生会开具放射治疗申请单,首先需要为患者制作属于自己独一无二的模型。制模室工作人员会根据医嘱制作适合且舒适的模型,常规放疗的固定方式是乳腺真空负压袋加斜形板固定。

1.CT 定位　CT 定位时患者应严格按照体位固定时的位置,如果需要采用呼吸运动管理措施,请患者严格按照放疗团队的要求进行呼吸训练。患者进行 CT 扫描后,工作人员会在模体、体表做标记线,并上传定位图像,医生及物理师会根据患者的具体情况设定治疗方案。患者需回家耐心等待通知,在此期间患者应尽量保护好体表标记线,不要自己随意添加。日常生活中患者应穿宽松衣物,有标记线的位置不能使劲儿揉搓,减少汗液的分泌,等待过程中如若标记线消失或变得不清楚,请尽快联系放疗团队人员。

2. 复位　治疗方案设计好后医生会通知患者复位,首先进行摆位以对准 CT 定位点,根据治疗方案移动临床数据,采集图像核对治疗点并在体表及模体上做治疗标记点。此时医生会告知患者本阶段的注意事项及下一步治疗的具体时间、地点。

3. 治疗　患者到达指定加速器后,治疗师会在治疗摆位时再次告知患者注意事项,放疗中患者有任何不适可举手示意。治疗开始后治疗师会嘱咐患者在治疗期间每周查一次血常规,每周就诊一次,日常生活中适当练习爬墙等训练手臂的运动,如有任何不适,应及时与治疗师及医生联系。

放疗计划设计的重点提示

不同乳腺癌患者的肿瘤形状与位置相对固定,这就决定了计划设计的一致性较高。无远处转移的乳腺癌大多只对胸壁进行照射,可能有区域淋巴结转移的乳腺癌靶区还会包含相应的淋巴结区域。

通常情况下,乳腺癌患者放疗后的生存期一般较长。物理师或剂量师在进行乳腺癌的计划设计时,不仅需要考虑正常肺组织的耐受剂量,还要尽可能降低心脏的照射剂量。其中,对正常肺的照射可能会导致放射性肺炎的发生,物理师或剂量师要严格控制正常肺的照射剂量在安全范围内。心脏的相对低剂量照射短期内不会有反应,但与患者的长期生存质量高度相关。研究表明,心脏照射的平均剂量与心脏放疗不良反应呈高度相关。由于需要保护肺和心脏,乳腺癌的放射治疗大多采用切线野。放射野横切胸壁方向,避免穿过心脏和远离肿瘤的正常肺组织,从而达到保护正常肺组织和心脏的目的。

乳腺癌放疗计划设计实例:下图显示的乳腺癌肿瘤基本上覆盖了单侧胸壁。为了保护正常肺组织,乳腺癌的放射野大多采用与胸壁走向相切的方向。同时,切线野还避免了对心脏的大剂量照射,有利于提高患者放疗后的长期生存质量。

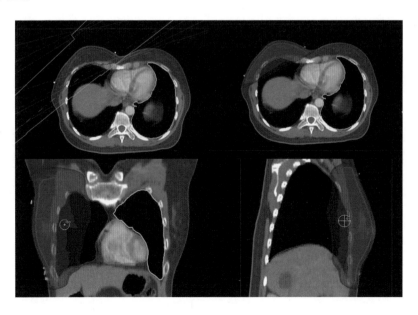

同样,乳腺癌切线野的设计也避免了对肺的照射,最终患者肺的照射剂量也在临床安全范围内。心脏的照射剂量基本会处于十分低的水平,几乎可以忽略不计。

总之,放疗医生、物理师、剂量师及治疗师团队会根据患者的具体情况选择合适的放疗技术进行精密计划设计,为患者制订出高质量的放疗计划。目前主流的医用电子直线加速器、TOMO治疗机等都可以实现这样精细的剂量分布,患者在计划设计期间耐心等待即可。

放疗不良反应的重点提示

很多乳腺癌患者在准备治疗阶段会有很多疑问,尤其是需要做什么准备、在每个准备环节需要如何配合、治疗后可能出现哪些不良反应等。乳腺癌放疗难免会出现一些相关不良反应,一般常见放疗相关不良反应包括皮肤反应、疲劳等。由于照射胸部,乳腺放疗也有其特殊的不良反应,如正常肺组织及心脏功能的损伤等。

急性放疗不良反应一般包括放射性皮炎、乳房水肿疼痛、放射性肺炎、白细胞下降、疲劳等。

慢性放疗不良反应包括患者上肢淋巴水肿、臂丛神经损伤、缺血性心脏病、乳房外观变形等。

放疗期间,患者应当密切关注自身放疗不良反应的发生情况。如果出现相关症状,患者需要及时与医生进行沟通。在症状特别严重的时候,医生可能会考虑降低剂量或终止放疗。

皮肤反应:乳腺癌位置表浅,放疗过程中皮肤剂量较高,尤其是放疗中使用补偿物的患者,更容易出现皮肤反应。因此,乳腺癌患者在放疗过程中一定要保护好皮肤,注意穿着宽松的衣服、放疗区域皮肤不要沾水、禁止抓挠等。

乳腺水肿疼痛:保乳手术后,全乳放疗的患者,在放疗后期和放疗结束后几个月内,可能会出现乳房水肿疼痛,尤其以乳房体积比较大的患者更明显。因此,在放疗过程中应避免对乳房进行揉搓,禁止接触水。疼痛较轻者无须处理,严重者可按医嘱使用药物缓解症状。

心脏损伤:由于乳腺癌患者生存期长,那些远期的不良反应也应该受到重视。研究发现,在放疗10~15年以后,左侧乳腺癌患者相比右侧乳腺癌患者的心脏病死亡率增加。如果合并蒽环类化疗药或者靶向治疗,患者的心脏损害可能更大。说明左侧乳腺癌放疗过程中增加了心脏的毒性,必须要采用一些技术手段,减少心脏的照射剂量,预防心脏疾病的发生。研究表明,心脏照射剂量每增加 1Gy,患者心脏疾病的发生风险增加 7.4%。

因此,放疗团队会对需要进行左侧乳腺放疗的患者进行评估,分析患者心脏疾病的风险因素,以及患者心脏距离胸壁的距离。根据分析结果,决定是否采用一些特殊技术(如深吸气屏气,采用俯卧位或者侧卧位等),减少心脏的照射剂量。如果采用深吸气屏气,就需要患者提前进行呼吸训练配合。

上肢淋巴水肿

1. 上肢淋巴水肿原因及表现　放疗后有 5%～10% 的患者会出现一定程度的上肢水肿,主要由上肢淋巴及血液回流障碍引起。上肢淋巴水肿的发生与腋窝手术的范围和放疗对腋窝及锁骨上、下区的直接照射有关。有研究表明,患者身体质量指数过大(BMI ≥25kg/m²)、手术清扫淋巴结过多(≥14 枚)是上肢淋巴水肿的危险因素。上肢淋巴水肿在术后数天以至数年后出现,肿胀部位往往在上臂,亦可在前臂、手背或整个上肢。早期表现为上肢发紧、发胀,感觉变重、变粗;晚期可出现明显的肿胀,活动受限,并且容易并发软组织炎症。

目前针对上肢淋巴水肿,大多采用对症治疗,因此上肢淋巴水肿以预防为主。患者可积极进行上肢康复训练,采用手法淋巴引流,使用弹力袖带、按摩等方法可有效减轻上肢淋巴水肿的情况。

2. 日常注意事项

(1)预防感染　保持患侧皮肤清洁;不宜在患肢手臂进行有创性操作,如抽血、输液等;洗涤时戴宽松手套,避免长时间接触有刺激性的洗涤液;避免蚊虫叮咬;衣着、佩戴首饰或手表时一定要宽松。

(2)避免高温环境　避免烫伤;患侧手臂不要热敷,沐浴时水温不要过高;避免强光照射等高温环境。

(3)避免负重　术后 2～4 周内避免上肢负重,负重一般不超过 500 克。4 周后,需缓慢、逐渐进行增加肌肉及肌耐力的活动。但仍需避免提、拉、推过重的物品;避免从事重体力劳动或较剧烈的体育活动。

(4)避免上肢近端受压　避免穿紧身衣、测量血压、患侧卧位。

(5)注意睡姿,保证睡眠质量　平卧位患侧肢体垫高,手臂呈一条直线,手掌高度要超过心脏平面;健侧卧位,患肢放于体侧或枕头垫高超过心脏水平。

良好的睡眠能够帮助患者放松心情,兴奋迷走神经,激活淋巴系统,预防并改善上肢淋巴水肿。

(6)其他 尽快恢复手臂功能,不要忽视轻微的手指、手背、上肢的肿胀;乘坐飞机或长途旅行时戴弹力袖套;在医生的指导下进行适当的体育锻炼,避免过度疲劳。

3.上肢功能锻炼 积极进行上肢功能锻炼,包括肩关节旋转运动(上肢自然下垂,五指伸直并拢,自身体前方逐渐抬高患肢至最高点,再从外侧逐渐恢复原位,上肢高举时尽量伸直,避免弯曲,动作连贯,可以从顺时针与逆时针分别进行锻炼);拉绳运动;手指爬墙运动(手指沿墙壁向上伸),可双手交替进行,方便对比;上肢后伸运动(抬头挺胸,上肢自然下垂,用力向后摆动上肢,再恢复原位,如此反复)。各项锻炼每次至少进行 5 分钟,每周每项锻炼应保证至少训练 20 次。

4.手法淋巴引流 手法淋巴引流的方法有多种,大致内容如下:①开通淋巴通路:用手掌的大鱼际肌或联合使用示指、中指、无名指做旋转动作,按摩浅表淋巴结,力度以患者感到舒适为宜。从颈部淋巴结区开始按摩,从上至下,依次至锁骨、腋窝、肘窝、胸部、背部及腹股沟部的淋巴结区,每次 10 分钟,每日 2 次。②舒缓瘢痕组织:用手掌大鱼际肌或示指、中指、无名指三指按压瘢痕、胸部及腋窝部位,以舒缓瘢痕组织、疏松结缔组织,减轻因其挛缩导致的淋巴液流动障碍及肩关节活动度下降,每次 6 分钟,每日 2 次。③淋巴引流:以手掌大鱼际肌或示指、中指、无名指三指,用旋转、勺状推进的手法沿患侧浅表淋巴管从远心端向近心端依次按摩,从胸部伤口开始,将伤口上侧淋巴液向健侧锁骨上下淋巴结区或腋窝淋巴结区推送,伤口下侧的淋巴液则推向同侧腹股沟淋巴结区,上臂内侧(身体正面)的淋巴液向锁骨上淋巴结区推送,身体背面的淋巴液则向背部推送或经背部引流至同侧腹股沟淋巴结区,肘窝、前臂、手掌、手背处的淋巴液均引流至上臂外侧。按摩力度以不造成局部皮肤泛红为宜。

当放疗期间患者感觉不舒服时应尽快联系医生进行处理,患者应严格按照医嘱配合治疗。

臂丛神经损伤:臂丛神经损伤的发生率非常低,一般与放射的总剂量有关。在常规放射剂量下(25 次,总剂量 50Gy),臂丛神经损伤的发生率不足 1%。如果总剂量超过 60Gy,则发生率升高。臂丛神经损伤的临床表现为患侧上肢感觉缺失、疼痛、无力；严重者可出现持续感觉异常、剧烈疼痛、上肢瘫痪、肌肉萎缩。因此，臂丛神经损伤以预防为主，放疗团队在计划设计时，会将臂丛部位的照射剂量减少在安全范围内。但是如果在照射过程中，患者的位置不能很好重复，有可能造成臂丛神经剂量的增加。因此，患者在治疗过程中应该严格按要求进行体位固定，避免任何移动。

肋骨骨折：乳腺癌患者进行的化疗、内分泌治疗等都会导致其雌激素水平显著下降，导致骨质流失，增加骨质疏松的风险，尤其是芳香化酶抑制剂的使用。加上患者胸壁放疗，患者肋骨骨折的风险增加。据报道放疗后约 5% 的患者发生肋骨骨折，多数情况下患者并无自觉症状，在复查骨扫描或行 X 线检查时发现，患者可有胸壁或肋骨疼痛，一般可自行愈合，不必特殊处理。

研究表明唑来膦酸应用于乳腺癌术后进行内分泌治疗的患者中，能够预防骨丢失，降低骨折风险，提高患者的生活质量。患者治疗期间应及时与医生沟通联系，如有不适及时进行处理，并严格按照医嘱配合治疗。

放疗后的重点提示

随访安排：需要根据复发的风险来决定乳腺癌患者的随访频率，一般情况如下：①术后 2 年内，每 3 个月随访 1 次；②术后 3～5 年，每 6 个月随访 1 次；③术后 5 年以上，每年随访 1 次，直至终身。如有异常情况，应当及时就诊而不拘泥于固定时间。

随访检查项目

检查项目	检查时间
肝脏、乳腺区域及淋巴引流区超声	根据术后随访频率
血常规、肝肾功能、血脂等实验室检查	根据术后随访频率
乳腺 X 线摄片及胸部 CT（如接受过放射治疗，在放射治疗结束后 6～12 个月开始进行此检查）	根据术后随访频率（每 12 个月检查 1 次，如有异常发现，可短期内复查）
骨扫描	如出现相关提示症状需排除骨转移者，酌情选择
乳腺 MRI	接受保乳手术患者可选，或其他影像学的检查时补充

检查项目	检查时间
妇科检查及妇科超声(如服用他莫昔芬,子宫、卵巢未手术切除)	每3～6个月检查1次
骨密度检测(如绝经后或服用第三代芳香化酶抑制剂时)	基线检查后,每年1次

上肢淋巴水肿的评估与康复

1. 上肢淋巴水肿的分级 预防上肢淋巴水肿为乳腺癌术后康复的主要目标之一,放疗后一旦出现上肢淋巴水肿,首先就要对上肢淋巴水肿进行评估。但是,目前判断上肢淋巴水肿的标准不一。《中国抗癌协会乳腺癌诊治指南与规范(2019年版)》指出,一般认定患侧上肢周径较对侧上肢周径增加小于3厘米为轻度水肿,增加3～5厘米为中度水肿,增加大于5厘米为重度水肿。也有学者将上肢淋巴水肿分为4级。

亚临床期(0级):患肢上肢无明显水肿,肢体表现为沉重、紧缩感,体征为患肢周径增加0～1厘米或体积增加0～80毫升,指压无凹痕。

临床可逆期(1级):表现为上肢可凹性水肿,抬高肢体时水肿可消退,体征为患肢周径增加>1～2厘米,或体积增加>80～120毫升。

临床不可逆期(2级):表现为上肢肢体皮肤硬实、非可凹性水肿、皮肤增厚、毛发缺失、指甲改变等,体征为患肢周径增加>2～4厘米,体积增加>120～200毫升,指压非凹陷性。

慢性期(3级):患肢表现为象皮肿样,皮肤增厚明显,伴巨大皱褶等,体征为患肢周径增加>4厘米,体积增加>200毫升,有色素沉着等,指压非凹陷性。

2. 上肢淋巴水肿的预防 上肢淋巴水肿重在预防,治疗完成后也应该按治疗期间的注意事项以及上肢功能锻炼和手法淋巴引流等方法进行预防。

3. 上肢淋巴水肿的治疗 包括保守治疗和手术治疗。保守治疗包括人工淋巴引流、压力绷带治疗、加压充气淋巴回流、针灸、推拿、中医中药治疗和皮肤护理等,需要多学科共同参与。手术治疗包括淋巴结移植、淋巴管吻合等,疗效尚有待大规模研究证实。如患侧手臂出现红肿热痛等症状,或水肿突然加重等,应考虑淋巴管炎的可能,应及时检查血象并进行抗感染治疗。

乳腺美容效果欠佳的评估与康复:乳腺放疗后最常见的并发症和临床

表现是皮下纤维化和乳腺组织萎缩，从而对美容效果造成影响。乳腺癌的放射反应随总剂量的增加而增加，美容效果也随之下降。据报道，照射剂量为50Gy时有85%的患者可以保持良好的临床美容效果，照射剂量达到62Gy时则美容效果下降为20%。分割剂量超过2Gy时会增加纤维化的发生。配合后装组织间插植技术进行局部加量，可以把上述反应的发生率降到最低点，国外文献报道的发生率为5%左右。放疗期间，患者感觉不舒服时应尽快联系医生进行处理，患者应严格按照医嘱配合治疗。

对乳腺美容效果有要求的患者应该在手术前与乳腺外科医生进行沟通。明确需要接受术后辅助放疗的患者，建议考虑进行延期重建或分期乳房重建。放疗可能对重建乳房的外形造成不利影响，有经验的团队可考虑即刻重建后再给予放疗，一般建议采用自体组织皮瓣，以期降低放疗对重建乳房的影响程度。在考虑进行组织扩张和植入物即刻重建时，建议先放置组织扩张器，在放疗开始前或结束后更换为永久性假体。假体置换手术在放疗前完成，能够降低切口相关的并发症。如果在放疗结束后将组织扩张器置换为永久假体，建议在放疗后6个月左右等放疗导致的皮肤反应缓解后进行为妥；采用这一策略可能改善最终的重建乳房的美观效果。曾经接受放疗的患者如果采用植入物重建，常发生较严重的包囊挛缩、移位、重建乳房美观度差和植入物暴露，因此，放疗后的延期乳房重建不宜使用组织扩张器和植入物的重建方法，而应该首选自体组织皮瓣。

乳腺癌放疗后骨质疏松的评估与康复：服用第三代芳香化酶抑制剂的患者需在药物使用前及每年随访时进行骨密度检测及骨折风险评估，以判定骨折风险属低危、中危或高危，并尽早咨询医生是否使用唑来膦酸预防骨丢失，降低骨折风险。

心血管疾病放疗并发症的评估与康复

与其他胸部肿瘤不同，乳腺癌放疗大多采用切线野，同时可以使用俯卧位或者侧卧位照射技术、深吸气屏气技术等降低心脏的照射剂量。同时，图像引导技术的普及有效提高了放疗的精准度，放射性心脏损伤在乳腺癌放疗中发生的概率已经控制在了极低的水平。但是，研究表明，乳腺癌放疗时心脏平均照射剂量每增加1Gy，患者冠状动脉放疗并发症发生的概率就会增加7.4%。也就是说，左侧乳腺癌放疗患者发生心血管疾病的概率要高于普通人群，尤其同时使用心脏毒性化疗药物的患者。

根据 RTOG 的心脏损伤评估标准,3～4 级的放疗导致的心脏疾病需要寻求专业的医疗介入。幸运的是,现代放疗技术产生的心脏放射性损伤几乎很少,而更多的是关注长期的冠状动脉疾病的发生。因此,心脏毒性的分级标准对现代放疗技术的乳腺癌患者来说基本不适用。

心脏毒性的分级标准

分级	症状
0 级	无变化
1 级	无症状,但有客观的心电图变化证据 心包异常,无其他心脏病的证据
2 级	有症状,伴心电图改变和影像学上充血性心力衰竭的表现;心包疾病,无须特殊治疗
3 级	充血性心力衰竭、心绞痛、心包疾病,治疗有效
4 级	充血性心力衰竭、心绞痛、心包疾病、心律失常,只能手术治疗

在化疗的时候应当充分评估患者的心脏基础疾病,避免心脏毒性药物在此类人群中的使用。可考虑在蒽环类药物治疗的同时给予右雷佐生;若疑似存在心功能异常,则可使用血管紧张素转换酶抑制剂、血管紧张素受体阻滞剂以及特定的 β 受体阻滞剂,有助于防止蒽环类药物诱导的心肌病的发生。

治疗期间及治疗后随访阶段如发现心脏相关症状和体征、心肌酶谱异常或心脏超声异常,应当及时停药并复查,如持续存在异常则需即刻停止使用导致心脏损害的药物并及时给予治疗,并需要多学科专家共同参与诊疗。

放射性肺炎的评估与康复:由于乳腺癌需要照射位置的特殊性,胸壁下面紧邻肺,可能引起放射性肺炎。放射性肺炎的病理变化可分为急性放射性炎症改变和慢性纤维化改变,一般发生在放疗结束后 1～6 个月。放射性肺炎的发生、肺部损伤的严重程度与放射面积、放射量和放射治疗的技术、身体个体差异均有密切关系。其他影响因素包括个体对射线的敏感性、肺部的原有疾病(如肺炎、慢性支气管炎、肺气肿、肺间质性疾病)。老人和儿童对放射性治疗的耐受性差。化学疗法所用药物引起的肺毒性可能加重放射性肺损害,放射量越大,发生率越高,肺损伤越严重。一般而言,单纯乳腺放疗的患者,放射性肺炎的发生率比乳腺＋区域淋巴结(如锁骨上)放疗的患者要低。医生、物理师和治疗师可以非常精确地对乳腺进行放疗,同时尽可能避开邻近的正常肺组织。随着放疗技术的进步(采用调强放射治疗加图像引导放射治疗,或者深吸气屏气),放射性肺炎的发生率越来越低(1% 左右,甚至更低)。

是否可以有性生活:健康及适度的性生活有利于患者的身心康复,增进夫妻感情。即使在治疗期间,如果患者没有不适,也有这方面的意愿,适当的性生活也是可以的。唯一需要提醒的是严格进行避孕,避孕方法应该采用避孕套,避免使用激素类药物避孕法。患者应该认识到,性是人正常的生理需求,应该积极与伴侣进行关于性问题的交流,或者寻求专业人员的帮助。无论将采用何种治疗手段,自己经爱抚获得愉悦的能力不会改变。提醒患者,可试着享受其他感觉性愉悦的方式,伴侣间应该互相帮助,通过触摸和爱抚来达到性高潮。

乳腺癌患者的膳食:证据显示富含蔬菜水果的膳食结构能够提高乳腺癌患者的总体生存率。同时也要认识到,患者诊断前多年的饮食习惯所造成的不良影响可能会抵消诊断后短时间的膳食结构改变带来的益处。除了蔬菜水果以外,健康的膳食结构还应包含丰富的鱼类、禽类(而非红肉、加工肉类)、低脂奶类(而非全脂奶类)、全谷物(而非精制谷物)和植物油(而非其他油脂)。推荐将大豆制品作为健康膳食的组成部分,适量摄入是安全的。所以,有传言说"大豆含有激素,乳腺癌患者不能吃"的说法肯定是错误的。但是,目前仍不推荐乳腺癌患者服用含有大豆异黄酮的保健品以降低乳腺癌复发风险。

乳腺癌患者应谨慎使用保健品,迄今为止,无论是观察性研究,还是临床试验,都未能证实保健品能够改善癌症患者的预后,相反还可能增加死亡风险。各种膳食补充剂和复合维生素与早期乳腺癌复发、乳腺癌病死率和相关并发症病死率没有关系。

腹部肿瘤放射治疗的重点提示

体位固定的重点提示

体位固定:腹部放疗的病种主要包括肝癌、胃癌、胰腺癌、腹腔淋巴结等肿瘤,固定方式与胸部肿瘤类似,一般采用固定板+热塑体膜、真空负压袋或者发泡胶、立体定向固定架(一般为固定架+真空负压袋)等固定方式。

患者准备

1. 呼吸运动　由于腹部肿瘤会受呼吸运动和胃肠蠕动的影响,为达到精确放疗,可能需要进行呼吸运动管理。肝脏肿瘤常采用四维CT、深吸气屏气、腹压板下浅呼吸等方法减少呼吸运动带来的影响。胃部肿瘤放疗,根据不同的情况需要采取不同的策略。可采用平静呼吸四维CT扫描,如果患者的呼吸运动幅度较大,也可以采用深吸气屏气。这时需要患者进行呼吸控制训练,满足要求者方可进行四维CT扫描定位。胰腺肿瘤放疗,也应该考虑使用四维CT或者深吸气屏气技术。

2. 胃的充盈度　腹腔内有食管、胃、十二指肠、空肠、回肠、盲肠和阑尾、升结肠、横结肠和降结肠、乙状结肠、直肠和肝、肾、胰和脾等重要器官。位于腹腔内的器官位置容易受呼吸运动、充盈度及蠕动的影响。放疗位置在胃或靠近胃部的,需要保持胃的排空或充盈度一致。一般需要禁食4小时以上,CT扫描和治疗前30分钟饮水400～500毫升(可加入造影剂)。具体的实施细则请以放疗医生的嘱咐为准。

3. 保持体重　保持体重是体位固定直至放疗结束的过程中非常重要的一部分。保持体重有利于保持身体与固定膜之间距离的一致性,可以减少摆位的误差。

4. 良好的饮食习惯　可以帮助患者保持体力和精力,并为正常组织的修复提供基础。患者会感觉更好,因此更有能力应对治疗和可能的不良反应。如果患者进食有困难,请及时和医务人员沟通,以便提供适当的干预措施。

放疗计划设计的重点提示

腹部肿瘤放疗主要包括胃癌、肝癌及胰腺癌等。对于腹部易受呼吸运动影响而位置变动幅度较大的肿瘤,在CT扫描定位及治疗时还会辅助使用呼吸运动管理技术,如腹部加压技术、主动呼吸控制技术(ABC)和四维CT技术等。

在腹部肿瘤放疗计划设计阶段,一方面,要考虑肿瘤靶区能得到足够照射剂量的同时尽可能降低危及器官包括正常肝组织、双肾、胃、小肠及CT扫描范围内的脊髓的照射剂量;另一方面,还要严格考虑所使用的呼吸运动管理技术的实施条件,如使用主动呼吸控制技术时应避免单个射束(或弧)的连续出束时间超过患者深吸气屏气的最长时间等。

对于胃癌患者,肿瘤靶区个体差异相对较小,形态相对较为规则,总体位置偏左,通常情况下多为单个靶区,设计放疗计划时主要考虑如何提高肿瘤靶区的适形度和均匀性,降低胃黏膜反应,同时保护正常的肝、肾、脊髓和小肠等危及器官。对于肝癌患者,靶区个体差异较大,形态、位置、数量不定,设计放疗计划时对正常肝组织低剂量区域的保护是重中之重。下面以肝癌放疗计划为例介绍腹部肿瘤计划设计的临床考虑。

肝癌放疗计划设计实例:如下图所示,该例肝癌患者放疗靶区较大,邻近右肾、胃以及肠道。为了更好地保护脊髓以及上述危及器官等,在设计放疗计划时物理师采用容积旋转调强放疗技术,通过两个 200° 的半弧进行旋转照射,使放疗靶区得到足够照射剂量的同时,很好地避开了脊髓和胃,降低了正常肝组织和肠道的照射剂量。从剂量分布图可以看出,高剂量区域紧紧包裹着肿瘤靶区(红色曲线包绕部分)。从剂量体积分布直方图可看出,正常肝脏、胃、小肠、脊髓等照射剂量均控制在临床要求范围内。

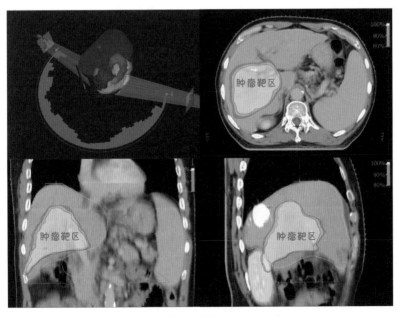

肝癌放疗计划设计实例

总之,放疗医生、物理师、剂量师及治疗师团队会根据患者的具体情况选择最合适的放疗技术进行精密设计,为患者制订出高质量的放疗计划。目前主流的医用电子直线加速器、OMO 治疗机等都可以实现这样精细的剂量分布,患者在计划设计期间耐心等待即可。

放疗不良反应的重点提示

腹部肿瘤放疗难免会出现一些相关不良反应,一般常见放疗相关不良反应包括皮肤反应、疲劳等,相关注意事项可见本书相关内容。由于照射部位不同,腹部放疗也有其特殊的不良反应,如正常肝组织及胃肠道的损伤等,以下将对此类不良反应及日常注意事项进行说明。

腹部肿瘤主要是肝癌、肝脏转移肿瘤、胃癌及胰腺癌等。放疗引起的不良反应主要是放射性肝炎、放射性小肠炎以及放射性胃炎(严重者可引起狭窄、梗阻、溃疡、出血和穿孔)。

肝脏损伤:正常肝脏被照射后可能受到损伤,出现放射性肝病或者放射性肝炎,相关症状有疲倦、食欲减退、腹腔积液,以及检查中发现肝功能变差[胆红素、血清谷丙转氨酶(ALT)上升]。若患者本身为乙型、丙型肝炎患者,放疗后甚至可能诱发急性肝炎。因此,患者在治疗期间及治疗后应及时找医生评估,持续监测及追踪肝功能变化。

放射性肠炎

1.腹部胀气　小肠受到照射时,超出一定的耐受剂量可能会引发放射性肠炎,引起腹胀等。除了及时找医生对症治疗外,日常饮食注意事项如下。

(1)保护胃黏膜,避免食用粗糙、膳食纤维含量高、易产气的食物,如豆类、洋葱、高丽菜、青花菜、啤酒、牛奶、碳酸饮料等。

(2)避免食用刺激性的食物或调味品。

(3)食物要新鲜,多吃新鲜蔬菜和水果,增加优质蛋白的摄入量。

(4)少量多餐,食物温度不可太热或太冷。

(5)不吃有刺激性、未煮熟的食物。

2.腹泻　如果在患者的治疗范围中包含大量小肠,患者对于食物的吸收能力可能会暂时下降。脂肪、碳水化合物和蛋白质吸收不良可导致腹泻。辐射还会增加肠蠕动,从而迫使内容物以很快的速度通过小肠。腹泻最早可能从治疗的第三周开始。如果患者正在接受化疗,症状可能更早发生,并且更明显。建议调整饮食以帮助控制症状(宜食易消化、低膳食纤维、低乳糖食物)。患者可能会因频繁排便而使肛门局部受到刺激,建议在擦拭时勿用力,并使用坐浴以帮助缓解不适。请记录每天排便的次数和大便的黏稠度,以便更好地向医生说明情况。如果有必要,可以向放疗医生咨询,他们会指导患者选择合适的药物。

3. 胃部不适、恶心感　通常腹部放疗,尤其是胃部放疗后几小时内患者有时会出现恶心、胃痛或胃灼热症状,甚至呕吐。在照射时注意保持空腹,一般会使恶心的程度降低。建议患者在照射前后 1～2 小时内最好不要吃东西。出现这些问题时,及时找医生处理,可以预防性使用止吐剂及胃黏膜保护药物。止吐剂切不可随意使用,一般不同患者情况不同,止吐剂的使用时机也不同,建议患者严格按医嘱使用。

放疗后的重点提示

随访安排:腹部肿瘤随访一般 2 年内每 3 个月检查一次,检查内容包括生化指标、影像学检查及相关肿瘤标志物检查,如腹部 B 超、腹部 CT/MRI、胸部 X 片以及肝、肾功能等。糖类抗原 199(CA199)是检查胰腺癌的重要肿瘤标记物,而甲胎蛋白(AFP)是检查原发性肝癌的重要标志物。胃癌的肿瘤相关标志物包括癌胚抗原(CEA)、CA199、CA50 等,同时应该定期进行胃镜检查。

放射性肠炎:放射性肠炎是腹腔、盆腔和腹膜后肿瘤,尤其是胃肠道肿瘤、妇科肿瘤和前列腺肿瘤放疗后的常见损伤。其发病率与照射剂量和照射面积相关。根据起病时间及病程,可分为急性放射性肠炎与慢性放射性肠炎;由于照射部位的不同,放射性肠炎可以发生于肠道的任何节段,因此根据累及的部位,又可分为放射性的直肠炎、结肠炎及小肠炎。放射性肠炎主要呈现长期、间歇性加重的便血、里急后重等症状,严重时甚至会出现肠道穿孔、梗阻,给患者身体、心理和经济带来巨大负担。

1. 放射性肠炎的评估　放射性结肠炎可以发生在放疗早期,也可以发生在放疗结束之后,甚至可以发生在放疗完成后数月乃至数年。急性放射性肠炎一般出现在放疗后 2 周左右,其症状包括食欲减退、恶心、呕吐、腹泻、腹痛、里急后重、肛门坠胀、黏液便、大便失禁及便血,大多属于自限性症状;慢性放射性肠炎则多发生于放疗后 6 个月到 5 年左右,更有甚者在 30 年后才发生,持续时间可长达 3 个月以上,伴有反复腹痛、腹泻、乏力、腹胀、消化不良、食欲缺乏、贫血等,严重者可见狭窄、穿孔、瘘管及梗阻等。

2. 放射性肠炎的康复

（1）改善肠道营养状态　患者可在放疗营养师的指导下改善肠道营养状态，以维持肠道免疫功能。放疗后尽早进行肠内营养，可有效改善放疗后机体的高分解代谢状态，提高免疫功能，保护胃肠道黏膜。目前常用的肠内营养素有谷氨酰胺、生长激素、膳食纤维、精氨酸等。膳食纤维可促进胃肠道黏膜分泌大量黏液，在胃肠道表面形成一层保护膜，防止细菌黏附；膳食纤维通过发酵可产生丁酸等短链脂肪酸，可刺激黏膜上皮细胞增殖，促进胃肠道的微循环，缓解腹盆腔胃肠道淤血，从而降低肠道黏膜损伤。谷氨酰胺是淋巴细胞及胃肠道黏膜的重要营养物质，补充谷氨酰胺可减少小肠上皮细胞的凋亡，保护肠黏膜屏障功能，减少细菌感染及移位的发生。

（2）改善肠道菌群状态　放疗可能会导致肠道菌群失调，若肠道优势菌群，特别是革兰氏阴性需氧肠杆菌的过度繁殖，可能会诱发肠源性感染。在医生的指导下采用口服不被吸收的抗生素进行选择性肠道净化，可使抗生素在肠道内达到较高的药物浓度，从而选择性清除肠道内酵母菌及革兰氏阴性需氧肠杆菌，同时保留厌氧菌定植抵抗力，恢复肠道菌群平衡，进而预防肠源性感染。益生菌，如双歧杆菌、乳酸杆菌、芽孢杆菌等，可以直接或间接作用于肠上皮改善肠上皮功能及结构的完整性，有利于改善肠道菌群、维持肠道菌群平衡及肠道稳态、增强肠黏膜免疫作用，还可以降低放疗后腹痛、腹泻的发生率及严重程度等。

（3）采用肠黏膜保护剂　在医生的指导下使用黏膜保护剂是常见的放射性肠炎的治疗方法之一。肠黏膜保护剂有多种，蒙脱石散制剂是从天然蒙脱石中提取的，常被用于肠道疾病，可促进肠道黏膜上皮细胞修复，减轻放疗引起的肠道上皮细胞损伤，具有调节肠道菌群、提高肠道局部免疫功能和止血的作用。另一种药物为硫糖铝，其机制是在肠道黏膜表面形成一层保护膜，促进肠道黏膜血管生成，从而促进肠道黏膜愈合。

（4）中医中药治疗　放射性肠炎在中医中属于"泄泻""痢疾""腹痛"等病范畴，中医认为射线是一种热毒，射线照射易耗伤津液、损伤气血、伤及脏腑，发病初期以实证为主，日久则气血两虚，最终出现脾肾双亏。加之肿瘤患者本身正气亏虚，阴虚热毒，瘀毒互结，因此病机总体属于本虚标实，虚实夹杂。治疗上以扶正祛邪，急则治其标为主。不同患者应在专业医师的指导下接受个性化治疗，主要治疗方式有中医药辨证施药、针灸、中药灌肠等。

放射性肠炎严重影响患者的肿瘤治疗进度及生活质量。在放疗技术方面,通过调强放射治疗的推广及放疗体位固定装置的改进,能有效地减轻肠道辐射损伤,同时在放疗期间根据医生的指导预防性使用相应药物可进一步降低肠道损伤,放疗后在医生的指导下坚持康复治疗对放疗后肠道生理功能的恢复具有重要意义。

放射性肝损伤:放射性肝损伤(RILD)又称放射性肝病,是由于肝组织受到一定剂量的射线照射,肝细胞发生一系列生理病理变化引起的损伤,损伤程度取决于肝脏的受照体积、受照剂量及肝功能状态等因素。通常上腹部肿瘤放疗(如肝脏、胆管、胃、胰腺等)、胸部肿瘤放疗(食管远端、下肺或乳腺等)、骨髓移植前预处理放疗,以及辐射暴露均有可能引起放射性肝损伤。

临床上放射性肝损伤通常发生在放疗后 1～3 个月,表现为肿大、腹腔积液、转氨酶升高等,发生率较低,通常可自行修复,或者经治疗后恢复,但是也可以导致肝衰竭、肝炎复发、肝功能不全等。对于肝癌立体定向放疗的早期急性反应,最常见的是非特异性反应,如乏力、食欲缺乏、恶心不适等。其他常见反应有轻度转氨酶升高、白细胞下降、血小板下降等。上述不良反应通常在放疗结束后可逐步恢复,一般不需要额外治疗。对于肝癌合并肝硬化、肝功能不全的患者,发生放射性肝损伤要及时找医生就诊。

1. 放射性肝损伤的评估　①肝脏曾经接受过放疗,或者放疗其他部位肿瘤时放射野累及肝脏;②出现与放射野一致的肝脏密度改变区,与肝脏解剖结构无关,此点可与肿瘤进展相鉴别;③无相关临床症状发生,部分患者可有少量包膜下积液或腹腔积液;④肝功能等生化指标无过度异常改变,一般不超过正常值的 2.5 倍。

2. 放射性肝损伤的康复　程度较轻的放射性肝损伤多可自行修复,而严重的放射性肝损伤一旦发生,多呈进行性进展,目前暂时还没有针对性的药物,主要是改善肝功能、治疗腹腔积液等对症支持治疗。因此,对于放射性肝损伤,重在预防。放射治疗前对患者状态进行全面评估,预测发生放射性肝损伤的风险,可有效防止其发生。相关研究表明,较晚的肿瘤分期、较大的肿瘤体积、门静脉的癌栓、Child-Turcotte-Pugh 分级为 B 级或者伴有急性肝脏毒性均为放射性肝损伤发生的高危因素。目前采用调强放射治疗技术(IMRT、VMAT)和立体定向放射治疗技术(SBRT)结合呼吸运动管理技术等可有效对正常肝脏组织起到最大程度的保护,在一定程度上减少放射性肝损伤的发生。

但一旦出现相关症状,患者务必及时就诊。

放射性肝炎:放射性肝炎是指肝脏受到射线照射后出现碱性磷酸酶升高 2 倍以上,伴随体检发现非肿瘤性腹腔积液、无疾病进展的肝脏肿大或转氨酶升高为正常值上限及放疗前水平的 5 倍以上,且与影像学改变无关。

1. 放射性肝炎的评估 放射性肝炎一般会引起食欲减退、消化功能差、进食后腹胀、没有饥饿感等症状,厌吃油腻食物,如进食便会引起恶心、呕吐,活动后易感疲倦,甚至会引起腹腔积液、体重增加及右上腹部疼痛。黄疸多在放疗后 1~2 个月发生,但不是很常见。

(1)食欲减退 大多数肝炎患者都有食欲减退的症状,尤其是黄疸型肝炎患者表现更为严重。肝炎患者因肝炎病毒诱发肝细胞大量破坏,分泌胆汁的功能降低,从而影响脂肪的消化,故而出现厌油腻食物,患肝炎时胃肠道充血、水肿、蠕动减弱,胃肠功能紊乱,影响食物的消化与吸收,加之代谢产物不能由肝脏来分解,刺激中枢神经系统,故导致食欲减退、恶心、厌油腻等相关症状。

(2)疲乏无力 这是肝炎患者发病的早期表现之一。轻者表现为不爱活动,重者卧床不起,尽管让其充分休息后疲劳感仍不能消除。其首要原因是患者食欲缺乏,消化吸收障碍,导致人体能量不足;其次是由于病毒导致肝细胞破坏,使肝脏制造和储存糖原减少;另外维生素缺乏、电解质紊乱及肝细胞的破坏引起血中胆碱酯酶减少,影响神经、肌肉正常功能,从而出现全身乏力。

(3)黄染 黄疸型肝炎患者都有尿黄的症状。初起尿色淡黄,逐日加深,如茶色或豆油状,继而出现皮肤及巩膜发黄。正常情况下,人体的红细胞寿命是 120 天,被破坏的红细胞会释放血红蛋白,经过一系列的分解,由于肝炎病毒导致肝细胞破坏,影响胆红素的代谢,使胆红素进入血液增多,从而引起皮肤及巩膜黄染。此外,胆红素经尿液排出体外较平时增加,故尿色加深。

2. 放射性肝炎的康复

(1)戒酒、低脂,合理饮食 俗话说"三分治,七分养",放射性肝炎患者出院后要根据自己的病情,合理饮食。减少酒精的摄入可有效保护肝脏。另外,应摄入低脂肪、低糖、高营养、高维生素饮食,一日三餐合理搭配,软硬适宜、清淡饮食,可在一定程度上促进肝细胞的恢复和再生,且有利于及早康复。

(2)适量锻炼 适量锻炼会增强机体的免疫力,有利于疾病康复。通常放射性肝炎患者出院时,大多只是临床痊愈(症状消失,肝功能恢复正常),而肝脏病变并非完全消失,急性放射性肝炎一般在病后 6 个月左右才能完全康复。

出院后,患者可先做些轻微活动,然后根据自己的体质状况逐渐增加运动量。运动以不疲劳为原则,要保证充分的休息。

(3)逐渐回归正常生活　放射性肝炎患者半年内要节制性生活,女性还应避免怀孕。放射性肝炎患者痊愈后,可以恢复正常工作。但病情稳定的慢性放射性肝炎和代偿期肝硬化患者不宜进行重体力劳动。

(4)规律服药　病情可以控制的慢性放射性肝炎患者出院后,一般为巩固疗效和防止病情反复,医生会让患者出院时带一些长期服用或应急的药物,患者应按照医生的医嘱规律服药。考虑到肝脏的负担,一般药物品种不宜过多,用药具体问题,应根据病史、体征以及现用药的情况加以选择,切不可擅自滥用药物,以防损伤肝脏。

(5)劳逸结合、情致舒畅　放射性肝炎患者出院后,会有一定的心理负担,肝炎的发展很大程度上也取决于个人的免疫状态,而免疫状态又与个人情绪密切相关。过重的心理负担、情致不畅只会影响预后,对病情毫无益处。所以,对于有肝脏疾病的患者来说,乐观地面对现实,以一颗平常的心态面对疾病,对病情的预后是很有帮助的。

(6)定期复查　放射性肝炎患者出院后要定期复查,掌握病情,以便医生及时发现问题,及时处理。

盆腔肿瘤放射治疗的重点提示

体位固定的重点提示

盆腔肿瘤主要包括直肠癌、前列腺癌、宫颈癌、膀胱癌等,在体位固定、CT扫描、每次治疗之前,部分患者需要做好膀胱和肠道准备。建议患者在扫描前至少两周对此进行练习,如果时间不允许则建议尽快开始。如果患者未被要求做任何准备工作,则保持正常状态即可。

体位固定:盆腔固定一般采用固定板＋热塑体膜、真空负压袋、发泡胶、专用俯卧板等方式。固定时一般需要脱掉上衣,只留一条薄的贴身内裤(可选择薄的一次性纸内裤)。专用俯卧板可以利用重力的作用使患者的部分肠道自然下垂,增加肠道与放疗部位的距离,减少正常肠道组织的照射剂量。使用专用俯卧板前需要对患者进行评估,包括肿瘤位置、小肠下垂的程度、患者的配合度等。

患者准备

1.膀胱准备

(1)为何准备　骨盆中的所有器官(包括膀胱、直肠及小肠)彼此非常靠近,膀胱和直肠的内容物和大小(粪便和消化道产生的气体在排出之前会储存在大肠)会影响治疗区域的位置。理想情况下,患者的体位固定、模拟定位和每次放疗时膀胱大小应该一致且排空直肠。

膀胱容易发生体积改变,影响自身的位置以及邻近器官的位置,如宫颈、子宫及前列腺等,这会造成治疗时与计划的差异,所以进行膀胱准备很重要。如果患者在计划进行模拟 CT 扫描与进行治疗时膀胱和直肠的状态有所不同,则可能意味着治疗区域的位置与计划的位置不同。

放射性膀胱炎的发生与膀胱照射剂量有较大的关系。体积越大,照射相对体积越小,引起的不良反应越小。患者应在 CT 定位和整个放疗实施阶段合理进行憋尿(是合理憋尿,不是憋的越多越好),这样可以避免大部分膀胱壁受到射线照射,降低放射性膀胱炎发生的概率,同时保证邻近器官放疗的准确性。

(2)如何准备

1)养成饮水的习惯:治疗开始前建议患者每天饮水 2～3 升。尝试在吃每顿饭时饮一杯水并在其他时候小口饮水,不要在晚上过量饮水以免影响睡眠。除了水,患者还可以饮用其他液体,但建议要减少含咖啡因的茶或咖啡、碳酸饮料和含酒精饮料的摄入。在炎热的天气和运动后多饮水,饮水有助于保持肠蠕动,不仅是在接受治疗的那一天,周末和无治疗的日子也要饮足够的水。

2)憋尿练习:具体做法是患者先排空膀胱,在 5 分钟内饮 500 毫升水,然后尝试等待 1 小时再排尿。每天这样练习,直到放疗结束。如果患者插有导尿管,可在医生的指导下进行憋尿练习。

3)膀胱准备流程:排空膀胱及直肠后饮水 500 毫升,然后等待 60 分钟,进行 CT 扫描和治疗。有条件者可采用膀胱测量仪进行测量,根据文献报道,膀胱尿量在 150 毫升以上即可满足剂量限值要求,一般不要超过 300 毫升。可在专用床板上测量膀胱容量,与定位时容量无明显差异则进行治疗;若膀胱容量太低,则继续等待;若膀胱容量太高,需要排空膀胱后重新憋尿。

2. 直肠准备

(1)为何准备　在前列腺癌或者是宫颈癌等盆腔肿瘤放疗中,直肠和部分小肠紧邻需要放疗的部位,因此会受到一定剂量的照射,引起放射性直肠炎。同时,直肠体积的变化会对放疗部位的位置产生影响,降低放疗的精准度。为了降低放射性直肠炎和放射性小肠炎发生的概率、提高放疗的精准度,患者应在每次放疗前进行直肠准备。

(2)如何准备

1)直肠常规准备:一般情况下,直肠准备与膀胱准备同时进行。放疗前60 分钟左右排空大便,饮水 500 毫升,排便困难者可使用开塞露等帮助排便,或者在护士的指导下采用直肠指检的方式涂抹润滑油,帮助排便。推荐使用微灌肠的方法将灌肠剂从喷嘴管插入肛门,帮助排空粪便和气体,具体做法如下。

从包装盒中取出灌肠剂,进入卫生间;患者从灌肠剂喷嘴的末端拉出或拧下瓶盖,并确保喷嘴圆润光滑,以免划伤直肠或肛门;将一滴液体挤到手指上,并涂抹在喷嘴上;将喷嘴全长缓慢插入肛门中,在此过程中轻轻挤压储液袋直到其排空;将喷嘴从肛门取出时,请继续挤压储液袋,这是为了防止灌肠剂被抽回到储液袋中;将空管扔到垃圾箱中;回到候诊室,等待片刻,直到感到需要排便为止;返回卫生间,尝试排空肠道。如果患者不能排空肠道或仅排出了气体,请不要有压力,也不要担心,有可能是直肠已经排空了;同时排空膀胱,如果有导尿管,请关闭导尿管。

开塞露的主要成分为甘油或山梨醇,请在医生评估后使用,过敏体质、炎症性肠病、长期卧床的患者尤其需要咨询医生。如果患者有痔疮,动作要特别轻柔,避免引起出血。

2)灌肠:一些研究表明,灌肠可以减少盆腔肿瘤放疗引发的直肠炎症。可采用中药、蒙脱石散等灌肠。灌肠前患者排空大小便,取侧卧位,医务人员用无菌注射器抽取灌肠液,使用吸痰管注入患者的直肠内,深度为 10～14 厘米。灌肠完成后患者取膝胸位保持 2～3 分钟后平卧,将混合灌肠液保留 1～2 小时。由于灌肠需要患者配合,且次数较多,患者很难坚持。随着调强放疗技术及图像引导放疗技术的应用,排空直肠后一般都能对直肠进行很好的保护,因此目前灌肠技术在临床中较少运用。

 小贴士

日常生活中的注意事项

饮食

患者应当少食多餐,尽量保证大便柔软、通畅,少食用生冷、辛辣等刺激肠道的食物,鼓励患者多食用有营养的食物。在制作食物时,把食物炖烂、煮熟,对保护肠道黏膜也有一定好处。目前多主张采用低膳食纤维、低脂、高热量以及高蛋白饮食并限制乳糖摄入。研究表明,低膳食纤维、低脂饮食可以改善放疗引起的腹泻症状,也可避免坚硬粪便反复摩擦受损的直肠黏膜造成的疼痛和出血。高蛋白、高热量饮食可以逆转营养不良,为机体提供必要的能量。限制乳糖摄入可减轻患者的腹泻症状。

1. **规律进食**　保证进食多样化,营养均衡;保证谷类的摄入,不吃谷类或不进食会增加直肠充盈和肠道气体,还会导致不规律排便;应该多吃水果和蔬菜。

2. **减少会产气或腹胀的食物**　减少以下食物的摄入:①芸薹属植物中的蔬菜,如卷心菜、芽菜、西蓝花和花椰菜;②干果,特别是在麦片或类似谷物中加入的干果;③高脂和油腻食物;④洋葱、小扁豆等豆类;⑤非常辛辣的食物;⑥碳酸饮料。

3. **进餐时避免吞咽空气**　缓慢进食并充分咀嚼食物;闭嘴咀嚼食物;避免咀嚼口香糖;喝东西的时候要小口抿而不是大口吞咽。

泻药

某些泻药可能引起肠内充气,只有在医务人员的指导下才可以使用。

女性阴道冲洗

宫颈癌、卵巢癌等妇科肿瘤患者可以每日常规进行阴道冲洗1次,减轻阴道黏膜充血、水肿的情况,清除放疗后的坏死组织,提高放疗的敏感度,预防盆腔腹膜炎。

男性外生殖器清洗

前列腺癌患者要经常清洗自己的外生殖器,配偶也应注意阴部卫生,以防止隐藏在外阴部的细菌进入男性尿道,侵犯前列腺,导致前列腺发炎。患者可以每晚洗一次温水澡,或用温水坐浴;少穿或不穿紧身内裤,以改善前列腺的血液循环,有利于保护前列腺。

放疗计划设计的重点提示

在盆腔肿瘤计划设计阶段,主要考虑的问题是如何减少膀胱、直肠及小肠的照射剂量。盆腔肿瘤计划设计大多采用调强放疗,其中小肠对放疗的射线最为敏感,大多数患者小肠单点剂量超过 54Gy 就可能出现穿孔、出血的情况,严重的情况下不得不中断放疗,从而导致放疗失败。在计划优化过程中,物理师或剂量师会对小肠进行严格的单点剂量不超过 54Gy 的限制。另外,膀胱、直肠的不良反应主要与其体积、照射剂量有关。直肠需要尽可能限制其部分体积不要受到 75Gy、70Gy 或 65Gy 以上的大剂量照射,以免出现出血情况。膀胱受到过量照射会出现放射性膀胱炎,影响患者的尿道功能,同时也会影响放疗的精准性,故需要尽可能降低其剂量。

值得注意的是,膀胱、直肠及小肠的位置在治疗期间往往会发生变化。为了保证治疗的安全性,盆腔肿瘤的放疗基本要配合图像引导。另外,盆腔的正常组织取决于肿瘤的部位,如前列腺癌的正常组织是膀胱、直肠及小肠,直肠癌的正常组织则是前列腺、膀胱及小肠。

盆腔肿瘤放疗计划设计实例:盆腔肿瘤大多位于患者体内中间位置,不同肿瘤之间的差异较小。在盆腔肿瘤的计划设计阶段,物理师或剂量师主要是调整不同角度放射野照射时间来达到保护重要正常组织的目的。下图显示的是前列腺癌放疗计划设计实例,从右上图的剂量分布可以看出,剂量分布曲线在直肠部分有明显的内收形状,这主要是物理师或剂量师在计划设计中对直肠的照射剂量进行了严格限量,在经过直肠照射肿瘤的放射野方向照射时间较短,进而降低了直肠的照射剂量。

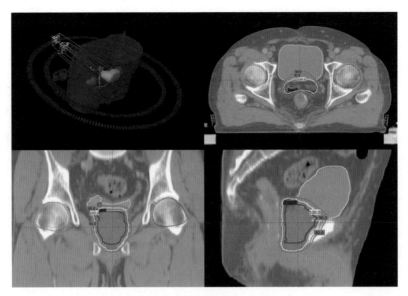

前列腺癌放疗计划设计实例

放疗不良反应的重点提示

盆腔中包括直肠、膀胱、前列腺、宫颈、子宫、卵巢等,这些结构相互邻近,不同肿瘤放疗时可影响邻近的组织器官。放疗时可引起相应器官的炎症,常见的是放射性直肠炎、放射性膀胱炎以及放射性小肠炎等。另外,由于盆腔肿瘤放疗时骨组织受照射体积比较大,常引起血象改变。

放射性直肠炎和放射性小肠炎:在盆腔肿瘤放疗过程中,放射性直肠炎是最为常见的不良反应。宫颈癌、前列腺癌、膀胱癌、卵巢癌及子宫癌的肿瘤位置都与直肠较为接近,射线在治疗肿瘤的同时难免会照射到直肠组织。放射性直肠炎的发病机制主要与以下几方面有关:①射线对肠道上皮细胞的损伤导致肠道的吸收及分泌功能紊乱,肠道蠕动加强,上皮的通透性增加,同时容易合并炎症,引起腹泻;②放疗引起血管损害,导致内皮细胞肿胀、渗透性增加及血栓形成;③肠道菌群失调;④多种炎症因子的参与。

在直肠的照射剂量达到 45～60Gy 后,放射性直肠炎就有可能发生,因此采用调强放疗技术减少直肠的照射剂量是预防放射性直肠炎的主要措施。在放疗过程中,患者一定要做好直肠准备,避免受到过多的照射引发不良反应。放射性直肠炎的主要临床表现为腹痛、腹泻、腹胀、排黏液便或血便,甚至排脓血便,伴有里急后重、肛门坠痛、发热、口渴、乏力等不适。如治疗不及时,则会出现肠壁纤维化、肠腔狭窄、肠系膜缩短僵硬,甚至出现肠穿孔、瘘管或消化道大出血等危重情况,有时可能危及患者生命。

放射性小肠炎和放射性直肠炎的临床表现类似,但是小肠对射线更加敏感。通常小肠单个点的照射剂量达到54Gy时就会有穿孔的症状出现。因此,盆腔肿瘤放疗患者的小肠照射剂量通常限制在45Gy。放射性小肠炎可引起肠狭窄(肠梗阻)、穿孔、慢性失血等表现,为预防其发生,许多研究者在盆腔放疗中采用俯卧位,利用重力的作用使小肠下垂,减少小肠受照射的体积。

放射性膀胱炎:相比于放射性直肠炎和放射性小肠炎,放射性膀胱炎发生的概率更高,但是临床症状较轻。膀胱癌的肿瘤位置决定了膀胱会受到较高剂量的照射。另外,放射性膀胱炎也容易发生在宫颈癌、卵巢癌及子宫癌的女性患者身上。放射性膀胱炎患者发病后,以无痛性、突发性血尿为主要表现,具有难以控制、反复性、持续的特点,大部分合并尿急、尿频、排尿困难等症状,一些患者因为合并感染而出现尿痛,严重的情况下甚至出现急性尿潴留。一些患者的下腹坠胀疼痛明显,常见体征为下腹耻骨上区触痛。其他全身表现包括白细胞增多、发热等。一旦出现膀胱反应,患者应及时与医生联系,进行相应处理。

放射性皮炎:盆腔若进行长期小剂量放疗,可能会发生腹股沟部位的皮肤损伤。皮肤损伤的表现是皮肤出现红斑,并伴有轻度肿胀、瘙痒,其中较为严重的患者皮肤会有水疱、溃疡出现。总体而言,盆腔肿瘤的放疗引起放射性皮炎的可能性很低。因此,在放疗过程中避免对皮肤进行挠抓,保护好皮肤,一般就可以避免出现明显的放射性皮炎。

放疗后的重点提示

随访安排:

1. 前列腺癌患者的随访建议　手术后前列腺特异性抗原(PSA)的检查是判断局部疗效和复发的重要指标。手术后生化失败是指前列腺特异性抗原持续升高,超过0.2ng/ml。根治性前列腺切除术后前列腺特异性抗原下降速度和术前前列腺特异性抗原水平相关,需要几周时间才能降到最低值。放疗后生化失败是指放疗后前列腺特异性抗原达到最低值后升高≥2ng/ml。放疗后针对前列腺特异性抗原的监测同样非常重要,随访的第1年每3个月复查一次前列腺特异性抗原,第 2～3 年每 6 个月复查一次,以后每年复查一次。同时需要进行相关影像学检查。

2.宫颈癌患者的随访建议 建议宫颈癌患者在治疗后的第 1～2 年内每 3～6 个月随访 1 次,第 3～5 年内每 6～12 个月随访 1 次,5 年后每年随访 1 次。保留生育功能者建议每年至少进行 1 次宫颈阴道细胞学检查。大致随访内容包括病史采集、体格检查、液基薄层细胞学检测、人乳头瘤病毒检测和肿瘤标志物、糖类抗原 125(CA125)检测等,以及影像学检查,如超声、胸部 X 线、CT、MRI、PET 等。

放射性直肠炎的评估与康复:放射性直肠炎是盆腔放疗后最为常见的不良反应。以放疗后 3 个月为界,放射性直肠炎可以分为急性放射性直肠炎和慢性放射性直肠炎。研究表明,超过 75% 的接受盆腔放疗的患者会发生急性放射性直肠炎,其中 5%～20% 会发展为慢性放射性直肠炎。慢性放射性直肠炎症状反复,易出现消化道大出血、穿孔、梗阻及肠瘘等严重并发症。

为了及时发现并处理放射性直肠炎,接受盆腔放疗的患者应当密切关注自身放疗后反应。根据放射治疗协作组报告,放射性直肠炎按照便血的严重程度、治疗需求及是否危及生命可以分为以下 5 个不同的等级。

放射性直肠炎严重程度

分级	症状描述
0 级	与放疗前无变化
1 级	轻微腹泻、轻微痉挛、每天排便 5 次、轻微直肠渗液或出血
2 级	轻微腹泻、轻微痉挛、每天排便 5 次、轻微直肠渗液或间歇出血
3 级	需要外科处理的直肠阻塞或出血
4 级	直肠坏死、穿孔、窦道

针对不同分级的放射性直肠炎,《中国放射性直肠炎诊治专家共识(2018版)》提出了如下图所示的诊疗流程。其中,只有 0 级的放射性直肠炎无须任何干预。根据专家共识,1～4 级的放射性直肠炎需要接受药物治疗或手术治疗。

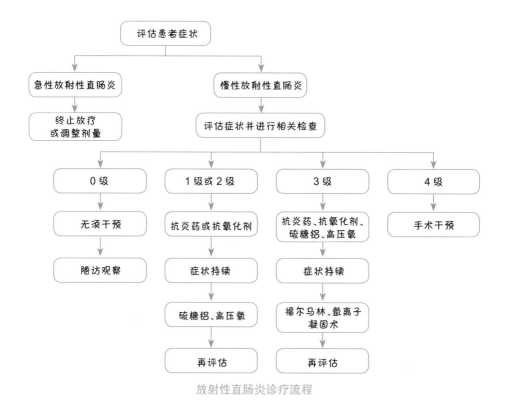

放射性直肠炎诊疗流程

放射性直肠炎的治疗与康复除了必要的药物治疗和手术治疗外,还离不开适当的心理疏导和健康饮食,其中慢性放射性直肠炎的心理疏导在临床实践中尤为重要。研究表明,慢性放射性直肠炎有较高的概率会导致患者抑郁,在慢性放射性直肠炎的治疗与康复期间,医务人员需要与患者做好交流,耐心讲解慢性放射性直肠炎的临床表现和注意事项,必要时还需要讲解手术的必要性。同时,患者之间也可以加强联系,互相了解病情来减轻紧张、恐惧、抑郁及信心不足等心理问题。健康饮食有助于放射性直肠炎的康复。总体来说,放射性直肠炎患者建议低膳食纤维、低脂、高热量及高蛋白饮食,可限制乳糖摄入。

放射性膀胱炎的评估与康复:与直肠相比,膀胱的放射敏感性较低,但是盆腔肿瘤的放疗大多是根治性放疗,其靶区处方剂量较高,这就必然会导致膀胱受到相对较高的剂量照射。研究表明,放射性膀胱炎发生的概率与照射剂量高度相关。当处方剂量大于60Gy时,放射性膀胱炎的发生概率为5%;当处方剂量大于70Gy时,放射性膀胱炎的发生概率可以达到50%。另外,不同患者放射性膀胱炎的发病时间有较大差异,有的患者在放疗后6个月内出现急性症状,有的患者会在放疗后6个月到2年之间出现亚急性症状,还有的患者会在放疗后2~10年出现慢性症状,甚至有报道患者在放疗后20年出现症状。

根据临床表现,放射性膀胱炎可以分为轻度、中度及重度。轻度放射性膀胱炎的症状是尿频、尿急、排尿痛或偶发少量肉眼可见的血尿;中度放射性膀胱炎的症状除了尿频、尿急及排尿痛之外,还会有间歇性或持续性排尿困难、肉眼可见的血尿及贫血;重度放射性膀胱炎的症状是膀胱阴道瘘,尿液持续溢出,会严重影响患者的生存质量。

放射性膀胱炎的处理方案

分级	处理方案
轻度	①症状较轻的患者可自愈 ②症状较为严重的患者可使用止血剂止血
中度	①保留尿管长期开放,维持膀胱排空状态 ②膀胱灌洗,避免膀胱内积存血块 ③口服或注射止血剂止血 ④使用抗生素抗感染 ⑤注意休息、多饮水
重度	无有效的处理方法,需及时就医

盆腔肿瘤放疗后造血功能的评估与康复:骨盆区域涵盖了人体超过50%的造血骨髓,出于预防照射的目的,盆腔放疗不可避免地会对大范围的骨盆区域进行照射。放疗后,患者应当关注自身是否有贫血症状。如果出现头晕目眩等情况,就需要主动检查血常规。根据放射治疗协作组的评分标准,放疗导致的血液不良反应可以分为0~4级。

放疗导致的血液不良反应分级

分级	白细胞/$10^9 \cdot L^{-1}$	血小板/$10^9 \cdot L^{-1}$	中性粒细胞/%	血红蛋白/$g \cdot L^{-1}$	血细胞比容/%
0级	>4.0	>100	>1.9	>110	>32
1级	>3.0~4.0	>75~100	<1.5~1.9	>95~110	28~32

续表

分级	白细胞 /$10^9 \cdot L^{-1}$	血小板 /$10^9 \cdot L^{-1}$	中性粒细胞 /%	血红蛋白 /$g \cdot L^{-1}$	血细胞比容 /%
2 级	>2.0～3.0	>50～75	>1.0～1.5	>75～95	<28
3 级	>1.0～2.0	>25～50	>0.5～1.0	>50～75	需输浓缩红细胞
4 级	≤ 1.0	≤ 25	≤ 0.5	≤ 50	——

盆底康复：盆底康复主要涉及妇科肿瘤、前列腺癌手术后患者，以锻炼肛提肌为主的凯格尔训练（即提肛训练）是迄今为止最简单、易行、安全有效的盆底康复方法。患者通过自主锻炼盆底肌肉的收缩和舒张提升支持尿道、膀胱、直肠的盆底肌肉的张力、增加尿道阻力。这种训练简单、方便、无经济成本，多作为盆底康复治疗的辅助方法。方法如下：患者站立、坐或躺时用力收缩肛门，保持 2～3 秒，然后放松 2～3 秒；不要屏住呼吸，在练习过程中正常呼吸；每次练习 10 组，每日至少练习 3 次。随着功能的恢复，可逐渐增加练习的时间和频率。通过训练，可提高患者的尿流控制能力，改善相关症状。

附

儿童放疗的特定问题

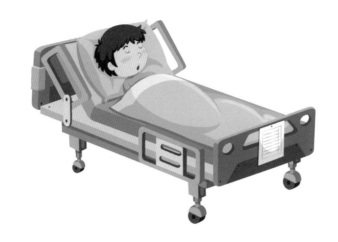

儿童放疗的时间

儿童期常见的肿瘤有脑和脊髓肿瘤、白血病、淋巴瘤、头颈部肿瘤、肾母细胞瘤、骨癌、横纹肌肉瘤、视网膜母细胞瘤等。上述患儿可能需要接受放疗,在整个治疗过程中,无论是家长还是患儿,都承受了相当大的心理负担。作为家长,应该充分了解儿童放疗的相关事项,帮助患儿更好地接受治疗。

放疗前医生会对患儿进行多项医学检查,这些可以帮助医生更详细地了解患儿的情况并制订合适的治疗方案。患儿及其家长对这些检查感到焦虑是很正常的,但是通过适当准备,可以减轻一些焦虑。

家长关于儿童放疗的常见问题

患儿在第一次放疗前会经历什么:儿童放疗的准备程序和放疗程序与成人患者基本相同,即体位固定、模拟定位、计划设计、计划验证、治疗。患儿在独立面对未知事物时往往会有强烈的恐惧感,父母及医务人员需要给予其更多的解释和耐心。

一旦家长同意患儿进行放疗,医生就要对患儿进行体位固定和模拟定位,需要患儿的参与和配合。为了帮助患儿保持静止不动,医务人员可能会制作头颈面具或身体模具,以舒适地贴合患儿的身体便于标记治疗位置,同时减少患儿身体运动。有时候医务人员还可能对患儿皮肤进行标记以帮助对治疗区域进行准确定位。

模拟定位是为了获取患儿解剖结构和肿瘤位置的详细信息,从而使放疗团队能够制订个体化的治疗计划,包括治疗目标区域、辐射剂量和分布,以精准地治疗肿瘤且减少对周围健康组织的损害。在此过程中,有时可能结合其他检查,如 MRI、超声等。

患儿在放疗期间会经历什么:将患儿安置到治疗位置后,放疗师和 / 或治疗师将在放疗开始之前离开房间。他们将通过控制室中的摄像机持续观察患儿,并通过话筒与患儿交谈。在放疗期间患儿不会有特别的感觉,最重要的是保持模拟定位时的姿势,只要配合得好,很快便可以完成治疗。

患儿需要使用镇静药吗:如果患儿很小,并且不愿意独自待在治疗室中,或者患儿在治疗期间很难保持静止,则需要在与放疗各流程工作人员沟通、确认的基础上为患儿使用镇静药。

放疗通常多久进行一次,治疗过程需要多长时间:通常从周一到周五每天进行一次放疗,整个过程可能持续六周或七周,具体取决于治疗类型和目标。

患儿会带有放射性吗:患儿在接受外照射后不会带有放射性,也不会对任何接触的人产生辐射。任何接受外照射的人都不会有放射性,因为射线只对细胞产生极短时间的物理作用,之后快速通过人体,被周围的特殊防护屏障吸收。对于周围的人来说患儿是绝对安全的。

放疗前儿童需要进行的准备

有些家长认为他们不应该告诉患儿即将进行的治疗或检查,尤其是可能会伤害患儿的时候。事实上,患儿需要清晰和诚实的信息。如果告诉患儿某个流程不会伤害他,但他被伤害到了,那么患儿可能感到惊讶和困惑,他可能会害怕所有的过程,担心治疗会伤害自己。如果患儿知道疼痛的发作和持续时间、机器会发出声音、要长时间保持不适的姿势等,他则可以试着去应对。

提前知晓这些信息可以帮助患儿在不愉快的经历中保持镇定。家长可能需要向患儿解释必须做一些不愉快的事情才能帮助他变得更好。但请提醒患儿，不是因为他做错了什么事情才会经历这些过程。

患儿的恐惧主要取决于他们的年龄和个性。婴儿和年幼的孩子担心与家长分离、疼痛等；大一点儿的孩子害怕疼痛；青少年害怕痛苦，会对自己的恐惧感到尴尬，同时他们对于自己的身体拥有了自我意识，担心在检查或治疗过程中泄露隐私，还会担心放疗造成的身体变化等。

开始新的治疗可能给患儿以及家长、兄弟姐妹带来压力。许多患儿及其兄弟姐妹对放疗过程中会发生的事情有不言而喻的恐惧、疑问和错误的想法。他们可能会从医生、护士和其他医务人员口中听到从未听过的话。如果未向患儿提供他们能理解的信息，他们将无法想象会发生什么，有时候想象的甚至比事实更可怕。提前为患儿做好接受放疗的准备将有助于帮助患儿了解治疗准备和治疗流程，使他对即将发生的事情有控制感，建立对家长和医务人员的信任，找出自己感到困难的检查或治疗并与医务人员一起讨论如何应对。医务人员是患儿及家长在放疗各流程的有力支持者，家长可以与他们沟通患儿在检查或治疗期间遇到的困难。

放疗前家长需要进行的准备

家长自己做好准备：当孩子被诊断为肿瘤时，原本正常的生活会被打乱，家长心理痛苦和生活质量下降的发生率很高。虽然家长的肿瘤相关痛苦水平通常在诊断后一年内减弱，但在治疗期间甚至在治疗结束后仍可保持在相对较高的水平。有研究指出，在孩子确诊后的几个月甚至几年内，家长仍有很大的抑郁风险，可能导致家庭生活质量下降和家长照顾孩子的能力下降。

影响家长心理状态的因素很多，如社会人口因素（如家长的婚姻状况、种族、受教育程度和家长的应对策略）、社会经济因素（如家长的收入情况、患儿的保险状况、治疗相关花费）、临床因素（如治疗强度、肿瘤类型）。

家长对挫折的态度会影响患儿的行为、情感、社会适应能力以及治疗效果，为了更好地陪患儿一起治疗和康复，家长需要保持自己的健康并学着处理来自各方面的压力，以积极乐观的态度面对生活，为患儿做榜样。

1. 对患儿的疾病诊断、治疗、检查和预后有全面、客观的认识并接受。

2. 学习应对身体、情感和心理困扰的策略。

3. 获得专业心理人士的帮助。

4. 加入康复支持小组,向具有类似经验的家长学习。

5. 无论是宗教信仰还是文化传统,都可能为家长提供一个更广阔的视角来看待威胁患儿生命的疾病,使家长的心理状态得到改善,同时可以提高全家的生活质量。

如果患儿感到疼痛或恐惧,家长自然会感到沮丧。知道即将要发生什么能够帮助家长很好地面对现实、保持镇定,更轻松、有效地抚慰孩子。家长可以提前考虑以下有关检查和治疗的问题。

1. 谁来陪着患儿进行检查或治疗。

2. 每个检查或治疗项目大概会持续多长时间。

3. 每个检查或治疗项目的要求是什么。

4. 哪些检查或治疗项目可能令人感到疼痛或害怕。

5. 可以采取哪些措施来减轻患儿的不适。

6. 可以采取哪些方法帮助患儿放松。

7. 在检查或治疗时能否和患儿待在一起。

帮助孩子做好准备:给 2 岁以上的患儿尽可能多的有关检查和治疗的信息,使用与患儿年龄和理解能力相符的语言进行交谈,让患儿知道他的恐惧是正常的,其他孩子也有同样的感觉。在交流中家长需要注意以下几点。

1. 交流应该是诚实开放的,但要避免过于可怕的描述。

2. 告诉患儿在检查或治疗过程中他可能看到、闻到、听到、尝到或触摸到的东西。

3. 当患儿提问时,家长需要耐心、详细地向他进行解释。家长应该提前了解检查和治疗的程序以及将要使用的设备,还可以请医务人员向患儿解释他的疑问。

4. 家长可以通过专门为儿童治疗设计的故事、绘本、视频或手册向患儿讲述放疗的治疗过程以及将要发生的事情。

5. 家长可以在与患儿玩耍的过程中插入检查或治疗的内容。年幼的患儿可能想先看一下在洋娃娃身上进行检查或治疗的情况。家长还可以与患儿一起练习保持与治疗或检查持续时长相当的静止不动状态,使患儿适应检查或治疗过程。

6. 为患儿准备熟悉的物品,如患儿常用的小被子、喜欢的玩具等,这些可以在医生许可的情况下由患儿携带进入检查室或治疗室。

7. 大多数患儿在检查或治疗过程中会依靠父母的支持,并希望父母与他待在一起。但有时患儿必须独自进行检查或治疗,此时需要给患儿以明确的信号:家人就在旁边,并可以通过电视和话筒与他沟通。家长还可以请医务人员帮助安慰患儿。

什么时候告诉患儿即将进行的检查或治疗取决于患儿的自身情况。通常,学龄前儿童只需要提前一天告知。学龄儿童和青少年可能想早点儿知道。对于某些患儿来说,如果太早告知,他们可能会担心几天。还有一些学龄儿童和青少年可能想将检查和治疗提早规划好。家长需要尝试找出最适合患儿的方法。

家长和患儿可能想为检查或治疗日制订一些特殊计划,如弄清楚谁将去医院,将携带什么东西,以及在检查或治疗顺利完成以后家长将给患儿什么"惊喜"。

大一点儿的患儿可能有自己的规划,制订计划有助于患儿建立对于检查和治疗的控制感。家长需要确保制订的计划不会干扰正常的检查或治疗时间。

如果家里有多个孩子,那么在检查或治疗之前安排好其他孩子也很重要。家长应以适合其年龄的方式将患儿的情况告知他的兄弟姐妹,尽量不打乱他们的日常活动,并在日常生活中得到他们的理解与帮助。

随着时间的推移,大多数患儿学会了很好地应对检查或治疗,但有些则不然。如果患儿之前已经有恐惧感,如对针的恐惧,或者对体位固定、治疗环境等有不良的体验。如果孩子担心某些程序,家长需要耐心询问他担心的具体细节,与相应的医务人员、儿童心理学家或精神科医生一起探讨可能的解决方法。

给儿童情感上的支持

1. 在治疗前、治疗过程中和治疗后,尽量与患儿保持身体亲近,以使他感到安全、有保障。患儿需要时间来适应治疗过程。

2. 找出可以用来帮助患儿处理诸如焦虑、恐惧和悲伤之类情绪的策略。如通过动画视频、讲故事的方式分散患儿的注意力,或者让患儿随身携带一个毛绒玩具或熟悉的毛毯等进入治疗室。上述问题可以询问医务人员,在不影响治疗的情况下患儿可以选择他喜欢的东西陪伴他一起治疗。

3. 每次治疗后给患儿一个小礼物鼓励他,这可以让他更易于接受下一次治疗。

4. 对于年龄较大的患儿,同伴的支持可以发挥重要的社会支持作用。

5. 如果需要,家长可以寻求儿童专家的指导和支持。专家可能会帮助家长探索减轻患儿焦虑的方法,如玩耍、阅读活动和创造性的艺术活动等(如音乐、戏剧、绘画)。

6. 提醒患儿的兄弟姐妹在生活中给予他帮助。通过给兄弟姐妹适当的任务来鼓励他们与长辈一起参与患儿的日常照顾,让其知道家人相互支持的重要性。

将生活安排得井井有条:帮助患儿制订例行事务让日常生活结构化。这对于家长和患儿都是必要的,因为当各种治疗使生活变得不规律时,例行事务将帮助大家恢复正常生活并使生活重新可控。

帮助患儿获得良好的营养:如果患儿在治疗期间进食很少并且持续一周以上,家长可以向医院的营养师咨询,他们可以帮助管理患儿的营养并应对放疗对患儿食欲的影响。

与不同年龄段儿童的沟通举例

幼儿:通常他们担心与父母分离,家长可以使用患儿能够理解的词语,如"嘟嘟""滴滴"和"药药",和患儿解释在睡眠中(麻醉下)带上"盔甲"使用"嘟嘟"或"滴滴"治疗。

学龄前儿童:通常他们担心与父母分离,家长需要用简单的语言解释在治疗过程中会发生什么,如"医生会给你吃一种会困倦的药物(麻醉),当你闭上眼睛在专属模具里睡觉的时候,机器人会将看不见的光线发送到你的身体里(治疗部位)开始治疗,你不会有任何感觉",或者"你的肚子生病了,当你睡着的时候,机器人会开始帮你治疗,如果你没有睡着也要保持身体静止,这样机器人才能准确治疗"。

学龄期儿童:对于此阶段的年龄较小的孩子,家长可以将辐射解释为"看不见,感觉或触摸不到的一种治疗"。"机器将看不见的光线发送到身体的患病部位,你只需要将身体保持静止,辐射就能帮助你治疗疾病"。

稍大一些的孩子可能已经知道"细胞"等概念了,家长可能要解释一下放疗是"一种用于阻止体内不好的细胞生长或扩散的治疗方法。在治疗过程中,一台机器会向体内生病的细胞发出不可见的射线。你只需要将身体保持静止，看不见的射线就能仅照射到体内生病的细胞"。

青少年：通常他们会害怕痛苦，这个年龄段的患儿可能想与医生进行交谈，以深入了解治疗方法。

放疗各流程的准备

体位固定的准备

1. 头颈部和上胸部：如果患儿在治疗时需要戴面膜，他的头发应是齐耳短发，如果头发太长就需要在体位固定之前理发。在模拟和治疗的每一天，患儿都需保持相同的发型，这将确保面膜每次都将其头部保持在正确的位置。在治疗阶段，可能需要患儿脱掉上衣，此时可以穿着很薄且没有袖子的背心，这样才能将患儿的头部保持在正确的治疗位置。

面膜由一块平坦有小孔的塑料制成。当患儿在准备放疗体位时，面膜被加热变软并容易成形，这有助于面膜在脸上、身体表面形成个体化的轮廓。在塑形时，刚开始会感觉膜很温暖，然后很快冷却。许多人说感觉就像他们在洗脸。面膜冷却变硬后形成个体化形状。在此过程中患儿能够通过面罩上的孔轻松呼吸。面膜将在模拟定位和每个治疗日使用，以将头部保持在正确的治疗位置。

很多接受头颈部放疗的患儿甚至成人会对面膜产生焦虑情绪，这主要源于头颈部被密闭压迫而让人感到害怕、面膜太紧使某些部位产生压痛、长时间独自一人在密闭房间中感到恐惧等。如果患儿对面膜有负面情绪，需要家长与患儿耐心交流并找出原因，与医务人员一起商量解决的办法。

2. 体部和其他部位：体膜与面膜一样也是经加热软化后在患者身上定形。真空负压袋则是经抽真空后定形使用，可用于支撑头部、腹部、腿部或身体其他部位。用于体部和其他部位的固定膜不会对患儿头颈部产生压迫，所以患儿的接受程度相对较好。

模拟定位的准备：
在大多数情况下将使用 CT 增强模拟定位，对患儿来说就是要按照体位固定时的体位，身体自然端正、放松，戴着体位固定的模具做一次 CT 和 / 或 MRI。在预约增强 CT 时，请务必仔细阅读有关注意事项并遵循相关的说明进行准备。如有任何疑问，请咨询医务人员。如果需要 MRI 辅助靶区范围的确定，则还需要增加 MRI 模拟定位。如果患儿需要使用镇静药，则应在模拟定位之前给予,等患儿睡熟后进行模拟定位。

在大多数情况下,治疗师为了能精准定位,可能会要求患儿在体位固定时脱下他的一些衣服。患儿的贴身衣服应在固定模具的范围内,不能带有金属纽扣、拉链和装饰物等。一般情况下允许一位家长陪患儿进入模拟定位室并帮助他准备模拟定位的着装和体位,然后家长返回等待区域直到该过程完成,这有助于医务人员专注于患儿的模拟定位。

针对放疗的准备:可以将患儿带到放射治疗室与医务人员见面,并让他看看治疗机器和治疗室的环境,告诉他在放疗室中治疗的情况。可以请医务人员提供适当帮助,如固定改善、挑选患儿喜欢的音乐、允许患儿携带熟悉的被子等,使患儿更轻松地适应环境。家长和医务人员应该以患儿可以理解的方式(如使用图片)向他讲述有关肿瘤治疗本身或不良反应的情况。

1. 向患儿解释模拟定位和治疗的原因,让患儿知道他没有做错任何导致生病的事情,真诚地、用他可以理解的简单话语来说明模拟和治疗的步骤。

2. 向患儿解释在模拟和治疗(如保持静止)期间他需要做的工作,赞扬他作出的努力,如"你在保持头部不动方面做得很好""你很勇敢,可以独自待在房间里了"。

3. 在可能的情况下为患儿提供他喜欢的选择,如听音乐或携带喜欢的玩具或者休息。

4. 在生活中尝试与患儿就模拟治疗过程做医疗游戏。这能帮助患儿熟悉相关医疗用品、成像设备和事件发生的顺序,帮助他获得控制感。

5. 在治疗过程中,家长可以陪伴患儿进入治疗室,家长帮助患儿准备放疗的着装和体位,准备就绪后走出治疗室。

以下针对医务人员的提示可以帮助患儿顺利而高效地完成治疗。

1. 安慰患儿　如舒缓的言语、温柔地抚摸、主动握住患儿的手。

2. 给他确定的信息　告诉患儿家长就在离他很近的门外,可以通过电视看见他,还可以通过话筒与他讲话。

3. 分散注意力　鼓励患儿通过讲故事、唱歌或背诗歌的方式分散注意力,大一点儿的患儿可能想听音乐。还可以建议患儿想象令人愉悦的场景,如游戏、踢球、在海滩玩耍。

4. 带上他喜欢的物品　如患儿熟悉且喜欢的玩具娃娃、毛毯、围巾或钥匙等。当患儿必须独自待在房间里时,拥有一个喜欢的物品陪伴他,对后续在检查和治疗过程中保持放松特别有用。也可以鼓励患儿听自己喜欢的音乐或有声读物,以便在长时间的检查或治疗过程中放松。

5. 给患儿设定一个可以实现的目标 可以要求患儿保持不动,并在治疗结束后赞扬他的勇敢和努力。

儿童可能出现的不良反应

短期不良反应

1. 疲倦 患儿在放疗期间可能会感到非常疲倦。随着治疗的进行,疲倦可能会逐渐加重。可以鼓励患儿感觉疲倦了就休息,适当的运动可以帮助患儿恢复精力,家长可以陪伴患儿做些他感兴趣的事情,这样有助于减少患儿的疲劳感。

2. 嗜睡综合征 患儿感觉极端疲倦,几乎一直在睡觉。嗜睡通常在治疗结束后 4～6 周开始,出现这种情况时家长应该向医生寻求帮助。

3. 恶心 患儿有时可能会感到恶心,医生可以根据具体情况使用药物来缓解他的不适。

4. 食欲缺乏 患儿在接受治疗时可能会出现食欲缺乏,家长可以尝试记下孩子想吃的食物和想吃的时间,如果患儿早上很饿,就为他提供营养丰富的早餐。家长还可以请营养师为患儿制订个体化食谱。

5. 皮肤不适 患儿的治疗区域可能会出现发红、发痒、皮肤酸痛等,家长应该及时将这些情况反馈给医生,医生会对此作出处理。

6. 脱发 脱发仅发生在正在治疗的头部区域,一般情况下放疗结束后患儿就可以重新长出头发。

长期不良反应:在决定放疗之前,家长需要详细了解患儿可能采用的治疗方案及其利弊。年幼的患儿对放疗更敏感,可能会影响他们的成长和学习能力。

家长可能会注意到治疗后患儿的某些行为发生改变,他们可能比平时更依赖家长。此时要理解患儿,家长应继续鼓励他从事力所能及的事情,并让他参与家人的日常活动。

放疗后的注意事项

有些不良反应要持续到放疗结束 2 周后甚至更长时间,此时家长应给予患儿如放疗期间同样的照料。治疗完成后患儿还需要定期接受随访，以便医务人员监测患儿的健康状况以及由治疗引起的不良反应，及时进行对症处理。

如何获得更多帮助

如果家长想了解更多信息或希望更好地帮助患儿做好放疗准备，请与患儿所在医院的放疗部门联系，医务人员会为患儿提供力所能及的帮助。

参考文献

[1] 刘永,武霞 .24 小时动态心电图评价胸部肿瘤放射治疗对心脏功能的影响 [J]. 山东医学高等专科学校学报,2020,42(04):310-311.

[2] 李翔,杨旭 .6 分钟步行试验在心脏康复中的作用 [J]. 中国临床医生杂志,2018,46(05):507-510.

[3] 苏艳 . 自我效能理论导向下的自我管理教育在胶质瘤术后三维适形放疗患者中的应用 [J]. 河南医学研究,2020,29(11):2094-2096.

[4] 王世慧 . 护理干预对乳腺癌放疗患者癌因性疲乏及自我效能感的影响 [J]. 中国医药指南,2019,17(01):268-269.

[5] 马冬花,程康文,丁萍,等 . 头颈部肿瘤放疗患者应对方式与自我效能感和健康信念的关系 [J]. 中国心理卫生杂志,2019,33(05):363-365.

[6] 崔瑛,王晓辉,刘艳霞 . 正念减压训练对乳腺癌术后患者心理弹性、自我效能及生存质量的影响 [J]. 国际护理学杂志,2020,39(21):3847-3851.

[7] 李佩叶 . 认知干预对鼻咽癌放疗患者的自我管理效能感及不良反应的影响 [J]. 护理实践与研究,2017,14(10):84-85.

[8] 郭颖 . 自我效能联合自我护理干预对食管癌放疗患者生活质量的影响 [D]. 济南:山东大学,2015.

[9] 夏露露,陈伟,高民,等 . 放射性肺损伤及康复研究进展 [J]. 临床与病理杂志,2019,39(06):1342-1348.

[10] 吴师容,文成玉,赵文瑶,等 . 放疗后上肢乳腺癌相关淋巴水肿的危险因素分析 [J]. 解放军医药杂志,2018,30(03):52-54.

[11] 周稚辉,郎淼杰,王彦亮 . 放疗后拔牙并发颌骨放射性骨坏死的预防策略 [J]. 中华口腔医学杂志,2015,50(08):503-506.

[12] 朱水津,沈晓萍,邓国孙 . 思密达和康复新混合液保留灌肠联合高压氧预防宫颈癌放疗后放射性直肠炎的研究 [J]. 中华航海医学与高气压医学杂志,2020,27(05):576-580.

[13] 赵小静.肺康复训练对老年肺癌放疗患者短期肺功能与依从性的影响[J].
中国老年保健医学,2020,18(05):131-133.

[14] 高莉,沈春华,姚美华,等.食管癌放疗患者放射性食管炎发生危险因素
与防控护理[J].护理实践与研究,2020,17(15):29-31.

[15] 宋欣欣,刘媛媛.放射性心脏损伤的研究进展[J].牡丹江医学院学报,
2020,41(03):137-140.

[16] 王楠.两种皮肤防护剂防治头颈部恶性肿瘤患者放射性皮肤损伤疗效对
比[J].中国烧伤创疡杂志,2019,31(06):391-393,399.

[17] 王祝香,吴春燕,杜娟.徒手淋巴引流结合上肢功能锻炼对乳腺癌术后
上肢淋巴水肿的预防效果分析[J].重庆医学,2019,48(21):3646-3648,
3653.

[18] 康中强,沈永奇,赖桂萍,等.放射性直肠炎的临床研究进展[J].微创医学,
2019,14(05):646-650.

[19] 崔晓颖,盛李明,杜向慧.放射性肺炎的预防和治疗进展[J].浙江医学,
2019,41(19):2129-2132.

[20] 放射性口腔黏膜炎防治策略专家共识(2019)[J].中华放射肿瘤学杂志,
2019(09):641-647.

[21] 李长云.盆腔恶性肿瘤放疗中保持膀胱充盈一致性相关因素的研究[D].
济南大学,2019.

[22] 何悦,李晓光.放射性颌骨坏死的防治[J].口腔疾病防治,2019,27(03):
143-152.

[23] 吴晗.呼吸放松训练对乳腺癌患者睡眠质量及应激心理的影响[D].大连:
大连医科大学,2019.

[24] 王志国.肺癌患者放疗前后肺功能的动态变化分析[J].基层医学论坛,
2019,23(04):529-530.

[25] 项利雅,秦琪琪,柳宝,等.呼吸训练对胸部放疗患者肺功能与自我感受
负担的影响[J].护理与康复,2018,17(12):3-6.

[26] 龚志平.呼吸训练对妇科恶性肿瘤患者睡眠质量、生活质量以及膀胱功
能的影响[J].内蒙古医学杂志,2018,50(08):999-1001.

[27] 刘洋.改良正念减压疗法对颅内肿瘤切除患者心理状态及睡眠质量的影
响[D].广州:南方医科大学,2018.

[28] 史奕奕. 乳腺癌患者心理状况的调查研究 [D]. 南京：东南大学，2018.

[29] 宋健，关竞红，龙笑，等. 乳腺癌术后上肢淋巴水肿及其手法淋巴引流治疗 [J]. 中国康复，2017，32（03）：253−256.

[30] 蓝兰. 通因通用法治疗急性放射性直肠炎的临床研究 [D]. 成都：成都中医药大学，2017.

[31] 赵洁，郭丝锦，易军. 乳腺癌患者的心理状况及心理康复 [J]. 中国妇幼健康研究，2016，27（12）：1552−1554.

[32] 穆娅莎·阿布力米提，周卫兵，刘海峰，等. 盆腔肿瘤患者放疗前膀胱充盈稳定性训练及可靠性研究 [J]. 中华放射肿瘤学杂志，2016，25（02）：146−149.

[33] 林发生，陈卫，蔡勇君，等. 放射治疗期间影响疗程连续性的多因素研究 [J]. 福建医药杂志，2015，37（04）：22−24.

[34] 王玉洁，窦凯，刘毅. 情绪调节自我效能感量表的修订 [J]. 广州大学学报（社会科学版），2013，12（01）：45−50.

[35] 陈壮忠. 头颈部肿瘤放疗后，拔牙镶牙有讲究 [J]. 医师在线，2016，6（27）：32−32.

[36] 陈雪松. 出现放疗副作用要不要中断治疗 [J]. 大众健康，2018（4）：52−53.

[37] 赵永波. 小组工作在癌症患者心理治疗中的应用研究——以苏州 L 社区"生命之光，以爱制癌"项目为例 [D]. 江苏：苏州大学，2016.

[38] 赵家乐. 胸部肿瘤放射治疗对患者心脏舒张功能早期影响的研究 [D]. 大连：大连医科大学，2020.

[39] 王才康，胡中锋，刘勇. 一般自我效能感量表的信度和效度研究 [J]. 应用心理学，2001（1）：37−40.

[40] 郑莹，陈俊晓，李澜欣，等. 正念减压对鼻咽癌同步放化疗患者不良情绪及口咽疼痛的影响 [J]. 国际精神病学杂志，2020，47（05）：1072−1074.

[41] 刘玲，周青，孙长侠. 胸部放疗患者发生放射性食管炎的影响因素分析 [J]. 中华保健医学杂志，2020，22（04）：375−377.

[42] 林红晓，王东岩，金雨. 唑来膦酸对乳腺癌术后内分泌治疗患者骨折风险的影响 [J]. 中国老年学杂志，2020，40（15）：3258−3261.

[43] 段红红，乔志安，李晓君，等. 阻力呼吸训练器用于呼吸系统恶性肿瘤放射治疗后肺康复的价值 [J]. 中国医学装备，2020，17（07）：91−95.

[44] 夏露露,高民,李瑾,等.心肺运动试验评估肺癌患者放射治疗前后整体功能变化的临床研究[J].中国康复医学杂志,2020,35(07):830-836.

[45] 姚素婵,蔡委净,王宣,等.正念减压疗法对青年乳腺癌患者行保乳根治术后心理状况及生活质量的影响[J].现代中西医结合杂志,2020,29(18):2043-2045,2052.

[46] 陈富宇,陈杨生.音乐疗法在肿瘤患者放疗过程中的作用[J].临床医药文献电子杂志,2020,7(48):77,79.

[47] 王梦蕾,杨泽.中医治疗放射性肠炎研究进展[J].实用中医药杂志,2020,36(05):685-687.

[48] 李亚欧.早期、渐进式康复锻炼对乳腺癌术后患者上肢淋巴水肿与肩关节活动度的影响[J].医学理论与实践,2020,33(08):1362-1364.

[49] 夏露,章新琼,高劲,等.对功能锻炼预防鼻咽癌患者放疗后张口困难效果的系统评价[J].中华现代护理杂志,2020(04):456-461.

[50] 余闽.自我效能干预联合反馈式呼吸训练对肺癌放疗后患者肺功能与癌因性疲乏的影响[J].护理实践与研究,2020,17(03):62-64.

[51] 吴金萍,张秀伟,孙雯敏,等.运动干预对肺癌病人癌因性疲乏及生活质量影响的系统评价[J].循证护理,2019,5(12):1057-1067.

[52] 姚文秀,李鑫,魏于全.肿瘤内科治疗的现状与未来[J].肿瘤预防与治疗,2019,32(09):743-748.

[53] 中国抗癌协会乳腺癌专业委员会.中国抗癌协会乳腺癌诊治指南与规范(2019年版)[J].中国癌症杂志,2019,29(08):609-680.

[54] 徐颖.表面肌电生物反馈结合吞咽训练治疗鼻咽癌放疗后吞咽困难的临床研究[D].广州,广州中医药大学,2019.

[55] 林展,梁雷锋,甘媚,等.胸部肿瘤放射治疗对心脏损伤的研究进展[J].中医临床研究,2019,11(18):94-96.

[56] 蒋玲玲,郑宏超.心肺运动试验的临床应用[J].中国实用医药,2019,14(13):186-188.

[57] 刘盼.音乐治疗对改善恶性肿瘤患者相关症状的临床研究[D].石家庄:河北医科大学,2019.

[58] 马腾辉,秦启元,王怀明,等.中国放射性直肠炎诊治专家共识(2018版)

[J]. 中华胃肠外科杂志,2018,21(12):1321-1336.

[59] 中华人民共和国国家卫生健康委员会.癌症疼痛诊疗规范(2018年版)[J].临床肿瘤学杂志,2018,23(10):937-944.

[60] 蓝晓雯,林潇,何海艳,等.医用射线防护剂对比三乙醇胺乳膏防治乳腺癌改良根治术后放疗皮肤损伤临床观察[J].中华放射肿瘤学杂志,2018,27(09):818-821.

[61] 杨致欢.鼻咽癌调强放疗后放射性龋齿发生影响因素分析[D].广州:广州医科大学,2018.

[62] 程奇乐.小剂量沙利度胺预防宫颈癌放疗所致急性放射性肠炎的临床观察[D].合肥:安徽医科大学,2018.

[63] 韩静,刘均娥.团体心理干预在乳腺癌患者心理调适中的应用进展[J].中华护理杂志,2017,52(05):608-613.

[64] 秦颖.音乐疗法对胃癌、结肠癌患者的辅助化疗作用[D].北京:中国人民解放军医学院,2017.

[65] 陈勇,王宝强,何潇,等.阻力呼吸器训练对肺癌放疗后患者生命质量及肺功能的影响[J].中华物理医学与康复杂志,2017,39(04):297-299.

[66] 郑莹.中国乳腺癌患者生活方式指南[J].全科医学临床与教育,2017,15(02):124-128.

[67] 郭颖.自我效能联合自我护理干预对食管癌放疗患者生活质量的影响[D].济南:山东大学,2015.

[68] 郑秀慧.鼻咽癌调强放疗后口干与临床及放射剂量学因素的相关性分析[D].福州:福建医科大学,2015.

[69] 王志军.胃癌术后放疗靶区偏移定量分析及三维适形和调强照射剂量学比较[D].南昌:南昌大学,2015.

[70] 韩睿.传统中医运动八段锦对非小细胞肺癌术后患者干预的疗效观察[D].北京:北京中医药大学,2015.

[71] 刘文扬,金晶,田源,等.采用4D-CT评价胃癌术后放疗中吻合口分次内和分次间动度的前瞻性研究[J].中华放射肿瘤学杂志,2015,24(02):163-167.

[72] 张颖.恶性肿瘤自我效能及自我管理量表的汉化研究[D].杭州:浙江大

学,2012.

[73] 杨柳.团体心理治疗对乳腺癌改良根治术患者焦虑抑郁情绪和生命质量影响的研究 [D]. 沈阳:中国医科大学,2008.

[74] 赵京文,高黎,黄晓东.张口功能锻炼预防鼻咽癌放疗后张口困难 [J]. 中华放射肿瘤学杂志,2005(03):199-200.

[75] 牛香平,刘玉香.恶性肿瘤患者放疗期间的心理问题及护理干预 [J]. 内蒙古中医药,2009,28(22):98.

[76] CHENG KF,WU VWC.Comparision of the effectiveness of different immobilization systems in different body regions using daily megavoltage CT in helical tomotherapy[J].British Journal of Radiology. 2014,87(1034):1-7.

[77] Ringborg U,Bergqvist D,Brorsson B,et al. The Swedish Council on Technology Assessment in Health Care(SBU)systematic overview of radiotherapy for cancer including a prospective survey of radiotherapy practice in Sweden 2001——summary and conclusions[J]. Acta Oncologica. 2003,42(5/6):357-365.

[78] Parker T. Radiotherapy services in England 2012[R]. London:Department of Health,2012.

[79] Dimeo F. Radiotherapy-related fatigue and exercise for cancer patients:a review of the literature and suggestions for future research[J]. Front Radiat Ther Oncol.,2002(37):49-56.

[80] Nam GE,Warner EL,Morreall DK,et al. Understanding psychological distress among pediatric cancer caregivers[J].Support Care Cancer,2016(24):3147-3155.

[81] Nixon JL,Cartmill B,Turner J,et al. Exploring the prevalence and experience of mask anxiety for the person with head and neck cancer undergoing radiotherapy[J]. Journal of Medical Radiation Sciences,2018(65):282-290.

[82] Oliveira M,Gurgel M,Okubo MA,et al. Efficacy of shoulder exercises on locoregional complications in women undergoing radiotherapy for breast cancer:clinical trial[J].Brazilian Journal of Physical Therapy,2009,13(2):136-143.

[83] 江林宫,孟鸿宇,张火俊.放射性肝损伤的研究进展[J].世界华人消化杂志,2017,25(20):1811–1818.

[84] 冉曦,肖春江,冉新泽.腹盆腔放射治疗的并发症及其防治研究[J].中国辐射卫生,2017,26(02):249–253.

[85] 李晔雄.肿瘤放射治疗学[M].5版.中国协和医科大学出版社,2018.